42

新世纪心理与心理健康教育文库

Xinshiji Xinli Yu Xinlijiankangjiaoyu Wenku

家庭疗法

Jiating Liaofa

魏义梅 ◆ 编著

Wei Yimei

开明出版社

新世纪心理与心理健康教育文库
编　委　会

总 主 编　郑日昌
副总主编　沈　政　郭德俊　桑　标　王希永
编 委 会　（按姓氏笔画排列）
　　　　　　王　昕　　王小明　　王成彪　　王建平
　　　　　　牛　勇　　邓丽芳　　叶浩生　　田万生
　　　　　　朱新秤　　任　苇　　任　俊　　刘视湘
　　　　　　刘翔平　　刘惠军　　许　燕　　孙大强
　　　　　　杜毓贞　　杨　波　　杨忠健　　汪凤炎
　　　　　　沈　政　　张　驰　　张大均　　张志杰
　　　　　　陈永胜　　陈安涛　　邵志芳　　庞爱莲
　　　　　　郑日昌　　郑晓江　　孟沛欣　　赵世明
　　　　　　赵军燕　　俞国良　　殷恒婵　　郭秀艳
　　　　　　郭德俊　　桑　标　　黄　蓓　　崔丽娟
　　　　　　梁宁建　　梁执群　　董　妍　　程正方
　　　　　　雷　雳　　燕国材　　魏义梅

总 序
Sequence

早在上个世纪 70 年代就有专家预言：21 世纪是心理学的世纪。21 世纪人类所面临的最大挑战，不是其他，而是心理困惑和心理问题。

进入新世纪，我国社会主义物质文明、政治文明、精神文明建设不断加强，综合国力大幅度提高，人民生活显著改善。同时，我们也要看到，我国已进入改革发展的关键时期，经济体制深刻变革，社会结构深刻变动，利益格局深刻调整，思想观念深刻变化。这种空前的社会变革，给我国发展进步带来巨大活力，也必然带来这样那样的矛盾和问题。例如，城乡、区域经济社会发展很不平衡；就业、收入分配、社会保障、教育、医疗、住房等方面关系群众切身利益的问题比较突出；一些社会成员诚信缺失、道德失范；一些领域的腐败现象比较严重等。这些矛盾和问题让人们感到心理困惑，时刻冲击着人们的心理承受能力。

2006 年，中共中央《关于构建社会主义和谐社会若干重大问题的决定》明确指出：我们必须坚持以人为本。要注重促进人的心理和谐，加强人文关怀和心理疏导，引导人们正确对待自己、他人和社会，正确对待困难、挫折和荣誉。要加强心理健康教育和保健，塑造自尊自信、理性平和、积极向上的社会心态。心理和谐是构建和谐社会的心理基础和重要标志。胡锦涛同志指出："科学发展观，第一要义是发展，核心是以人为本。"以人为本就必须重视人、尊重人、关心人、爱护人，就必须重视人的心理发展。加强心理健康教育和心理保健，不断提高人们的心理素质，帮助人们形成积极心理品质，为和谐社会建设奠定和谐的心理基础已经成为举国上下的共识。

促进人的心理和谐需要有科学心理学指引，加强心理健康教育需要有合适的教材。近年来，国内虽然也陆续出版了一些心理学或心理健康教育方面的图书，但不够系统，缺乏总体规划。正因为如此，我们组织了一批心理学专家、学者，编写了这套反映我国心理学发展及心理健康教育理论成果的"新世纪心理与心理健康教育文库"。

"新世纪心理与心理健康教育文库"具有系统性。文库参照心理学学科体系和我国现实需要,分为基础理论、应用理论和技术与实践三个系列。

"新世纪心理与心理健康教育文库"具有权威性。文库是国家出版基金资助项目;文库撰稿人的选择面向全国,每一本图书都由该领域的专家学者撰稿;文库的统稿工作由国内权威心理学家和心理健康教育专家负责完成。

"新世纪心理与心理健康教育文库"具有前沿性。文库在全国范围选聘心理学和心理健康教育领域的专家学者撰稿,既可以吸收心理学与心理健康教育的权威理论和最新研究成果,也可以保证所选内容资料贴近时代、贴近生活、贴近实际。

"新世纪心理与心理健康教育文库"具有实用性。文库在强调系统性、理论性、科学性的同时,更加强调实用性。力求做到理论联系实际,给出的理论实用,给出的技术可行,给出的方法可操作。

"新世纪心理与心理健康教育文库"理论性、实用性、资料性、工具性兼备,是心理学与心理健康教育的"百科全书"。它可以作为从事心理与心理健康教育工作的管理者和研究者的参考书、工具书;可以作为心理健康教育教师继续学习、自我提高的自修图书;可以作为心理健康教育教师的培训用书;可以作为师范院校心理与心理健康教育专业的教材或参考书。

我们相信,"新世纪心理与心理健康教育文库"对于从事心理与心理健康教育工作的人士会有所帮助;对于我国的心理与心理健康教育工作会起到推动促进作用;对于促进人的心理和谐、促进社会心理和谐会发挥一定作用。

我们希望,这套文库能够得到广大心理与心理健康教育工作者的认可、接纳。

郑日昌
于京师园

前 言
Preface

　　心理学是我喜爱的专业，心理健康教育是我喜爱的工作。自1993年入读东北师范大学心理学专业，2000年硕士毕业留校从事心理健康教育工作至今，近二十年的理论学习与实践，最大的收获是"学用合一"，不断提升自身的心理素养与实践能力。

　　回想开始做心理咨询时，基本按照个体心理治疗的理论指导，围绕个体心理、行为去分析寻找解决问题的办法。但很多时候，我都能从学生个体的问题中看到家庭的影子，比如因父母离异而抑郁的、因父母宠溺而过于依赖的、因父母专制而胆小自卑的。当接触到越来越多这样的案例，渐渐地，它们将我思索的目光引向了家庭与心理问题的关系。因此，当我2005年首次在北京听到方晓义教授谈及家庭治疗理论时，顿时产生一种豁然开朗的感觉。

　　家庭治疗，作为术语最早由美国著名精神分析大师阿克曼于20世纪50年代提出。家庭治疗作为心理治疗的一种形式，以家庭为对象，将关注的焦点从个体转向了家庭关系，通过促使家庭或更大系统的改变而促进家庭成员的改变。家庭治疗超越了个体治疗只关注个人内在的心理冲突、人格特征、行为模式的局限，把人及其症状放在整个家庭背景中去了解并治疗。在家庭治疗出现之前，几乎所有的心理治疗都只针对那些出现了心理问题或行为症状的个体进行。因此，家庭治疗的出现，被视做心理治疗领域的革命性变化，家庭治疗也被看做心理咨询与治疗领域崛起的"第四势力"（前三大势力分别为精神动力学派、行为主义学派和人本主义学派）。作为一个独特的治疗流派，家庭治疗在西方已经历了半个多世纪的发展与完善，而真正引入我国不过三十余年，但随着一些家庭治疗培训班的开展与普及，家庭治疗在我国正在被越来越多的人所熟知和运用。

　　家庭治疗不仅仅是一种新的治疗技术，更是一种思想、一种理念。我想，家庭治疗最重要的思想是：表现在个体身上的心理问题，往往产生于个体与他人的互动之中，而且主要产生在与家庭其他成员的互动中，应该通过促使家庭或更大系统的改变，消除问题或症状。

我认为，每个人都应了解这一思想，这样，当我们看到家庭成员的行为问题时，都能够意识到问题不只是个体的问题，还与我们整个家庭的互动关系有关，这将是真正解决问题的起始，是我们每个家庭和谐幸福的关键。期盼于每个家庭的和谐幸福，我很荣幸能撰写本书，希望为更多想要了解家庭治疗的朋友们尽一份绵薄之力。

本书共九章，分为三个部分：基础知识、操作技能与案例解析。基础知识部分包括第一章（家庭治疗的概述）、第二章（家庭治疗的理论流派）。主要阐释了家庭治疗的内涵、特征、目标、原则、起源与发展，着重介绍了家庭治疗经典理论流派及代际与策略、结构与经验模型的核心思想、基本观点、治疗理念等。操作技能部分包括第三章至第八章，详细介绍家庭治疗的基本流程、常用技术，着重展现四种实用的家庭疗法：结构式家庭疗法、萨提亚模式家庭疗法、焦点解决家庭疗法和叙事家庭疗法。第九章为案例解析部分，介绍家庭疗法在实践中的运用，案例选取的是当前学校和家长极为关注的学生典型问题，上学恐慌、说谎、厌食症、注意力缺失症等。

本书写作过程中，中国人民大学董妍教授给予了我学术上与情感上的支持，在内容构架和结构处理上提出了宝贵的建议；东北师范大学学生工作部部长、博士生导师李忠军教授，以及李亚员、申雪寒等工作同仁给了我许多支持与帮助；东北师范大学心理学硕士研究生彭飞、赵明、李璐、王璐、张晓婧、史华一对本书的撰写也给予了一定的帮助；开明出版社编辑王桢等对本书的出版给予了大力支持，在此一并表示衷心的感谢！最后，特别感谢我的先生和我的女儿雷巍对我的倾情支持！

由于时间比较紧，本人经验、水平有限，难免会有这样或那样的问题与疏漏，恳请读者朋友批评指正，以便今后对本书的修订和完善。

魏义梅

目 录
Contents

第一章 家庭治疗的概述 ………………………………………… 1
第一节 家庭 ……………………………………………………… 1
第二节 家庭治疗 ………………………………………………… 9
第三节 家庭治疗的起源与发展 ………………………………… 14

第二章 家庭治疗的理论流派 …………………………………… 20
第一节 家庭治疗的经典理论 …………………………………… 20
第二节 家庭治疗的代际与策略模型 …………………………… 28
第三节 家庭治疗的结构与经验模型 …………………………… 36

第三章 家庭治疗的基本过程 …………………………………… 42
第一节 家庭治疗前的准备 ……………………………………… 42
第二节 家庭治疗的初次会谈 …………………………………… 46
第三节 家庭治疗进程 …………………………………………… 51

第四章 家庭治疗的常用技术 …………………………………… 63
第一节 家庭治疗的基本技术 …………………………………… 63
第二节 家庭治疗的评估技术 …………………………………… 72
第三节 家庭治疗的阻抗处理技术 ……………………………… 78

第五章 结构式家庭疗法 ………………………………………… 87
第一节 结构式家庭疗法的基本理论 …………………………… 88
第二节 结构式家庭疗法的治疗程序 …………………………… 93
第三节 结构式家庭疗法的基本技术 …………………………… 98

第六章 萨提亚模式家庭疗法 …………………………………… 107
第一节 萨提亚模式家庭疗法的理论概述 ……………………… 108
第二节 萨提亚模式家庭疗法的目标与改变过程 ……………… 117

  第三节 萨提亚模式家庭疗法的治疗技术 …………… 125

第七章 焦点解决家庭疗法 ………………………………… 132
 第一节 焦点解决家庭疗法的基本理论 ………………… 133
 第二节 焦点解决家庭疗法的治疗过程 ………………… 138
 第三节 焦点解决家庭疗法的主要技术 ………………… 142

第八章 叙事家庭疗法 ……………………………………… 152
 第一节 叙事家庭疗法的理论概述 ……………………… 154
 第二节 叙事家庭疗法的治疗过程 ……………………… 157
 第三节 叙事家庭疗法的常用技术 ……………………… 163

第九章 家庭治疗的经典案例分析 ………………………… 175
 第一节 学生问题行为的家庭治疗案例 ………………… 176
 第二节 学生心理障碍的家庭治疗案例 ………………… 185
 第三节 学生心理疾病的家庭治疗案例 ………………… 191

第一章　家庭治疗的概述

【本章提要】

　　家庭是给人们最初和最深影响的环境，家庭关系和事件、家庭中的不良因素，可能会影响家庭成员的一生；改善家庭中的不良因素，将有利于每个成员的身心健康。因此，各种流派的心理咨询专家都把家庭治疗视为成功咨询不可或缺的组成部分。在学习家庭治疗之前，我们首先要了解什么是家庭、家庭的结构与功能是怎样的、家庭是如何发展的。本章第一节对有关家庭的上述问题进行了概述，第二节介绍了家庭治疗的基本知识，从家庭治疗的发展到家庭治疗的定义，再从家庭治疗的特点和目标、原则等方面具体阐释家庭治疗的内涵，最后介绍了家庭治疗的起源与发展。通过本章的学习，希望大家对家庭以及家庭治疗有一个基本的了解和印象，为后续章节的学习打好基础。

【学习重点】

　　1. 理解家庭的内涵、功能，并掌握家庭的不同发展阶段。
　　2. 掌握家庭治疗的概念，家庭治疗的特征、目标和原则。
　　3. 了解家庭治疗的起源与发展脉络。

【重要术语】

　　家庭　家庭治疗　家庭的功能　家庭生命周期

第一节　家庭

一、家庭的内涵

　　有一个富翁醉倒在他的别墅外面，他的保安扶起他说："先生，让我扶你回家吧！"富翁反问保安："家？我的家在哪里？你能扶我回到家吗？"保安大惑不解，指着不远处的别墅说："那不是你的家么？"富翁指了指自己的心口，又指了指不远处的那栋豪华别墅，一本正经地，断断续续地回答说："那，那不是我的家，那只是我的房屋。"

　　看到"家"这个字，你头脑中会浮现出哪些与家相关的词汇？

　　那么，到底什么是家或家庭？学者们从不同的角度对其作出了不同的解释。社会学家说，家庭是社会的最小细胞；婚姻学家说，家庭是风雨相依的两人世界；文学家说，家是宝盖下面养着一群猪……

《说文解字》中解释：家，居也。就是说"家"有居住之意。《高级汉语大词典》中指出，"家"是会意字，上面是"宀"，表明是一个遮风挡雨的庇护所，"豕"是猪，原始社会，生产力低下，人们搭建的住所不仅为自己遮风挡雨，还需要容纳家庭的财产或生活资源，不过，这也似乎指出家庭形成之初就有生产或经济的功能。古代西方把家庭理解为"奴隶"。在拉丁文中家庭是 familia，古罗马人用该词表示父权支配着妻子、子女和一定数量奴隶的社会机体。

随着时代发展，人们对"家庭"的认识也越来越深刻，从不同的角度阐释了家庭的含义。有的着重从组成人员的关系上来定义，认为家庭是由婚姻、血缘或收养关系所组成的社会生活的基本单位①。有的从家庭生活的内容来定义，如美国社会学家古德（W. Goode）认为家庭包含了下列五种情况中的大多数：1. 至少有两个不同性别的成年人住在一起；2. 他们之间存在着某种分工；3. 他们进行许多经济与社会交换；4. 他们共享许多事物，如吃饭、性生活、居住，既包括生理活动，也包括社会活动；5. 成年人与其子女之间有着亲子关系，父母对孩子都拥有某种权威，但同时对孩子负有保护、合作与抚育的义务，父母与子女相依为命；孩子之间存在着兄弟姐妹关系，共同分担义务，相互保护并且相互帮助②。还有的综合组成家庭的条件来定义，如我国社会学家孙本文认为："通常所谓家庭，是指夫妇子女等亲属所结合之团体而言。故家庭成立的条件有三：亲属的结合；包括两代或两代以上的亲属；有比较永久的共同生活。"③ 台湾学者谢秀芬认为："家庭的成立乃是基于婚姻、血缘和收养三种关系所构成，在相同的屋檐下共同生活，彼此互动，是意识、情感交流与互助的整合体。"④ 除此之外，社会上关于英文单词 family 的新解也指出了家庭一词的情感内涵：family 中的 f 代表 father，a 代表 and，m 代表 mother，i 就是我，l 指 love，y 是 you，连起来就是 father and mother I love you，也就是爸爸妈妈我爱你们。

作为一名心理学工作者，我们在认识"家庭"这一概念时，可以将上述观点从社会学和心理学两个角度进行归纳：从社会学角度看，家庭是社会生活的基本单元；从心理学角度看，家庭给我们提供了亲密关系和具有亲密感的环境，是随着时间不断推进、不断变化的系统。综上所述，我们认为，家庭是由具有婚姻、血缘或养育关系的人群构成，一般来说，他们共同居住和生活，形成自身独特的家庭系统，在这个系统中成员通过交往和互动形成共有的文化与规则。

---

① 中国大百科全书出版社编辑部. 中国大百科全书·社会学 [M]. 北京：中国大百科全书出版社，1991：102.
② 彭怀真. 婚姻与家庭 [M]. 台北：巨流图书公司，1996：169.
③ 孙本文. 社会学原理 [M]. 北京：商务印书馆，1935：441.
④ 谢秀芬. 家庭与家庭服务：家庭整体为中心的福利服务之研究 [M]. 台北：五南图书出版公司，1998：10.

二、家庭的类型

家庭成员按照一定的婚姻关系、血缘关系和亲属关系组合在一起形成家庭结构。英国社会学家和人口学家默多克（G. Murdock）从家庭中的亲属关系角度出发，根据家庭成员的不同组合，把家庭分成四种类型：核心家庭、扩大的核心家庭、复合家庭、其他家庭[①]。我们以此为基础了解几种中国家庭类型。

（一）核心家庭

核心家庭是由一对夫妇及其未成年的或未婚子女组成的家庭，这是家庭形态中最基本的组织形成，也是形成其他家庭类型的基本单位。核心家庭主要包括两种基本的家庭关系，夫妻关系和亲子关系，具有基本的家庭功能，可以满足儿童社会化和丈夫、妻子及孩子的情感需要。它对亲属网络的依赖性较小，具有较强的独立性，家庭中人际关系简单。

实际社会生活中还存在不完整的核心家庭形式，包括：

1. 单亲家庭。是指夫妻双方有一方因离婚、丧偶而同未婚子女生活在一起的家庭，家庭成员往往是父亲与孩子或母亲与孩子。在单亲家庭中，家庭角色会发生改变，单身父母往往要身兼两种角色，这可能会给单身父母造成生活、感情、责任义务上的超负荷。

2. 丁克家庭。指夫妻双方自愿不要孩子的家庭。

3. 空巢家庭。指子女成长到一定阶段离家求学或工作后只剩老两口的家庭。

4. 失独家庭。指独生子女丧生的家庭，特别是对于独生子女已经成人却突然离世的中年夫妇，他们承担了巨大的哀痛。

（二）扩展家庭

扩展家庭，也就是扩大的核心家庭，指由两对或两对以上的夫妇及其未婚子女组成的家庭，且这些家庭成员间都有亲属关系。扩展家庭根据成员构成不同有两种形式：

1. 主干家庭。指代际上的纵向核心家庭组合，即两对或两对以上异代夫妇与未婚子女所组成的家庭，如三代同堂、四世同堂的家庭。

2. 联合家庭。同辈亲属间的核心家庭组合，即两对或两对以上的同代夫妇及其未婚子女组成的家庭，如兄弟各自成家但没有分家，仍共同处理家庭事务。

扩展家庭由于存在较多的关系，如婆媳关系、妯娌关系等，往往易发生家庭矛盾，不如核心家庭稳定。在中国传统社会中，受"大家庭"观念影响，扩展家庭模式很普遍，三代同堂的家庭比较常见，四世同堂的家庭也不在少数。随着我国计划生育的实施和人口流动性的加大，核心家庭的主导地位越来越明显。

[①] 李建明. 社会心理学［M］. 北京：人民卫生出版社，2007：302.

三、家庭的功能

(一) 传统的家庭功能

在家庭社会学中,"所谓家庭功能,是指家庭在人类生活和社会发展方面所能起到的作用,即家庭对于人类的功用和效能。"① 由于传统家庭包含很多家庭成员,因此往往具有多方面的功能。在我国传统社会中比较突出的家庭功能主要有经济功能、生育功能、养育子女和赡养老人的功能、教育功能、情感功能。

1. 经济功能

生产功能和消费功能构成了家庭的经济功能。生产功能表现为家庭具有在一定条件下组织生产、经营的作用;消费功能则表现为家庭在任何条件下所具有的得以维持家庭成员生存所必需的物质消费的功能。家庭的经济功能主要满足人们基本的生存需要。

2. 生育功能

生育功能即人口再生产的功能,指婚姻家庭在人类繁衍和发展过程中所起的作用。生育的目的是传宗接代,即家系的继承和血脉的延续。繁衍后代、绵延家族是传统中国家庭的头等大事。

3. 抚育和赡养功能

抚育和赡养功能是指家庭起到的让无经济能力的家庭成员(如儿童、老人)依靠有经济能力的家庭成员的抚养从而维持正常生活的功能。

4. 教育功能

父母是孩子的启蒙老师,家庭是孩子的第一个社会化场所。社会化是人们通过各种教育途径学习社会知识、技能和规范,从而形成自觉遵守与维护社会秩序、价值观念和行为方式的过程。父母或关系亲密长辈的言行是孩子最可能模仿和学习的,不管是有意还是无意,都将影响子女最初的人生观、世界观、价值观,实现家庭的教育功能。

5. 情感功能

家庭的情感功能满足家庭成员的情感需要。家庭成员之间通过相互理解、关心和情感支持,缓解和消除社会生活带来的烦恼、压力,从而维持均衡、和谐的心理状态,使成员体会到家庭的归属感和安全感。

(二) 现代家庭功能的变迁

随着时代的发展,社会的变迁,传统的家庭功能已经发生了显著的变化,研究②表明,由于计划生育政策的落实和人们生育观念的转变,人口流动性加大,

---

① 邓伟志,徐榕. 家庭社会学 [M]. 北京:中国社会科学出版社,2001:66.
② 朱黎丽. 转型期家庭结构、功能的变迁及其家庭德育实效研究 [D]. 武汉:华中师范大学政法学院,2011:14-16.

社会环境改变，我国的家庭功能发生了显著变化。主要表现为：

1. 生育功能的退化

自国家实施计划生育政策以来，"一对夫妇只生一个孩子"的政策已被人们广泛接受并认可。大多数新婚夫妇基本上都遵照政策要求只生一个孩子，即使有想要多胎的，也多认为二胎即可。随着经济社会的发展，甚至有不少夫妇选择不育，即"丁克一族"，他们主张摆脱传统婚姻生活中传宗接代的观念，过有质量的、自由自在的二人生活。

2. 赡养功能的弱化

社会养老替代单纯的家庭养老已经成为社会趋势。现代家庭结构的小型化，使得家庭成员数量大大减少，同时，社会压力却在不断加大，正在社会打拼的年轻夫妇不得不付出更多的时间和精力用在处理工作事务和人际关系上，使得他们难以保证有充足的时间和精力来专门赡养老人。特别是对于夫妻均是独生子女的家庭，面对的是四位老人，更是有心无力。因此，社会上灵活多样的养老机构应运而生，为社会化养老提供了便利，也从另一个方面弱化了家庭赡养功能。

3. 教育功能的优化

家庭结构变小、家庭成员减少，使得家庭资源能够集中使用。具体到教育问题上，现代家庭特别是独生子女家庭，执行的往往是精英教育计划，他们要集中家庭资源将唯一的孩子培养成为成功人士。随着社会发展，人们的思想认识不断提高，同时，信息化的快速发展为人们获取知识提供了极大的便利，客观上也为家庭的精英教育计划提供了方便的、有效的指导和资源上的便利，这些都使得现代家庭的教育功能得到优化。

4. 情感支持功能增强

一方面，现代社会生活节奏加快，人们面临着较大的工作压力，经常会感到紧张、焦虑、不安等，内心需要家庭的情感支持；另一方面，家庭结构变小，封闭性的独门独户住宅成为主流，家庭关系因简单而更易于表达互相的支持、关心等情感。但也要注意，这种情感支持功能增强的状况是建立在家庭关系良好的基础之上，如果家庭关系不合，而又不能及时加以解决的话，这种封闭性家庭结构可能会给人们带来更大的伤害。

四、家庭的发展阶段

家庭并非静态的，它会随着时光的流逝而发展变化。通常来说，一对年轻男女结婚成家后，会生育、抚养子女，当子女长大后会逐渐脱离原生家庭，形成各自新的家庭，老夫妻或与子女的家庭组成主干家庭或留守原有家庭中，走过老年生活，然后分别辞世，原有家庭瓦解消失。这一过程从发展的角度描绘了"家庭发展"的阶段性与顺序性。

个体发展存在生命周期，对于家庭，类似地也可以提出一个"家庭生命周期（family life cycle）"的概念。个体生命周期是指从受孕开始的、人类的成长过程所必然经历的那些共同阶段：胎儿期、婴儿期、幼儿期、儿童期、青春期、成年早期、成年中期、成年晚期、老年期和死亡。个体在每一阶段都有相应的发展特点与发展任务，按照埃里克森（E. H. Erikson）的观点，当某一阶段的发展任务不能很好地完成时，个体发展将产生问题。家庭作为一个有机系统，也有自己的生命周期，家庭生命周期是一个家庭从形成到结束所经历的各个阶段的总称，家庭生命周期中的阶段划分常常是按照家庭中发生的重大事件（如结婚、生子、离家自立、祖父母死亡等）来进行标记。在每个阶段，家庭会面临不同性质的任务和挑战，需要家庭功能适时作出调整，每个家庭成员也都需要改变自身来适应阶段间的转换，否则就会导致家庭系统出现问题。家庭生命周期与个体生命周期相关联但又不尽相同。

在家庭治疗领域，家庭生命周期概念的提出为家庭治疗师提供了一个有用的框架，使得治疗师在分析家庭问题成因时能够结合家庭正在经历的生命阶段及相应阶段的发展任务去分析。家庭生命周期概念也为治疗师提供了认识家庭的积极视角，即家庭能够在保持其稳定性和连续性的同时，完善并改变其结构，具有一定的弹性。治疗师会更多地关注家庭在阶段转换过程中的变化，而不仅仅关注家庭成员的"显性症状"。

杜瓦尔和米勒（Duvall & Miller）曾提出了一个传统家庭生活周期的8阶段模型，该模型今天仍然适用①。大多数的家庭变化都是通过诸如此类的、可预知的、具有里程碑意义的时间或阶段形成的。家庭发展是通过阶段任务的完成而实现的，如果前一阶段的任务没有全部完成或受到了阻碍、被中断，那么家庭的发展将延迟或暂停，或者这些困难将会被带到家庭发展的下一阶段而继续干扰家庭的生活。下面，我们以8阶段模型为基础来认识家庭生命周期各阶段的特点与发展任务。

（一）未成家的成人阶段

这一阶段起始于个体有能力养活自己并愿意离开父母独立生活的时刻，它可以在个体迈向下一阶段的过程中起到过渡和铺垫作用。本阶段的主要发展任务是：

1. 必须形成责任感并能适应工作环境，逐渐成为独立的成熟个体；
2. 建立亲密的伙伴关系；
3. 通过异化过程与原先的家庭分离，包括经济上的分离，也包括情感上的分离。

---

① 杰弗里斯·麦克沃特，贝内迪克特·麦克沃特，埃伦·麦克沃特，等. 危机中的青少年［M］. 寇彧，译. 3版. 北京：人民邮电出版社，2009：44.

（二）结婚组成新家庭

这个阶段从新婚开始。结婚意味着家庭所有成员和代际的状态变化，它要求夫妻双方继续从原先的家庭中分离出来，协调出新的关系，以一个整体的形式存在于大家庭体系中。这个阶段的主要发展任务是：

1. 在亲密关系中建立起新的自我认同感；
2. 以夫妻间相互适应与磨合、形成相互信任的氛围为目标，发展出一定的互动规则，界定婚姻关系中的个人角色；
3. 重新调整同朋友和家庭的关系，将伴侣纳入自己的关系系统中。

这一阶段可能面临的主要问题是：夫妻一方或双方不能与原生家庭很好地分化，当夫妻双方出现矛盾时就转向各自原生家庭，使更多人卷入夫妻冲突中，简单问题复杂化；还可能因为是否生育的问题发生争执等。

（三）初为父母阶段

当小夫妻成为父母之后，他们的任务和角色又发生了变化。这时，他们简单的夫妻关系必须作出某些变化以适应新生的婴儿。这一阶段的主要发展任务是：

1. 重新调整家庭界限，将孩子纳入系统中；
2. 重新调整家庭分工，因为有许多为孩子而增加的家庭事务；
3. 重新调整与原生家庭的关系。

这一阶段可能面临的主要问题是：夫妻双方对抚养孩子的付出差异过大时可能造成心理失衡；过于关注孩子忽略对方也可能造成夫妻关系问题；双方老人会介入孩子抚养过程，有时会因此而出现关系问题，如婆媳冲突。

（四）家有学龄孩子

随着孩子的成长和发展，家庭在更大程度上卷入了社区和学校的活动。这一阶段家庭的主要发展任务有：

1. 家庭成员要履行既定角色的义务，并尝试重新协调家庭的边界以包容孩子的同伴群体；
2. 将孩子送入各类学习机构；
3. 学习和应用有效的教育技巧，帮助孩子学会如何积极地与他人交往。

（五）家有青春期孩子

家庭生命周期与孩子的个体生命周期的重要阶段相遇，这是一个非常特殊的阶段。关键是要增加家庭弹性，以容纳孩子的独立和祖父母（外祖父母）的衰老。主要发展任务是：

1. 调整亲子关系，允许孩子独立；
2. 重新关注自己的事业和婚姻；
3. 开始考虑照顾老人。

（六）放飞阶段（孩子长大成人离开家庭）

当孩子成人离开家庭时，家中剩下夫妻俩，恢复其二人生活，该阶段中，孩子和父母都必须在物质上和情感上彼此分离。因此，从这个角度来讲，父母的首要任务是放手，其他的发展任务包括：

1. 重新建立两人的婚姻系统；
2. 在长大的孩子和父母间发展成人与成人的关系。

（七）中年父母家庭

这时要面对的是代际角色的改变，有了孙子女，子女成为家庭的核心。因此，主要的发展任务是：

1. 吸纳新的家庭成员并照看孙子女；
2. 培养并支持中间一代人作为核心；
3. 应对自己能力的衰退以及父母生活能力丧失甚至死亡。

（八）生命后期的家庭

退休、孀居、慢性疾病、长期照顾他人等是这一时期家庭面临的挑战，家庭需要努力应对功能失调和丧失。这一阶段主要发展任务是：

1. 面对生理的衰老；
2. 调整新的家庭和社会角色；
3. 应对配偶、同辈亲属及同伴的死亡；
4. 对人生的回忆与整合。

这一家庭发展阶段通常是核心家庭要经历的完整轨迹，由于现代社会的多元性，有的家庭不一定完全符合以上发展轨迹，因家庭结构的不同而不会经历某些阶段或者重复经历某些阶段。

五、家庭的心理特点

了解了家庭的类型、功能以及家庭的生命周期之后，作为家庭治疗师，还应该从共性上关注家庭的两个心理特点，以便在治疗时能迅速了解和把握每个具体家庭的心理本质。

家庭心理的一个特点是"先天亲近性"。一个核心家庭是经由婚姻开始的，逐渐经生育而不断扩大，形成包括不同代际、不同年龄家庭成员的有机整体。在这个整体中，对于后代来说，成员之间的关系是"先天"的，个体没有挑选父母的权利，也因此没有挑选兄弟姐妹的权利。事实上，在家庭关系中，除婚姻关系可以选择外，其余关系都是随婚姻关系的确定而确定的。这些因婚姻或血缘关系而"捆绑"在一起的家庭成员，长年生活在一起，虽然可能因一些问题而产生不满、生气或怨恨等情绪，甚至是长久的怨恨，但只要经过充分的交流、沟通，取得对方谅解，那些不良情绪可以马上消失殆尽。因为"血浓于水"，不管家庭成员曾经如何打骂、批评或互相指责，家人之间始终存在着一种不轻易受外界影响的感情，只要方法得当，是可以解决矛盾和问题的。了解这一特点，治疗师要善于发现隐藏于问题之下的家庭情感力量，只要采取适当的方法，问题最终是能够解决的，从而增强治疗师进行治疗的信心。

家庭心理的另一特点是"人际反应性"。这一特点是由"先天亲近性"决定的。家庭成员心理的"先天亲近性"，使得家庭成员互相之间极为关注，不管发生什么事、发生在谁的身上，其他家庭成员都会产生相应的反应。对于孩子来说，最希望的是父母关系和谐稳定，一旦父母关系不和甚至准备离婚，孩子往往会表现出过激的问题行为，如打架、吸烟、逃学等，其真实的目的往往是吸引父母来共同关注他的问题而不再关注父母本身的矛盾甚至是讨论离婚的问题。因此，治疗师要从系统论出发，从家庭整体来考察家庭问题，不只是考察症状表现者，更要考察背后人际关系的影响，才能够找到潜藏的原因，发现真相。

现在的家庭，一般也就两三个人，看起来很简单，似乎很容易了解。但家庭确实很复杂，因为夫妻双方原来都有各自的社会关系，不仅要协调好夫妻两人的思想和行为，也要协调好双方的社会关系，在孩子出生之后，还要协调好孩子抚养教育问题，这些都需要用社会学、行为科学的眼光来审视，也要依赖心理学专业的知识与经验才能洞察了解。而且"当局者迷，旁观者清"，虽然明知有问题但就是没有办法解决，这就需要依靠家庭以外的他人来帮助指出自己家庭问题的原因所在。家庭是我们生活历程当中很重要的生活单位。人人都应多了解自己的家庭，并维持自己家庭的幸福与健康。

第二节 家庭治疗

一、家庭治疗的定义

家庭治疗，作为术语最早是由美国著名精神分析大师阿克曼（N. Ackerman）于20世纪50年代提出的。家庭治疗与精神分析法、行为疗法等心理治疗方法不同，它并非某个流派的心理学家创立，并非只有一种理论假设和治疗理念，而是由多个流派构成的治疗体系，有着各自不同的理论假设和治疗风格。这源于家庭治疗特殊的历史背景[①]。

家庭治疗不仅仅是一种新的治疗技术，还是一种思想、一种理念。它的诞生是心理学界的一次革命。斯路齐曾指出，到目前为止家庭治疗是行为科学上主要的认识论革命[②]。积极心理治疗大师佩塞施基安也认为，我们不能简单地把家庭治疗看成一种特殊的治疗安排，而应把它解释为一种特殊的思想方法，一种公正

---

① 王丽萍. 家庭治疗的流派和发展脉络探究 [D]. 烟台：鲁东大学心理与教育学院，2006：1.

② SLUZKI C E. Marital therapy from a systems theory perspective [M]//PAOLINO T J, MC-CRADY B S. Marriage and marital therapy: psychoanalytic, behavioral and systems theory perspectives. Oxford: Brunner/Mazel, 1978: 366.

地对待人的社会性方法①。它代表着"人类问题观、行为理解观、症状发展观及症状解决办法的全新方式",被称为心理咨询与治疗领域崛起的"第四势力"(前三大势力分别为精神动力学派、行为主义学派和人本主义学派)。

尽管各家庭治疗流派有着自己的理论假设与治疗方法,我们仍能根据其共性将家庭治疗定义为:家庭治疗是心理治疗的一种形式,它从系统、动态的角度看待问题,将关注的焦点从问题或症状转向了家庭关系,通过促使家庭或更大的系统的改变,达到处理和消除问题或症状的目的。家庭治疗以家庭为对象,它超越了个体治疗只关注个人内在的心理冲突、人格特征、行为模式的局限,把人及其症状放在整个家庭背景中去了解并治疗。

二、家庭治疗的特征

随着个体心理治疗实践的发展,人们发现,很多问题虽然表现在个体身上,但却根源于个体与他人特别是家庭成员的互动之中,解决这些问题的最佳途径是改善人们的互动关系和方式,家庭治疗应运而生。

家庭治疗和个体治疗都是心理治疗的形式,是了解人类行为的方式,但家庭治疗挑战了个体治疗"以个体为整个心理范畴的中心"的基本信念,将所存在的问题或症状从个体转向了关系②,通过家庭系统或包括更大机构在内的系统的改变,达到处理和消除问题的目的。虽然家庭治疗和个体治疗的最终目的都是促使个体的改变,但在治疗理念和治疗模式上存在较大差异。相对于个体治疗,家庭治疗的特点主要体现在以下三个方面。

(一)以家庭整体为治疗对象

家庭治疗与个体治疗的最大不同是它们的关注焦点不同,个体治疗较多地关注个人的心理结构、行为动机、性格、情感等,即使问题由他人造成,如幼年期遭受性侵犯,也主要通过个人心理调整进行解决。而家庭治疗面对症状行为,关注的是家庭整体,从家庭的结构、家庭成员的角色与关系、沟通情况等方面去考察症状行为产生的原因、动力,并通过调整家庭结构和家庭成员间的关系、完善家庭功能,最终实现解决问题的目标。

在家庭治疗中,以家庭为对象,并不是说进行家庭治疗时必须全体家人均参与进来,有时只需要直接相关的家庭成员参与即可,甚至只是跟家庭某一个成员接触,当然,治疗师也可以根据治疗需要随时调整参与的人员,甚至可以扩展到家庭以外的人员如教师、朋友等。也就是说,家庭治疗所运用的是一种整体性、

---

① 佩塞施基安. 天堂与地狱:积极家庭心理治疗 [M]. 杨华渝,译. 北京:社会科学文献出版社,2001.

② 赵芳. 家庭治疗:一种分析人类行为的新框架 [J]. 南京师大学报(社会科学版),2008(1):105 – 109.

关系性的治疗思维，治疗师看到的是某个症状表现者，但分析、思考的是家庭的结构和功能。

（二）采用系统思维从家庭人际关系背景中分析家庭问题

家庭治疗的另一个重要特点是采用系统观点。从系统论出发，家庭治疗认为，人是环境的产物，要受所处环境的影响，个体表现出来的问题不仅仅是个体的问题，还与其所处的环境息息相关，鉴于家庭在个体发展中的重要作用，家庭治疗更强调家庭结构和功能在个体思想和行为上的作用，把个体问题看做是家庭成员互动关系的结果。因此，家庭治疗虽然也考察个人心理运作机制，但更关注个人心理背后的人际关系图景，思考家庭中的人际关系是怎样或至少部分地造成症状问题的。"标签病人"真正表达的是家庭的失衡或功能不良。虽然各家庭治疗流派对症状产生的原因阐述不一，但对症状的本质以及从家庭环境的人际关系背景中寻找心理行为障碍的原因等方面，他们的观点是完全一致的。

（三）从家庭发展阶段寻找个体心理行为障碍的原因

家庭随着时光流逝而发展变化，有着一定的生命周期，在生命周期的每一个阶段，家庭作为一个整体在功能和结构层面上都会产生一些变动。面对这些变动，家庭需要作出相应的调整，才能适应这些变动，使得家庭继续顺利发展，否则，发展就会因此耽搁或停滞不前，而且这些困难也会带进下一阶段的家庭发展中。如小夫妻初为父母，他们简单的夫妻关系为适应新生婴儿，要调整与原生家庭的关系以满足抚养孩子的需要，如果与原生家庭在抚养孩子上达不成一致，则将产生问题，如婆媳矛盾。家庭生命周期的概念为治疗师提供了一个有用的确定家庭发展阶段可预期的框架。了解到家庭发展所处的阶段，结合表现出来的问题，就能够大致明白家庭哪些发展任务未能很好解决，并从中找到个体心理障碍的原因，明确家庭需要作出什么样的改变才能消除问题。

三、家庭治疗的目标

家庭治疗的总目标是解决来访者的家庭问题。但每个人看问题的角度、方式不同，所期望的目标也有不同。家庭治疗师从家庭关系和功能来系统分析家庭问题，而家庭也有自己的想法，甚至家庭成员之间也各有不同的目标。治疗师首先要做的就是协调家庭形成共同的治疗目标。从治疗过程来看，家庭治疗目标可以分为最终目标和阶段性目标。最终目标是治疗结束时所要达到的最后效果；阶段性目标是每个不同治疗阶段所要达到的治疗效果。

按照家庭有机体的系统来分析，可以从家庭系统、成员个体两个方面的症状解决情况来确定家庭治疗目标。

（一）家庭系统的目标

家庭治疗关注家庭系统，改善家庭成员的互动模式是家庭治疗最根本的目标之一，主要体现在两个方面：家庭结构和家庭过程。

1. 家庭结构，是指家庭的关系模式。家庭治疗师通过调整家庭规则、行为模式，明确家庭角色地位，设置角色界限，从而改善家庭关系，实现解决问题的目标。

2. 家庭过程，是指家庭沟通模式。家庭治疗师要促进家庭成员自发、开放、充分地表达，来形成家庭清晰、一致、真诚、直接的沟通模式，特别是在面临冲突时，让家庭成员学会减少指责、承担责任，甚至是必要的妥协，达到解决问题的效果。

（二）家庭成员个体的目标

家庭治疗也不排除个体化的、具体的目标，主要体现在以下三个方面。

1. 症状行为改善。症状行为出现的频率和强度降低甚至消失，意味着症状行为得到改善。有时，通过对症状行为进行积极再定义或消极再定义，也能够减轻症状行为对家庭系统的不良影响。

2. 增强共情能力。家庭治疗师通过共情来加强与家庭成员的沟通、交流，并通过这种示范，促进家庭成员改善互相之间的看法和行为方式。

3. 建立安全依恋关系。处于不安全依恋关系中的个体，当面临压力时，由于缺少有力的支持和帮助，往往会产生各种问题。家庭治疗师通过引导家庭成员建立、完善安全依恋关系，促进问题的解决。

四、家庭治疗的原则

由于家庭治疗的对象是整个家庭系统中的全体成员，家庭成员间有特殊的关系及特别的情感，因此实施家庭治疗时除了要坚持保密、时间限定、尊重与接纳和无条件积极关注等心理治疗的基本原则之外，还应重视以下治疗原则。

（一）系统性原则

家庭往往将某个家庭成员的问题孤立地看待而不是放在整个家庭的人际关系中来考虑，而家庭治疗师要将家庭成员的行为看做是家庭系统中相互调节的反馈过程所产生和保持的结果。在家庭治疗时，治疗师要让家庭认识到家庭成员的行为是相互作用的，家庭存在症状表现者，但问题不仅仅来自于表现出症状的家庭成员，整个家庭系统也出了问题。

比如，丈夫总说妻子唠叨，治疗师可以问丈夫："你做了什么让妻子这样？"将症状冠以相互作用的表述，可以帮丈夫认识到在妻子的问题中他自己所起的作用，并且能促使他反思和改变，进而改变妻子的行为。

（二）积极参与的原则

家庭成员的互动表现出了家庭的关系，面对家庭时，治疗师不仅仅要积极关注，适当地还要积极参与到家庭成员的互动中。例如，夫妻两人互相埋怨，治疗师就不能只是坐在那里听任他们之间不停地埋怨，观察只能获得有关信息，只有给出治疗师的意见和建议才能引导来访者解决问题。因此，在治疗时治疗师需要积极主动，通过自己的积极参与，防止家庭重新陷入原来的功能失调的模式，帮助家庭建立起新的更好的互动模式。当然积极参与不是要治疗师介入家庭关系中，治疗师要积极参与互动，但不要将自己卷入家庭关系中，如站在妻子（或丈夫）的角度来批评对方。

（三）着眼于当下的原则

人们在面对问题，特别是矛盾冲突问题时，往往喜欢纠缠于曾经发生的困扰与失望。有时，反复思考过去的错误也会在问题的解决上消耗宝贵的精力与时间。因此治疗师应该帮助家庭着眼于当下，就目前的生活处境和问题进行讨论，寻找解决问题之道。

（四）直接观察的原则

家庭治疗师要倾听家庭成员的描述，但更主要的是观察家庭成员的互动模式。家庭成员的表述往往说明的是家庭所认为的问题重点，而治疗师观察到的家庭结构、关系和互动模式有时更能说明问题的真正所在。因此，治疗师为了观察家庭成员的日常行为模式，可以要求家庭成员现场表演他们在家中的日常行为，尤其是围绕存在的问题进行表演。通过这种表演，可以观察到家庭的言语的和非言语的沟通方式，测定其限度和灵活性，并向他们提出其他变通的处理方式。

（五）直接改变的原则

家庭治疗的目的是促使家庭失调的互动关系得到改正，而不是向家庭解释，让他们对功能失调形式有正确认识。也就是说，家庭治疗师的工作重点是推动家庭改变，而不是理论说明或情感劝导。因此，家庭治疗师要在有限的治疗过程中，让家庭充分展现出家庭成员的互动沟通模式，并针对问题所在尽可能地直接引导家庭的改变。

有一对夫妻由于婚姻困扰寻找家庭治疗师的指导。那位夫人一见治疗师就说："医生，你不知道我嫁给他20来年是多么的可怕哟。"医生当即回答："那就不麻烦你给我介绍你的丈夫了，我不想见他。"那夫人则马上接着说，"噢，不，医生，他还不是那么坏呢。"在治疗一开始的头几分钟，治疗师就已经干预了功能失调形式并诱使其改正。

当然，治疗师可以在治疗时间内就开始促进其改正，还可以给家庭布置一些特殊的家庭作业来强化会面时的治疗效果。

（六）应对阻抗的原则

家庭治疗需要家庭作出改变，但家庭成员可能会抗拒改变，尤其是抗拒家庭治疗师这个外人去改变他们，因此在家庭治疗过程中很容易产生阻抗。家庭治疗师需要关注这一现象，要通过给予家庭成员安全感来消除他们的恐惧感，带着尊重的态度帮助家庭成员理解和接受改变的方向，让他们乐于去改变。当然，如果觉得尊重的态度在推动家庭改变中效果不大，也可以采用一些别的方法，比如米尔顿的抑制法（让家庭慢慢改变甚至是不作改变，家庭有时反而会采取相反的做法）等一些反其道而行之的方法，有时也能起到很好的效果。

五、家庭治疗的适用范围

美国家庭治疗师莱曼·温尼认为，只要家庭中有人认为家庭"问题"已经不能由一个人自己去解决的时候，家庭就可以来接受家庭治疗。另一位美国家庭治疗师罗宾·斯其纳提出，当家庭因存在不能解决的"问题"而出现"替罪羊"时，家庭治疗一般是有效的。

中国有句俗话：家家有本难念的经。实际上，这本难念的"经"很多时候是家庭生活中的常见挑战，如学会在一起生活、妥善处理困难关系、引导儿童健康成长、应对青春期孩子等。而在出现问题时，人们往往将目光盯在问题上，却很少反思自身的行为和责任，意识不到家庭系统能够解决这些挑战。家庭治疗师就是要引导家庭理解这一点，帮助家庭成功远离生活困境。家庭治疗的适用范围是很广泛的，如：

1. "症状"表现在某个家庭成员身上，但是反映的是家庭系统有问题；
2. 在个别治疗中不能处理、治疗效果不理想或家庭对个体治疗起到了阻碍作用的问题；
3. 家庭成员之间或与家庭以外的他人存在沟通障碍；
4. 夫妻冲突导致家庭危机；
5. 家庭对患病成员忽视或过分担心；
6. 家庭影响或阻碍了个人的成长；
7. 家庭中有一个反复复发、慢性化精神疾病患者。

当然，有些情况是家庭治疗不宜首先介入的，如重性精神疾病发作期。对偏执型人格障碍、性虐待等患者，也不宜先考虑家庭治疗。

第三节　家庭治疗的起源与发展

一、家庭治疗的起源

对家庭关系的关注最早可以追溯到弗洛伊德关于小汉斯的个案。精神分析师和儿童精神科医生阿克曼认为，异常的人来自于异常的家庭，与其说病人需要帮助不如说整个家庭需要帮助，进而提倡治疗师把治疗重点从病人的"个体"立场推展到"家庭"整体[①]。他于1937年发表论文，将家庭看做社会和情绪的单位，并参与整个家庭会谈，成为家庭治疗的创始人之一和比较正规的家庭治疗的代

---

① 于春红，郑洁欢．家庭心理治疗的理论及其应用［J］．社会心理科学，2011，26（5-6）：76．

表,也被有些学者称为"家庭治疗鼻祖"。更早一点,阿德勒(A. Adler)在20世纪20年代就认识到家庭与儿童和青少年问题行为有着密切的关系,在维也纳建立了30多个儿童指导诊所,并进行家庭治疗。因此,有的学者将阿德勒看做是家庭治疗的先驱。受阿德勒的影响,他的同事德莱克斯(R. Dreikurs)后来把美国儿童辅导中心扩展成家庭治疗中心,把阿德勒家庭治疗的理论和方法带到美国①。

> **专栏:**
>
> **小汉斯的案例**
>
> 　　这是一个发生于1909年的著名案例,5岁的男孩汉斯因为害怕马可能会咬他而拒绝走出家门到大街上去,对此弗洛伊德的解释是,汉斯以此来转移他与俄狄浦斯情绪有关的焦虑。亦即,弗洛伊德相信汉斯无意识中对母亲有性渴望,但与此同时意识到与父亲有竞争,并对父亲产生了敌意,因而害怕父亲知道并对他进行报复。汉斯曾亲眼看到一匹马摔倒在街上,弗洛伊德认为,汉斯在潜意识中把这个场景与他的父亲联系起来了,因为他也想让他的父亲受伤。依据弗洛伊德的观点,汉斯无意识地把他害怕被父亲阉割的强烈恐惧改装成被马咬的恐怖症状。汉斯通过以马代替父亲而把内部危机转变成外部危机,恐惧被指向某一客体,这是恐怖症发生的标准过程。在弗洛伊德的指导下,男孩被父亲治好了。
>
> 　　小汉斯的案例在理论上和技术上都有着重要的意义。从理论上来说,它使弗洛伊德归纳形成了其早期关于儿童心理—性欲发展以及防御机制的理论。从技术上说,小汉斯是儿童分析和家庭治疗史上的第一个案例。
>
> 　　由此我们看到,家庭关系为弗洛伊德的心理分析思维提供了丰富的诊断帮助。他认识到家庭为神经性恐惧和焦虑的发展提供了早期环境,但他没能进一步确证当前或持续存在的家庭关系是如何维持问题行为的。

美国的家庭治疗正式登上历史舞台是在20世纪50年代。第二次世界大战后,家庭的突然剧变带来了一系列的问题,如晚婚、轻率结婚、婴儿潮带来的压力、性别角色的转变、离婚等。治疗师发现,以个体心理治疗的方式来解决家庭问题进度过于缓慢,并且来访者在治疗中产生的改变常被其家人所破坏。有些治疗师开始关注家庭关系对个体行为和心理问题的巨大影响。于是有些精神病学家、人类学家、哲学家在科学/哲学(一般系统论、逻辑学和人类学)、社会运动(社会工作、家

---

① COREY G. Theory and practice of counseling and psychotherapy [M]. 6th ed. New York: Brooks/Cole Publishing Company, 2001.

庭生活教育、儿童指导、父母教育）和精神病学（社会精神病学、催眠术）研究的影响下，把家庭关系作为治疗的重点，家庭治疗就这样开始了①。

在此期间，五个看似独立的科学和临床发展共同为家庭治疗的出现作了准备：一是精神分析的治疗范围扩展到处理全面性的情绪困扰问题，包括治疗整个家庭问题；二是一般系统理论被应用到心理治疗中，强调部分之间的相互作用构成交互影响的整体；三是精神医学的进步，特别是对家庭动力与精神分裂症之间关系的探索；四是儿童辅导运动与婚姻辅导的发展，这使得家庭成员能以配对的方式接受治疗（如家长与孩子，丈夫与妻子）；五是团体治疗技术的发展，为家庭治疗把整个家庭作为治疗对象提供了范例②。

二、家庭治疗的发展

（一）家庭治疗在西方的发展

1. 家庭治疗建立：20 世纪 50 年代

20 世纪 50 年代是家庭治疗奠定基础的十年，当时，美国有四个地方展开家庭治疗研究与实践：（1）杰克逊（D. Jackson）在加利福尼亚的帕罗·阿尔托成立的心智治疗中心（Mental Research Institute，MRI），致力于将社会和行为科学的理念应用于临床，开创了联合治疗；（2）贝尔（J. Bell）在克拉克大学定期接待家庭，思考会见整个家庭的技术，将家庭治疗分解成一系列阶段，每个阶段都集中在家庭特定的问题上；（3）阿克曼在纽约创办的家庭研究所，发展出对于家庭动力研究的兴趣，并研究家庭的互动模式；（4）鲍恩在美国国家卫生研究院发展的研究课题，让有精神分裂症患者的家庭一起入院治疗，观察这类家庭中母子间的共生关系。然而，这四个研究与实践是独立展开的，之间没有任何沟通与交流，直到 1957 年，美国精神病学联合会（American Psychiatric Association）召开家庭治疗会议，全美的家庭治疗及研究者才首次产生联结，家庭治疗运动在全美范围内显露出来③。

2. 家庭治疗实务发展与创新：20 世纪六七十年代

20 世纪 60 年代，家庭治疗在欧美都有相应的发展。在此期间最著名的治疗方法是 Palo Alto 小组创立的沟通模式，出版了两本系统介绍家庭治疗的教科书《人类沟通的语言学》和《联合家庭治疗》，这对家庭治疗的普及与推广起到了重要的作用。值得指出的是，行为家庭治疗在 60 年代末首次出现。1962 年是家庭治疗发展史上具有里程碑意义的一年，阿克曼和杰克逊创办了此领域

---

① 权朝鲁. 儿童和青少年问题行为的家庭治疗 [J]. 山东师范大学学报（人文社会科学版），2003（6）：12-18.

②③ 赵芳. 家庭治疗的发展：回顾与展望 [J]. 南京师大学报（社会科学版），2010（3）：94.

第一个最具影响力的期刊——《家庭历程》(*Family Process*)，黑利（J. Haley）任编辑。

70年代，主流的家庭治疗理论得到了进一步发展完善，其他家庭治疗流派迅速涌现。其中，米纽庆（S. Minuchin）的结构派家庭治疗占据主流，他的《家庭和家庭治疗》一书以其简单而引人注目的结构式家庭治疗模式支配了这个时期的治疗倾向，由米纽庆领导的费城儿童辅导中心发展成为世界家庭治疗运动的中心。在这一时期，家庭治疗领域内部开始进行自我检讨，其中最引人注目的是女权主义者对家庭治疗的批评，她们挑战传统家庭治疗的信念，认为它们强化了性别歧视与性别角色①。

3. 家庭治疗成长与专业化：20世纪80年代

20世纪80年代是家庭治疗专业化发展时期。美国婚姻与家庭治疗协会（AAMFT）的会员从不足1 000人增至7 500多人，到1989年已达16 000人。家庭治疗在这一时期成为一种国际性的现象，训练项目和学术大会遍布加拿大、英国、以色列、荷兰、意大利、澳大利亚、德国等国②。1987年，国际家庭治疗学会成立。这一时期占主流的家庭治疗模式是黑利和曼登尼斯（C. Madanes）发展出的策略家庭治疗，代表书籍为《改变》、《问题解决治疗》、《矛盾与反矛盾》。除了策略派，同一时期家庭治疗还出现了其他治疗流派，例如斯凯纳（R. Skynner）在伦敦家庭治疗研究所开展的心理动力家庭治疗；斯迪林（H. Stierlin）将精神动力学和系统观进行整合发展的系统式家庭治疗；帕拉佐利（M. S. Palazzoli）创建的家庭治疗米兰学派③。

4. 家庭治疗整合与折中：20世纪90年代

20世纪80年代后，家庭治疗的各主要流派之间不再相互排斥，家庭治疗的整合与折中趋势开始出现。随着后现代主义思潮的兴起，建构主义、女性主义和多元文化主义对家庭治疗提出了挑战与质疑，家庭治疗出现了一些新的变化，综合起来包括以下五点：（1）不仅关注家庭成员行为本身，而且关注其行为背后的意义；（2）避免专家性以及透过治疗过程的影响力来控制家庭，尤其避免用一个既有的理论框架去套用不同的家庭；（3）重新审视自己的价值与态度，越来越注意从性别的角度看待家庭中呈现的问题；（4）强调治疗师与家庭之间的合作关系，重视挖掘和运用来访家庭本身的改变能力和资源；（5）从家庭所在社会结构背景的角度了解家庭，审视家庭与所在文化背景相适应的结构，看到家

---

① 朱臻雯. 家庭治疗在中国临床心理咨询与治疗中的应用探索 [D]. 上海：华东师范大学心理学系，2003.

② 戈登堡 I，戈登堡 H. 家庭治疗概论 [M]. 李正云，译. 6版. 西安：陕西师范大学出版社，2005：86.

③ 赵芳. 家庭治疗的发展：回顾与展望 [J]. 南京师大学报（社会科学版），2010（3）：95.

庭内在成员相互影响的同时也要看到它背后的社会结构的影响①。家庭治疗开始发展到一个新的阶段，在此阶段最有代表性的是焦点解决家庭治疗、叙事治疗和新女性家庭治疗。

（二）家庭治疗在中国的发展

20世纪80年代，家庭治疗传入中国。1987年，我国精神病学家和心理学家在德国考察其心理学发展状况的过程中接触了家庭治疗，随后开始学习家庭治疗的相关理论。1988年10月，在昆明举办"中德心理治疗讲习班"，家庭治疗创始人之一、德国著名精神病学家和心理治疗家斯迪林教授及西蒙（F. B. Simon）博士讲授了家庭治疗的理论和技巧，这标志着家庭治疗被正式传入我国。组织承办这次培训的都是我国精神病学界德高望重的学者，如包文龙、许又新、左辰彦、徐道云等。在此后的十年中，德中心理治疗研究院邀请德国专家和中国有经验的心理治疗师共举行了三期讲习班，为中国培训了110名高级心理治疗师，其中30名是系统式家庭治疗师。该项目采用小组封闭式培训，由资深的德国专家提供督导，培训内容包括病历分析、自我体验、现场指导以及理论学习等方面。经过三年的努力，学员达到了较高的水平，并把所学知识用于治疗实践。他们还在各地成立了工作小组，以出版内部通讯的形式形成了交流网络②。

21世纪初，昆明、上海建立了配备声像摄录系统的家庭治疗专用治疗室，昆明等地建立了资料库，其中收藏了大量有关家庭治疗的文字和影像文献。2000年春，纽约米纽庆家庭治疗中心的李维榕教授在北京医科大学心理咨询和治疗培训中心开办了短期培训班，介绍了结构式家庭治疗，一期三年，每年两次，有固定的核心学员。2001年9月，结构派家庭治疗创始人米纽庆亲自担任第三次结构派高级家庭治疗连续培训班的培训师和督导师。这些培训班所培养的学员都开始把理论应用于实践，在医院、学校、精神卫生机构中大力推广和实践所学的理论和技术③。

国内关于家庭治疗的研究主要包括三个方面：一是经典家庭治疗模式的理论介绍。在中国内地被广泛引进和传播的家庭治疗流派有两个，分别是系统式家庭治疗和结构式家庭治疗。二是对家庭治疗最新进展的介绍和分析。国内学者对后现代主义思潮影响下的家庭治疗新趋势给予了一定的关注，而一些学者近年来开始对家庭治疗的新模式——叙事治疗和精要治疗的理论和技术进行梳理和介绍。三是家庭治疗模式的实证研究。在家庭治疗理论的引进过程中，国内学者不断尝试将家庭治疗的理念和辅导技术运用到实际的辅导当中。在实际运用中，家庭治

---

① 赵芳. 家庭治疗的发展：回顾与展望 [J]. 南京师大学报（社会科学版），2010 (3)：96.
②③ 王丽萍. 家庭治疗的流派和发展脉络探究 [D]. 烟台：鲁东大学心理与教育学院，2006：5.

疗涉及的领域比较广，主要有精神障碍、精神分裂症和人格障碍的治疗，神经性厌食症患者的治疗，儿童和青少年行为问题和行为障碍的治疗，青少年学习障碍和学习困难的辅导。除此之外，在中学生网络成瘾、抑郁症、独生子女心理障碍等问题的辅导和治疗中，家庭治疗也有所运用①。

【建议参考资料】

1. 米纽庆．家庭与家庭治疗［M］．谢晓健，译．北京：商务印书馆，2009.
2. 卡特，麦戈德里克．成长中的家庭：家庭治疗师眼中的个人、家庭与社会［M］．高隽，汪智艳，张轶文，译．北京：世界图书出版公司，2007.
3. 汪新建．西方家庭治疗理论的新进展研究［M］．天津：南开大学出版社，2009.
4. 李彩娜，赵然．家庭治疗［M］．北京：中国轻工业出版社，2009.
5. 徐汉明，盛晓春．家庭治疗——理论与实践［M］．北京：人民卫生出版社，2010.
6. 萨提亚，贝曼，格伯，等．萨提亚家庭治疗模式［M］．聂晶，译．北京：世界图书出版公司，2007.

【问题与思考】

1. 家庭有哪几种类型？家庭的功能有哪些？
2. 什么是家庭治疗？与个体治疗相比家庭治疗有什么特点？
3. 家庭治疗的原则有哪些？
4. 你如何看待家庭治疗的目标？
5. 当你自己处于青春期，或是家里有孩子处于青春期时，家庭会有什么变化？
6. 家庭治疗是如何产生的？在西方及我国的发展状况如何？

---

① 姚进忠．国内家庭治疗研究的回顾与反思［J］．哈尔滨学院学报，2010，31（6）：140－142.

第二章 家庭治疗的理论流派

【本章提要】

本章介绍了两种经典的家庭治疗理论,即心理动力学家庭治疗和和认知—行为取向家庭治疗,以及家庭治疗的四个基本模型,即代际模型、策略模型、结构模型和经验模型。在经典的家庭治疗理论方面,主要介绍了心理动力和认知—行为取向家庭治疗理论相关的理论基础、主要观点、治疗理念,并分别给予了评价。心理动力学家庭治疗建立在古典精神分析理论、系统理论和客体关系理论基础之上;认知—行为取向家庭治疗建立在行为主义和认知理论基础之上。关于家庭治疗的四个基本模型,代际模型关注家庭代际间的关系模式,为家庭生活问题提供了历史视角;策略模型关注症状及其含义,并采取针对性策略消除症状;结构模型注重通过改变家庭不良互动形态使家庭发挥正常功能而解决问题;经验模型倡导反理论、轻技术、重经验的现实主义视角,强调此时此地经验的作用,本章对四个模型的核心思想、基本概念和治疗理念进行了阐释,并对各模型进行简要的评析。

【学习重点】

1. 理解心理动力学与认知—行为家庭治疗的理论基础、主要观点和治疗理念。

2. 熟悉家庭治疗的代际模型、策略模型与经验模型的核心思想、基本概念和治疗理念。

【重要术语】

心理动力学　认知—行为　代际模型　策略模型　结构模型　经验模型

第一节　家庭治疗的经典理论

一、心理动力学家庭治疗

心理动力学是深受精神分析理论与知识影响的一种取向。心理动力学家庭治疗即以心理动力学为基础,并在此基础上发展出来的一系列家庭治疗理论及其方法的总称。其实质是揭露和解释潜意识冲动及指向它们的防御,它不是单纯用分析个人的方法代替家庭交往模式,而是以关系为基础。认为妨碍个人以成熟方式进行交往的基本需要和恐惧来源于家庭，因此在治疗中着力去发现家庭成员的内心生活与其冲突是如何联系的，亦即它们是如何共同导致家庭障碍的。在实践中，心理动力家庭治疗师在关注个体的同时也关注家庭及其成员的交往模式，其治疗目的均指向改善功能失调家庭，使其恢复正常的状态和功能[①]。

（一）理论基础

心理动力学家庭治疗建立在古典精神分析理论、系统理论和客体关系理论基础之上。弗洛伊德建立了心理动力学，他将人的精神生活视为"动力"与"阻力"之间的相互作用，他认为二者之间冲突的不断解决导致了个体人格的不断发展。在咨询与实践过程中，弗洛伊德也认识到了家庭关系的重要性，但其理论发展以及技术使用更倾向于个体内心冲突的解决，实际临床干预中也仍然是个体指向，而不是以交互作用为基础，而且也并没有试图去探究患者家庭对其产生的深远影响。

家庭治疗的先驱阿克曼认为家庭是一个交互作用的人格系统，在家庭内每一个体都是一个重要的子系统，正如家庭式社会的子系统一样。他试图将精神分析与系统理论整合到一起，认为家庭功能的发挥依赖于家庭中每一位成员的角色关系与冲突，如果某个体内部或个体之间的冲突长期未得到解决或者受到不公平待遇，那么家庭功能就会出现失调。家庭治疗的目的即处理那些未处理的矛盾与冲突，促进家庭功能的合理发挥。

如今，心理动力学家庭治疗很大程度上是建立在客体关系理论基础之上的。客体关系论否认本能驱力，尤其是性本能在个体人格发展中的作用，而是强调早期的亲子关系在其中所起的重要作用。该理论将精神分析强调的重点从内驱力转向了早期的亲子关系，将发展的核心问题由俄狄浦斯情结和压抑的内驱力转向客体关系。这种从关系论的视角审视自我、生活和人际关系的方法被越来越多的治疗师接纳并使用，并在此基础上衍生出了弗拉莫（J. Framo）的客体关系与原生家庭治疗及斯卡夫（Scharff）夫妇的客体关系家庭治疗。

（二）主要观点

心理动力取向家庭治疗不仅保留和发展了精神分析的重要概念，还形成了自己独特的理论概念。

1. 阿克曼的家庭动力学

阿克曼一直是家庭治疗领域心理动力学的主要倡导者之一，试图将精神分析与系统观点整合到一起。他认为家庭是一个交互作用的系统，在家庭内部每一个体都是一个重要的子系统；家庭功能的失调是家庭成员间角色关系互补的失败，同时也是家庭中个体内部和个体之间长期未解决的冲突和受到不公正对待的替罪

---

① 李彩娜，赵然. 家庭治疗［M］. 北京：中国轻工业出版社，2009：46.

羊的产物。阿克曼指出家庭症状来源于个体和家庭两个水平。阿克曼的理论主要涉及三个重要概念：

（1）家庭功能。家庭功能包含每个成员的独特人格，家庭角色适应等方面的信息①。

（2）互补的失败。指家庭成员所扮演的角色特征间出现冲突或不契合，角色变得僵化、受局限，或者出现定型—巨变，引起混乱。

（3）冲突。是家庭失衡的原因，冲突会对整个家庭系统产生影响。阿克曼指出，家庭冲突可能发生于以下几个水平：个体家庭成员内（内心冲突）、核心家庭成员之间、扩展家庭的各辈之间、家庭与其社区环境之间。各种水平的冲突不可避免地对整个家庭系统产生影响。

2. 弗拉莫的客体关系与原生家庭治疗

弗拉莫强调人际关系与个人内部动力间的关系，他将心理动力取向与系统概念进行融合。他认为，家庭机能失调最初源自原生家庭系统，夫妻双方在原生家庭中形成的未解决的内心冲突不断地被当前的亲密关系（如配偶或孩子）激起，内心冲突的人际关系解决方案（如个体未解决的内心冲突是自己对婚姻家庭的不切实际的期望，却在婚姻关系中以粗暴批评其配偶的方式表达出来）是在问题夫妇和问题家庭中发现的那种压力的核心。该治疗方法将治疗的关注点转移至个体在原生家庭中的内心冲突与人际问题，在婚姻关系治疗中得到了广泛应用，其理论的主要概念包括：

（1）分裂。弗拉莫在费尔贝恩（W. R. D. Fairbairn）最早提出的分裂概念的基础上指出，当儿童将父母的行为解读为拒绝、抛弃或迫害时，由于他不能放弃对父母的追随，也不能改变父母，便处于一种两难境地。此时儿童会将这种矛盾体内化，以控制内心世界中的客体并处理随后的挫折感。早期生活中所经历的挫折越多，对内在客体的投入越多，那么成人后为了使亲密关系符合内部角色模型要作出的无意识努力也就越多。

（2）投射性认同。弗拉莫指出，在婚姻中的夫妻之间经常存在着投射性认同。夫妻中的一方将某种分离的或者自己不想要的部分投射到对方身上，对方反过来根据这种投射来操作、改变行为，在此基础上双方在无意识中防御和抵御焦虑。当问题涉及孩子的时候，孩子身上的症状行为可能只是一种更基本的婚姻冲突的外部表现。

3. 客体关系家庭治疗

斯卡夫夫妇最早提出客体关系家庭治疗。他们指出，客体关系家庭治疗关注

---

① 戈登堡 I，戈登堡 H. 家庭治疗概论［M］. 李正云，译 . 6 版 . 西安：陕西师范大学出版社，2005：98.

个体和家庭内部的无意识及意识的关系系统，欲通过对当前个体和关系障碍的历史分析，使成员认识到过去内化的客体对当前关系的影响。他们认为，个体是对过去的内投进行反应，而不是在现实中对其他家庭成员的反应。其理论的概念主要包括：移情和反移情。斯卡夫夫妇拓展了精神分析理论中移情概念的外延。他们认为移情广泛地存在于每个家庭成员和治疗师之间，尤其存在于整个家庭和治疗师之间，家庭问题产生的根源在于来访者将自己的喜怒哀乐进行了移情。在面对家庭的挣扎时，治疗师要经历反移情的过程，即来访家庭在治疗师身上引起了他们彼此之间过去经历的内心挣扎体验[①]。

（三）治疗理念

1. 治疗目标

实践中，心理动力取向的家庭治疗师不仅关注个体内心的感受，而且关注家庭成员的关系及其交往模式。虽然不同分支的家庭治疗师其具体治疗目标存在差异，但其最终目的均是使家庭恢复正常的状态与功能。

精神分析家庭治疗师的共同目标主要包含以下三点：首先，建立一种信任的气氛；其次，寻找问题的根源并解释；再次，保持中立，改善家庭关系。阿克曼认为，家庭治疗的目标是帮助家庭成员脱去保护的外衣，暴露其自我合理化的理由，最终追究家庭功能失调和每个成员之间的关系，并在此基础上使家庭成员达到更高水平的亲密、分享和认同。弗拉莫认为，家庭治疗的目标在于帮助每一位家庭成员寻找来自原生家庭的可能被投射到当前家庭中的问题或事件，以使家庭成员之间重新建立联结。斯卡夫夫妇认为，客体关系家庭治疗师的根本目标是使家庭支持每一位成员对依恋、个体分化和成长的需要。

2. 治疗师的角色和功能

传统的精神分析学派强调治疗师在情感上保持中立，不偏不倚。传统的精神分析师将自己置于中立、远距离的、神秘的位置上，此外，很多精神分析治疗师认为与患者家属的接触也会污染治疗师，因此禁止治疗师与患者家庭、亲属接触。在心理动力家庭治疗实践中，治疗师秉承了传统精神分析学派治疗师的中立传统，一般不对家统成员的言行进行评价，也很少向家庭成员提问，很少积极主动地干预家庭成员的言行。在心理动力取向的家庭治疗师中，阿克曼有较为特别的立场，他认为家庭治疗师的工作更类似于催化剂，他常常将"自己生活中的快乐、玩笑、优雅的性格和有限的攻击"带给来访者家庭，对家庭实施积极的、挑战性的干预治疗。他会积极主动地参与到此时此刻的家庭当中，并成功地让对方意识到他的存在，在家庭能够更具建设性地处理问题时撤出家庭。

总之，心理动力取向的家庭治疗师旨在通过帮助家庭成员了解其自身的感

---

① 李彩娜，赵然. 家庭治疗［M］. 北京：中国轻工业出版社，2009：46.

受、想象和行为等，丰富关于家庭关系可替代模型的意识，最终使得家庭成员间达到更高水平的亲密、分享和认同。

（四）评价

心理动力学家庭治疗在整个家庭治疗领域中占有相当重要的地位。它在精神分析理论的基础上，得以进一步发展和完善，将关注点从来访者自身发展到来访者的整个家庭系统，从关注个体发展到关注整个家庭及成员内部或成员间的关系，从对个体的治疗发展到对整个家庭的治疗，实现了一种飞跃。

心理动力学家庭治疗有其自身的优势，主要体现在它将研究对象扩大到家庭成员间相互影响和个体心理过程两个方面。治疗师强调家庭成员公开表达感情，并对其所处环境和早期家庭经验给予关注以探索其内心感受；治疗过程中，治疗师不仅关注来访者此时此刻发生了什么，而且关注其早期依恋关系和对个体行为有决定作用的原生家庭，欲通过挖掘其意识和无意识，以及鼓励其自行暴露合理化的要求，以对家庭产生的问题进行反省；同时，心理动力学家庭治疗将精神分析的治疗方法迁移至家庭治疗中，充分利用移情、反移情等治疗技术，以促进家庭问题的解决，改善家庭功能，解决个人心理冲突。

当然，心理动力学家庭治疗也不可避免存在着一些不足，主要体现在：心理动力学家庭治疗过多地关注过去对现在的影响，而不客观地评价当前所发生的家庭现实；治疗过程中的中立立场，使治疗师没有主动参与到家庭治疗中，而只是对家庭问题与冲突解决起促进作用，这就可能导致家庭成员发现问题和反省问题用时过长，直接式治疗时间较长，可能会引起来访者的倦怠心理，影响治疗效果；同时，这种治疗方法没有相关的标准化评估工具对其效果进行评定。

二、认知—行为家庭治疗

认知—行为主义者认为，人们的心理和行为倾向是外部行为和控制行为的社会环境之间持续交互作用的结果，个体的自我调节和自我指导在其行为改变上起重要作用。该疗法所遵循的基本理念是：家庭关系中的紧张和冲突直接受到个体的认知、行为和情感因素三者之间交互作用的影响，因此，改变个人的意向、心理活动及思维模式是矫正其不良行为，维持和发展正确行为的关键因素。认知—行为家庭治疗在夫妻关系、父母行为训练以及性的联合治疗中效果显著。此外，认知—行为模型的偶联契约法、认知重建等技术被广泛运用于家庭治疗中。

（一）理论基础

认知—行为框架下的家庭治疗建立在行为主义和认知理论的基础上。认知—行为治疗经历了一个逐渐演变的过程，从行为治疗开始关注个体所处环境中家庭成员以及整个家庭对来访者可能带来的影响，到认知与行为治疗的结合，最后发展为认知—行为疗法，每一个阶段所依靠的理论也更加复杂，更加完善。

1. 行为主义治疗理论

行为治疗建立在经典条件反射、操作性条件反射和观察学习理论基础之上。

经典条件反射的代表人物华生（J. B. Watson）认为心理的本质是行为。他认为，习惯形成是条件反射作用的结果，其决定条件是外部刺激，然而外部条件是可以控制的，所以无论行为多么复杂，都可通过控制外部刺激形成。基于此，沃尔普（Wolpe，1985）提出了系统脱敏技术并应用于性的联合治疗中。

斯金纳（B. F. Skinner）是操作性条件反射的创始人，他认为如果一种反应之后伴随一种强化物，那么类似环境中发生这种反应的概率就会增加，而无需考虑引起这种反应的刺激。据此，利伯曼（Liberman，1970）和斯图尔特（Stuart，1969）提出了夫妻行为疗法用于家庭治疗，使夫妻可以互相了解对方对自己的期望。

总之，行为主义取向的家庭治疗者旨在通过强化作用增加家庭成员之间的积极行为，减少他们之间的消极行为。

2. 认知治疗理论

认知治疗建立在认知过程影响情绪和行为理论假设之上，即通过认知和行为技术改变来访者的不良认知。认知治疗强调对刺激和反应的感知、思维等内部过程。注重改变不良认知，认为不合理的、歪曲的、消极的信念和想法是引发自我挫败行为的根本原因，通过改变人的认知过程以及这一过程中产生的认知观念，以达到改变情绪和行为的目的。

婚姻治疗中有关亲密关系的认知观点最早是由埃利斯（A. Ellis）和贝克（A. T. Beck）提出。埃利斯提出理性情绪疗法（RET）即 ABC 理论，该理论认为令人困扰的结果（C）不是由事件（A）本身引起，而是由个体对该事件的不合理的信念（B）所引起。埃利斯认为，在家庭中实际的争吵不会造成家庭的问题，争吵后产生的各种不良认知才是导致家庭功能紊乱的核心因素。美国精神病学界著名教授贝克提出认知理论，他假设：通过经历各种不幸的个人和人际经历，来访者在生命早期习得了消极的图式。当一个新的但在他们自身看来同当初习得图式时相似的情境出现时，这些消极图式就会重新被激活，认知曲解也就随之发生，从而导致对现实的错误的认知①。

3. 认知—行为治疗理论

有别于行为疗法关注行为矫正，认知疗法只关注调整认知，认知—行为治疗师们将行为疗法与认知疗法结合起来。班杜拉（A. Bandura）是社会学习理论的创始人，其早期观点是行为主义，同时他也是一位认知取向的心理学家。他认

---

① 李彩娜，赵然. 家庭治疗 [M]. 北京：中国轻工业出版社，2009：67.

为，人类能够观察和评价其行为对于人的影响，并能相应地调整或矫正自身行为，他将个体、行为和环境看做是相互影响地连接在一起的一个系统。认知—行为疗法试图通过影响个人的、有意识的思维模式来矫正个人的想法和行为。

（二）主要观点

认知—行为疗法平衡了对认知和行为的单方强调，是一种更广泛的方法，更深入、全面地关注家庭交往模式。目前认知—行为理论正处于逐渐融合的过程中，在家庭治疗中仍存在两种倾向，即行为观点和认知—行为观点，前者认为改变行为是关键，后者认为仅仅改变行为不行，重要的是改变认知。

1. 行为观点

行为主义治疗者认为，家庭治疗中应专注于可观察的行为，控制外部强化，以增加或减少目标行为。行为治疗中，除大家所熟知的概念外，还包括以下概念：

（1）偶联契约法。利伯曼将操作性条件作用原理用于处理陷入困境的婚姻关系，提出了操作强化偶联的概念；斯图尔特提出了"操作性人际治疗"的观点，使用了"偶联契约"概念，在此基础上将操作学习原理和社会交流理论融合形成了一种描述个体行为相互交换强化的细则的书面计划，即偶联契约法。

（2）行为评估。行为评估是收集、测量和记录有关不适应行为的信息，了解该行为的发生条件或维持条件的过程，又称为行为功能分析或行为分析。法隆指出，对家庭功能的行为评估一般发生在两个水平上：一是对行为的分析，即在分析家庭功能时，对潜藏于问题领域中的行为进行确定；二是对功能的分析，试图理解与问题行为联结最紧密的前因后果。

2. 认知—行为观点

认知—行为治疗师认为严格的行为疗法不能充分说明关系中动态的相互作用，关系中的危机和冲突更多地受到认知、行为和情感因素的相互影响。因此，在家庭治疗中，解决家庭冲突的关键不在于改变行为，而在于改变个体对家庭的认知。认知—行为取向的家庭治疗有以下一些重要概念：

（1）认知重建。即治疗者帮助来访者探索功能失调的解释，矫正自动想法和假设，改变妨碍的图式。其基本原理是强调来访者通过自语的方式能够改变自己的行为，达到自愈。这一概念是所有认知—行为治疗中最重要的部分。

（2）图式。是认知结构的核心概念，指过去经验中有组织的知识构形，用以解释新经验。

（3）认知—行为评估。行为评估对家庭功能的评估表现在两个水平上：一是行为和家庭功能；二是夫妻评价其危机状况下的积极与消极行为的频率和互动模式。认知治疗师对来访者的评估主要集中在三个水平：一是最易达到的、人们对特定情境的自动想法；二是更深层次的潜在假设；三是核心的、基本的信念或图示。

(三) 治疗理念

1. 治疗目标

认知—行为疗法中治疗师关注家庭成员的认知、情感和行为以及家庭成员之间的相互作用，旨在增加家庭成员间的积极行为，减少消极行为。认知—行为取向的家庭治疗一般是通过改变某些家庭成员之间的相互交往达到干预家庭的目的。具体来说不同的治疗方式有着不同的治疗目标：家庭功能治疗的目标是通过帮助来访者认识外显行为在关系调节中的作用，改变行为最终达到为个体和家庭带来认知和行为上改变的目的；父母行为训练旨在训练父母，学习技能以处理范围更广的问题，最终使孩子和父母之间实现积极、合作的互动。具体来说，治疗师需要教会父母在什么时候、什么样的情形下运用什么样的技术；夫妻行为治疗以结构性的准确评价开始，目标是重建伴侣交流方式，帮助夫妻改变其行为规则，增加相互满意度以及双方积极行为；性的联合治疗目标为学会触摸和探索彼此的身体，帮助夫妻去除消极想法，知道夫妻如何放松并享受触摸和触摸的感觉，在夫妻关系上，发展夫妻情感上的相互忠于对方的关系，而非专注于矫正目前的性功能失调症状。

2. 治疗师的角色和功能

认知—行为框架下家庭治疗师与来访者一起解决问题，他们用系统的方式积极参与家庭互动，依靠直接的观察和思考，立足当下以保持公正，与心理动力模型治疗师相比他们更加积极、主动地干预家庭成员的言行，提出治疗建议，并积极主动操纵所治疗的家庭。认知—行为家庭治疗师在家庭治疗中担任着主导和控制的角色，具体表现为多种角色类型，有时像老师引导来访者的行为；有时像教练，训练来访者及其家庭的行为；有时像榜样。总之，在认知—行为家庭治疗中治疗师的角色不容忽视，他主导和控制着整个治疗过程。

(四) 评价

认知—行为框架下的家庭治疗目前尚处于不断发展的过程中，从行为治疗重视行为矫治，认知疗法注重信念的改变，再到认知—行为治疗注重情绪、认知、行为的交互作用。目前的认知—行为取向的家庭治疗倾向于用更加准确、严格的术语定义所面对的问题，对治疗效果的评估也更加严格和标准，这些变化对于家庭治疗的规范化有很大的意义。但其也存在着一定的局限性，认知—行为治疗更适合于治疗两人之间的关系，而不适用于治疗人数多、规模大的家庭；对于具体的行为以及具有高动机的个体很有效，但是不重视隐藏于问题中的坏行为和不良沟通方式；治疗旨在改变某些家庭成员之间的相互作用以达到干预家庭的目的，并非对整个家庭进行干预治疗。这些问题使得认知—行为疗法在家庭治疗领域的发展受到限制。目前，认知—行为治疗师们开始接纳建构主义的观点，通过训练等帮助来访者构建新的"故事"来解释其环境和处境，调整妨碍其进展的信念，这促使了认知—行为框架下的家庭治疗的进一步发展。

第二节 家庭治疗的代际与策略模型

一、家庭治疗的代际模型

代际模型产生于20世纪50年代后期，特别关注家族跨越几十年的关系模式，为当前的家庭生活问题提供了一个具有时间敏感性的历史视角。代际模型的倡导者是鲍恩（M. Bowen），因其在家庭治疗领域所作的杰出工作，代际模型又被称为鲍恩流派、代际传递理论或家庭系统理论，成为家庭治疗史上最具特色的一个理论。

（一）核心思想

代际模型的提出与发展得益于系统论思想和精神分析理论。系统论着眼于此时此地构建着的和交互作用的家庭单元，对鲍恩的影响贯穿于他对家庭的认识、治疗对象和治疗方法等各个方面。如，家庭不仅是个人的相加，而是一个关系网络；家庭治疗的对象并非孤立的个体而是"问题系统"，症状或问题表现者不过是系统问题的承载者；治疗的机制是经由言语和非言语而实现的社会性反馈。此外，精神分析强调个体自我的发展、代际问题及早期经历的重要意义，其代表人物弗洛伊德认识到家庭为神经性恐惧和焦虑的发展提供了早期的环境或背景，阿德勒对权力意志和孩子出生顺序的阐述，沙利文（H. S. Sullivan）的人际理论，以及霍尼（K. Horney）的社会文化环境论等在理论上对代际模型产生了重要影响。

代际模型对家庭治疗持代际观点，从来访者跨代家庭的视角看待症状，将治疗视野放在原生家庭中，关注跨代之间的互动模式，关注父母所在的原生家庭的相互交往方式对其子女未来家庭交往模式的影响。鲍恩等认为，假使人际联系的相似模式是各代家庭成员的功能特征的话，那么帮助家庭最有效的方法是至少采取三代人的视角。在治疗中，代际模型最关注两个分化，即个体从原生家庭的自我分化和个体自身的情感和理智的分化，并将帮助个体完成这两个分化作为家庭治疗的主要目标[1]。其最主要的基本假设有两个：一是家庭成员间过度的情感联系与家庭功能失调有着直接的联系，自我分化是家庭成员必要的成长目标；二是上一代没有解决的问题趋向于传给下一代，即多代传承。代际主义者相信，当前的家庭模式植根于原生家庭中没有解决的问题。这并不是说这些问题是由上几代引起的，而是说它们往往未被解决，因而存留于跨越几代的持续的交互作用模式之中。

---

[1] 戈登堡 I，戈登堡 H. 家庭治疗概论［M］. 李正云，译. 6版. 西安：陕西师范大学出版社，2005：135.

（二）基本概念

鲍恩把家庭概念化为一个情绪单元、一个连锁关系网络，认为只有将家庭置于多代或历史框架中分析时，才能达到最好的理解。他提出了八个环环相扣的概念来构建其理论。

1. 自我分化

自我分化（self-differentiation）是鲍恩理论的基石。他所说的分化有两种：一种是个体自我情感与理智的分化。即个体在面对生活情境时能够不受情绪、情感的支配，独立地分析与思考。一般来说，分化程度高低直接影响着个体的心理发展水平。情感与理智分化程度低的个体不能将理智从情感中分离出来，智力受情感影响，以致他们不能很好地进行客观理性的思考，表现出对他人及家庭的盲目依附；分化程度高的个体，能够平衡情感与理智的关系，也就是说，他们既能够产生强烈的情感和自发性的行为，同时也有很好的自制力和独立思考能力，能够客观地看待事物。另一种是个体的自我与他人的分化。这一分化使个体将自己与他人相区别，获得自我认同感。这种源自家庭起源的分化能够使人们对自己的思维、情感、知觉、行动承担起个人责任。

鲍恩认为自我分化的核心是个体与其父母关系的分化。健康的个体能够不断地与父母进行情绪上的分离。自我分化程度高的人能自主地和他人发展亲密关系，也能很好地坚持自己的立场和信念，不随波逐流；而分化程度低的人往往会形成和别人的情感融合，忽视自己真正的需求，不能形成真正健康的亲密关系。

2. 三角关系

三角关系（triangulation）是指家庭中如果两个人之间有冲突，产生了紧张状态，他们可能会"伸出双手"将第三个人拉进来缓解这种紧张和焦虑。三角关系不是普通的三个人之间的关系，而是一种病态关系，形成三角关系的根本原因是情绪系统产生的焦虑。例如在家庭中，我们会发现父母偶尔会在孩子面前抱怨配偶的不是，这些看似是小抱怨却表现出父亲（或母亲）想与某一孩子结成同盟。又如，当夫妻双方的矛盾把孩子卷入到三角关系中，孩子出现打架、逃学、越轨等异常行为，恰恰是无意中缓和父母冲突的表现。孩子把他们矛盾的焦点转移到自己身上，这样父母往往会站到统一战线上来共同解决孩子的问题。

三角关系能在一定程度上暂时缓解冲突或紧张，但是问题依然没有得到解决，它只是把冲突冻结在原点。这样长时期地回避问题会破坏家庭关系基础。

3. 核心家庭情感过程

鲍恩认为，原生家庭中缺乏自我分化会导致与父母的情感隔离或阻断，而在自己的婚姻中又得到融合。核心家庭融合程度越高，焦虑和潜在的不稳定性发生的可能性也就越大，这样双方交往最终会引起家庭问题的出现，鲍恩把问题分为四种类型：（1）父母之间情感疏远。（2）婚姻冲突：每个人都坚持认为自己是对的，指责对方的种种毛病。(3) 夫妻中有一方出现了身体或情感机能障碍。(4) 将问题投射到一个或更多的孩子身上，两人关系系统扩展为三人关系系统，父母将其焦虑的焦点转移到某个孩子身上，把孩子拉进来缓解他们之间的矛盾冲突。

核心家庭情感过程是一个多代概念。家庭系统理论相信，个体在婚姻选择和其他重要关系中倾向于重复他们在原生家庭学到的相关模式，并把相似的模式传递给他们的孩子[1]。

4. 情绪阻断

情绪阻断（emotional cutoff）是指当家庭系统面临外部压力或内部冲突时，孩子往往能感受到太多的家庭压力，就会试图在情绪上和家庭分离。情绪阻断是极端的情感疏远，这种阻断可以是现实的距离，也可以是心理距离，以避免与他人接触。阻断往往发生在焦虑水平和情绪依赖水平高的家庭里。孩子从小习得用情绪阻断来解决对父母依恋的问题，在他们组织新家庭后，也可能用类似情绪阻断的方式解决对配偶的强烈依恋问题。

5. 家庭投射过程

家庭投射过程（family projection process）指父母将不成熟与缺乏分化的状态传给其子女的过程。例如，当夫妻感情疏远时，妻子极易将自己的生活重心放到孩子身上，这种情感的投射不同于关怀，而是一种焦虑、挣扎性的关切，孩子情感上的发展也会受到这一焦虑性依恋关系的影响，发展成为一个自我分化度低的人。家庭投射过程的强度与父母不成熟的程度或未分化的程度以及家庭体验到的应激或焦虑水平有关。

6. 多代传递过程

多代传递过程（multigenerational transmission）是鲍恩理论中最独特、最吸引人的一个观点。鲍恩指出，分化程度在多代间传递，严重的功能失调是家庭情绪系统延续数代酝酿而成的。值得注意的是，鲍恩认为年长的兄姐对年幼弟妹也会有影响。

7. 出生的排行

鲍恩认为，孩子在家中的出生顺序和某些固定人格特征有关。例如，家庭中排行老大的比较有责任感，较为自信和有主张，对权力及权威的认同强于其他孩子。中间的孩子易被忽视，因而在成长中有强烈的被认同的需求。家中老小则是被关注被保护的对象，倾向认同被压迫的地位。鲍恩意识到夫妻间的交互作用模式可能与对方在其原生家庭中的位置有关，因为出生顺序常常预定了他或她在家庭情绪系统中的特定角色和功能。例如，两个老小结婚，可能会在

---

[1] 戈登堡 I，戈登堡 H. 家庭治疗概论 [M]. 李正云，译. 陕西师范大学出版社，2005：143.

责任上感到负担过重；相反，两个老大结婚，可能会因为彼此都习惯作决策而导致过度竞争。

8. 社会情感过程

鲍恩在关注家庭内部关系的同时，也注意到了外部社会环境对家庭的影响。社会中的情感历程，会如同一个大的背景情境，影响所有家庭成员。社会情感过程概念所形容的是日渐增长的社会焦虑，如人口增长、高犯罪率。此外，鲍恩还将性别、阶级与种族歧视视为不愉快的社会情感过程①。

（三）治疗理念

1. 治疗目标

代际模型的治疗目标在于降低家庭成员的焦虑，提高成员的自我分化水平和去三角化，从而提高个体的适应性，促使家庭系统的改变。代际模型认为，家庭系统的转换与改变发生在家庭内最为重要的三角关系上。治疗师需要创造出新的三角关系，让自身加入到来访者原有的两个家庭中，并与遗留的情感三角中的配偶保持持续的接触，配偶双方便可进入其解构三角关系与分化的过程。治疗性的三角关系可打破存在问题的三角关系，对家庭系统造成长久和深刻的改变。

2. 治疗师的角色

鲍恩认为，治疗的最基本的工具和技术是治疗师，治疗师人格的作用要远远大于技术。代际模型认为，治疗师要客观化和中立化，关心家庭但不参与家庭系统。在治疗过程中扮演教练的角色，将治疗视为一个积极探索的过程，治疗师的作用主要是帮助个体家庭成员在其核心家庭和原生家庭的背景下探讨自己扮演的角色，从父母和多代家庭模式中去三角化，指导其避免卷入家庭三角关系中，从而改变家庭成员在家庭中的情绪功能运作，最终帮助改变整个系统。

（四）简评

代际模型家庭治疗是对精神分析原理的拓展，并为在家庭治疗中研究人类的行为和问题提供了更为宽泛的视野。它既注重吸收其他学派的治疗方法，同时也有着自己独特的理论与技术。相对于其他家庭治疗学派，鲍恩的代际模型有着自己的特点，主要体现在以下两个方面：首先，治疗的视野从核心家庭扩展到关注多代家庭系统。按照鲍恩的观点，家庭的主要问题是纠结，治疗的主要目标是分化。由于家庭中的问题有着多代际传递的特点，因此代际模型治疗师在解决家庭的纠结、实现分化过程中，将治疗的关系点从核心家庭扩展到了多代家庭。其次，代际模型提出的自我分化、三角关系等基本概念，现已成为家庭治疗领域普遍运用的概念。此外，鲍恩的代际模型描述了我们与他人关系中管理情绪的力量。我们之所以不能很好地理解他人，其中最重要的原因是我们对他人情绪化反

---

① 王娜娜，汪新建. Bowen 家庭治疗模式评析［J］. 医学与哲学，2005，26（8）：62.

应的倾向。鲍恩追溯自我分化缺乏的起源，解释如何保持情感性和在家庭中培育人际关系，提出运用倾听而不是自我防卫来进行自我控制等，这些重要思想与概念对于丰富与拓展家庭治疗的理论作出了重要的贡献。

代际模型家庭治疗的不足主要有以下三个方面：首先，由于这一理论过于关注个人与其延伸家庭的关系，从而忽视了直接作用于核心家庭的工作力量。如在治疗中把同一家庭中的每个人聚在一起，鼓励他们面对面谈论他们的冲突，这些讨论可能会让成员感到厌烦。同时，鼓励治疗师每次只与一个家庭成员交谈，这限制了家庭成员的行动力量。其次，重理论轻技术。与其他家庭治疗方法相比，代际模型的治疗方法操作性不强，不太容易掌握。再次，模型的建立更多是通过临床观察而不是控制实验，难免受其个人情绪和经验的影响。鲍恩所治疗的家庭多为中产阶级家庭，具有一定的片面性①。

二、家庭治疗的策略模型

20世纪70年代中期到80年代中期，家庭治疗师贝特森（G. Bateson）、杰克逊、黑利等建立了家庭治疗的策略模型及相关的治疗流派。策略模型最早衍生于贝特森发展出的沟通理论，并在心理研究所的研究历程中发展出三个不同的模式：心理研究所的互动式家庭治疗模型，黑利和曼登尼斯的策略性家庭治疗，以及米兰系统模型。

（一）核心思想

策略模型家庭治疗师认为，问题本身是真实存在的，治疗师必须以问题解决为导向，关注个体行为的改变，才能消除家庭的不良症状。他们认为，家庭成员的交往模式与症状之间是一种循环的因果关系：不良的家庭交往模式可能导致了症状的出现；或是症状的出现造成了家庭交往模式的改变。因此，在治疗过程中，强调要从整体的视角出发关注整个家庭系统，而不是仅仅关注产生症状的个体。同时，策略模型强调不必探究症状产生的原因及其所导致的结果，只需关注症状及其含义。治疗师的任务就是从动态发展的视角去观察与症状有关的家庭互动，识别家庭症状背后的隐喻，并针对来访者的实际情况制定出明确的目标，设计出一整套介入或干预策略。策略模型核心思想的提出是建立在沟通理论以及系统论和控制论的基础上。

（二）基本观点

1. 心理研究所的互动式家庭治疗

（1）正、负反馈回路。策略治疗师采纳了正向反馈回路的概念并使其成为理

---

① 尼科尔斯，施瓦茨. 家庭治疗：理论与方法 [M]. 王曦影，胡赤怡，译. 上海：华东理工大学出版社，2005：175 – 176.

论的核心内容。MRI 团体把这个概念转变为简单有效的问题建构原则：家庭在生活过程中会遇到很多困难，但是困难是否变成"问题"取决于家庭成员如何回应困难。家庭总是采取错误的努力希望解决困难或者发现问题持续和加重的原因。这只能使问题升级，激发问题不断发生，造成恶性循环①。简言之，家庭系统对症状行为的反应放大了问题本身，称之为正反馈回路；反之，若家庭系统对症状行为的反应能够改善症状行为或者防止家庭成员的行为偏离正常，称之为负反馈回路。例如，约翰觉得刚出生的妹妹对他造成了威胁，变得爱发脾气。父亲认为约翰变得越来越不听话，应该惩罚他。但是父亲的粗暴只能使约翰越来越确信父母爱妹妹胜过自己，于是表现得更加无理。相应地，父亲采取更严厉的惩罚，约翰内心愤怒并疏远了父亲。这是个逐渐升级的正向反馈回路：家庭系统对家庭成员的偏差行为的反应常常抱着淡化偏差的美好愿望，却总是事与愿违，反而加深了偏差。

（2）初级改变、次级改变。MRI 治疗师，尤其是杰克逊，借用了控制论中的"家庭规则"这一概念。他们认为，在众多家庭里，无形的规则控制着所有的家庭行为。在上面的例子中，想要解决问题不仅仅是行为的改变（父亲的严格管教），而是控制行为的规则（父亲对约翰行为的解释）必须改变。若只是行为发生了改变，而没有改变系统内部的结构和规则，称为"初级改变"（first-order change）；如果控制行为的家庭系统的规则发生改变，称为"次级改变"（second-order change）。那么怎样改变规则呢？一个技巧就是重构（reframing），就是改变父亲对约翰行为的解释，他是害怕被抛弃，而不是无礼和挑衅。

2. 黑利和曼登尼斯的策略性家庭治疗

黑利的理论受到埃里克森、贝特森和米纽庆三位大师的影响，从他的理论能最早看出家庭治疗流派的整合趋向。黑利关注家庭层级与联盟及家庭结构问题，这使他像结构派人物，而他对悖论指令及成功处理阻抗但又不引起来访者注意的方法使人们认为他属于策略派②。

（1）对症状的看法。黑利从正面解释症状的意义，认为症状并非代表不受个人控制的行为，而是一种为了顺应当前情境而产生的策略。当所有其他策略都失败时，可用症状控制一段关系。因此症状被视做是具有适应性的，并且处于来访者的自愿控制之下。如一位妻子用焦虑症控制丈夫：她坚持丈夫每个晚上都留在家里，因为她独自一个人时会感到焦虑，她没认识到她的要求是控制丈夫行为的一种方式，而是把它解释为焦虑症状的一个功能。在这个例子中，通过扮演无助，妻子获得了相当大的对夫妻关系的控制。策略治疗师通过改变情境——帮助

---

① 尼科尔斯，施瓦茨. 家庭治疗：理论与方法 [M]. 王曦影，胡赤怡，译. 上海：华东理工大学出版社，2005：187.
② 戈登堡 I，戈登堡 H. 家庭治疗概论 [M]. 李正云，译. 6 版. 西安：陕西师范大学出版社，2005：189.

夫妇重新分配权力和责任——使得症状对于丈夫的控制不再显得有必要了。

（2）指令。曼登尼斯认为，指令在策略性家庭治疗中的地位就如同解释在精神分析中的地位。指令主要包括两类：一是直接指令，即治疗师直接向表现出症状的家庭成员发出命令，要求其做出某些具体的行为以消除症状。如，当父母交谈时，孩子不要打扰。二是间接指令，即治疗师以间接的方法改变症状表现者的行为，常常以悖论指令的形式出现。治疗师可以通过鼓励表现症状的成员继续保持原有的行为不变，从而激起他的反抗或者抵制治疗师的指令达到消除症状的目的。

（3）假装技术。曼登尼斯在阿根廷发展出了假装技术，主要是指治疗师通过改变背景，让来访者自愿控制行为，以假装的方式去解决原来的真实症状。例如，尿床的孩子"假装"尿床，父母"假装"帮忙。通过引导家庭接受这种"假装"，曼登尼斯成功地了解并确认是什么原因产生了实际症状，在许多例子中，如果家庭在"假装"，那么实际的症状不可能是真的并有放弃的意愿。

3. 米兰系统理论

意大利米兰小组（帕拉佐利、鲍斯考勒、赛钦、普瑞塔）于20世纪70年代创立了米兰模型，因为其中体现了很多系统的观点，所以也有治疗师称其为米兰系统理论。1980年，米兰小组中的四个人分成了两个组：帕拉佐利和普瑞塔（G. Prata）继续从事旨在阻断破坏性家庭游戏方面的研究，而鲍斯考勒（L. Boscolo）和赛钦（G. Cecchin）致力于训练模型的发展。循环提问的使用，成为鲍斯考勒和赛钦对最初米兰系统方法进行修正的基石[①]。

米兰模型的治疗技术随时间而变化，他们最初强调悖论的治疗方法，之后又引入假设、循环提问和治疗师的中立作为会谈的指导原则，帮助每个家庭成员了解其他人的观点，并阻断破坏性的家庭交往模式。米兰治疗的标志是正向关怀和仪式处方的使用。

（1）正向关怀。这是重新建构家庭的问题维持行为的一种形式。症状被看做是积极的或有益的，它们帮助维持系统平衡，促进家庭的凝聚和幸福。通过对原来被视做消极动机的事件重新赋予积极动机（你的小孩拒绝上学的理由是因为他想和孤独的母亲做伴），治疗师向家庭暗示这样的信息：以前被认为是消极的症状行为事实上可能是值得拥有的，是有意义的。症状儿童不被视为是坏的，"有病的"或"失控的"，而被认为是有其良好意愿的，并且是自愿这样做的。需要注意的是，不是症状行为（拒绝上学）而是行为背叛的意图（家庭凝聚力或和谐）被赋予积极意义。

（2）家庭仪式。家庭仪式如婚礼、生日聚会、洗礼、毕业、葬礼等，经常在家庭生活中起着重要的作用，这样的转变旨在标志和促进家庭的发展变化。从

---

① 戈登堡 I，戈登堡 H. 家庭治疗概论［M］. 李正云，译. 6版. 西安：陕西师范大学出版社，2005：213.

治疗的角度看，它们可以被用来干预已经建立的家庭模式，促进新的处事方法，这么做反过来可能会改变家庭的思想、信念和关系。仪式通常以悖论处方的形式，详细描述家庭要做什么行为、谁做、什么时候做。通常，仪式的实施要求完成挑战某些僵化而隐蔽的家庭规则的任务。

（三）治疗理念

1. 治疗目标

策略模型以问题解决为中心，重点关注个体症状行为的改变，并把行为的改变作为治疗的首要目标。只要行为改变了，家庭的不良交往模式也会发生改变。希望能阻止不良行为的重复发生，使人们的行为有更多的选择。策略性家庭治疗干预措施的目标在转变家庭组织，使当前的症状不再出现。黑利指出，不同治疗阶段有不同的治疗目标。建立关系阶段，目标在于为家庭成员创造一种轻松、合作的氛围；问题探求阶段，目标在于探讨家庭寻求帮助的原因；家庭交互作用阶段，目标在于通过观察家庭成员讨论症状时的互动情况，为后续的治疗干预提供线索；目标制定阶段，目标在于指明治疗方向，说明治疗持续的时间和疗效。

2. 治疗师的角色与功能

策略模型认为，促使家庭发生改变的是治疗师。治疗师必须随着家庭作出相应的改变而预测家庭随之可能出现的新问题，并采取有效的对策。

策略模型的家庭治疗师在治疗过程中扮演着积极的干预性角色，对家庭发布命令，引导家庭成员对行为"重贴标签"，所有操作均采取指导的方式，治疗师对每个家庭成员下达特定的指令，明确来访者在治疗中和治疗外要做些什么，同时根据症状制定明确的治疗目标和治疗策略，并要求家庭成员坚持执行，其最终目的在于改变来访者与家庭成员及治疗师之间的行为互动方式。

（四）评价

在家庭治疗发展史上，策略模型是一个备受争议的流派。策略模型在20世纪80年代早期达到了顶峰。因其将治疗焦点放在改变症状的方法上，主要特征是设计一系列有层次与次序的策略解决当前的症状，治疗历程较短。他们的理论比学院派和学术派的理论显得更简单、实用，因而深受人们的欢迎。

在20世纪80年代中期，人们开始批评策略治疗的操纵性成分。策略模型仅关注行为的改变而拒绝探讨行为症状的深层次原因，甚至认为了解家庭历程对治疗也是无关紧要的，加之过分强调治疗师用权威者的角色操纵家庭成员，忽略家庭成员的主动性，这就使得家庭作出的改变往往只是初级改变，策略模型被认为是"治标不治本"，遭到人们的批评与指责。

到20世纪90年代，策略的和沟通的方法逐渐被更合理的方法所替代。但是策略治疗对家庭治疗领域的影响是不应被忽略的，有很多策略是很有价值的，如，有一个清晰的治疗目标，预期家庭对干预进行反应的方式，理解和追踪互动的结果以及创造性的使用指导等①。发展至今,策略模型整合了诸多流派的思想,不再过分坚持治疗师的操控性,也不再过分依赖某种技术,在当今仍有较为广阔的存在与发展空间。

第三节 家庭治疗的结构与经验模型

一、家庭治疗的结构模型

家庭治疗的结构模型是由米纽庆及其同事于20世纪60年代末到70年代初建立起来的,最初是米纽庆为治疗贫困家庭的问题而发展的一种理论和一套特殊的干预技术,而后发展成为结构理论。家庭治疗的结构模型是在结构功能理论的背景下产生的,同时依据系统控制论、结构功能理论和依恋理论而建立起来的。结构模型以系统控制论为指导,从而确定以家庭结构的整体性、家庭层级组织、自我调整和控制为研究重点。通过理论的指导和治疗实践相结合,米纽庆发现家庭结构和动力的改善可以改变个人及整个家庭,从而使问题得到解决,家庭得到健康发展。关于家庭治疗的结构模型的理论基础、核心概念(家庭结构、家庭次系统、界限、结盟、权力、联盟、家庭功能失调等)、治疗理念、治疗程序与治疗技术等内容,将在结构式家庭疗法一章进行详细阐释,这里,我们简要介绍结构模型的核心思想,并对该模型作简要的评价。

(一) 核心思想

家庭治疗的结构模型认为,家庭当前存在的问题通常是因为家庭结构的缺陷和不恰当的等级关系造成的,所以应将治疗的重点放在纠正家庭的结构、组织、角色与关系上。结构模型有两个基本假设:1. 家庭是一个系统,整个系统由家庭成员组成。系统中的每个成员扮演着特定的角色,他们之间相互影响、相互依赖。2. 家庭结构是抽象的,影响和规范着家庭成员的行为,家庭内部应该存在一定的界限,清晰的界限有助于维持彼此间的分离,同时也增进对整个家庭系统的归属感。否则,家庭结构不合理,就可能会产生问题。

结构式家庭治疗师认为,家庭组织的功能失调是家庭成员症状的出现与维持的主要原因。因此,改变家庭成员症状的最有效的方式就是直接有针对性地改变家庭结构,协助整个家庭系统的发展,从而消除症状并鼓励个体的成长。治疗的目标就在于结构的改变,而问题的解决只是整体目标的副产品而已。

在传统的个人取向的治疗中,治疗师一般将个人问题视为治疗的重心,只了解与个人有关的资料,所以整个治疗的参与者只是来访者本人。然而结构式家庭治疗认为治疗过程需要整个家庭的参与,通过改变家庭的内在结构来解决问题。

---

① 尼科尔斯,施瓦茨. 家庭治疗:理论与方法 [M]. 王曦影,胡赤怡,译. 上海:华东理工大学出版社,2005:209.

在这一过程当中，治疗师扮演着一个指导性的领导角色，他们并不去解决实际问题，而是帮助调整家庭的功能，以便家庭成员能够自己解决问题。治疗师介入到患者的家庭当中，那么在治疗过程中，就要反复察觉自身的感觉、态度、与家庭的距离以及自己在更大的家庭治疗系统中所扮演的角色，再三通过家庭成员的反应检验自己所形成的假设和设计介入的治疗技术[①]。

(二) 评价

家庭治疗的结构理论主要贡献来源于米纽庆及其同事，最初在威尔特维克学校和费城儿童指导中心使用，都取得了良好的效果，主要的经验支持来自于一系列身心障碍儿童和成年药物依赖者，采用生理指标验证了其治疗的有效性。结构理论的广泛盛行也因为其简单、适用范围广并且易于操作，所包含的基本概念如家庭子系统、界限和结盟等既容易掌握，也便于应用。杨（Yang）和皮尔逊（Pearson）的文章指出：米纽庆的方法不是要改变家庭成员的价值体系，而是问题和成长取向的模式，以帮助提高家庭成员之间的沟通并塑造行为，因而结构式家庭治疗允许不同文化背景与价值的融入[②]。此外，结构理论并没有严格界定"健康"和"不健康"的家庭，而是强调家庭的结构是否良好；结构式家庭治疗不仅仅是一种治疗方法和技巧，而是将其提升到了解家庭和帮助家庭的哲理层面。

结构理论虽然有诸多的优点，但也有其不足之处。如把某一历史阶段的家庭形态作为最理想的家庭模式来推广，没有关注"此时此地"的治疗理念，忽略了历史因素在家庭变化过程中的作用，具有其局限性；有研究者认为，治疗师介入到家庭当中，会使其无法客观地反映家庭现实；后现代建构主义认为结构理论以病理和控制的观点来看待家庭，寻找"症状"背后原因的过程，实际上是将治疗师自己的框架或解决方法强加于家庭，所以建构主义质疑结构家庭治疗师过于结构性的诊断；女权主义对结构理论中刻板的性别角色和以性别定义的家庭功能、家庭功能的不良归因以及出现家庭问题时家庭成员循环往复作用的结构等问题提出了质疑[③]。结构理论在发展的同时吸收了后现代建构主义及女性主义等流派中的合理内核，并加以适当的调整，从而使理论更为完善、实用。

---

① 赵芳. 结构式家庭治疗的理论技术及其与中国文化的契合性研究 [D]. 南京：南京师范大学教育科学学院，2006：49 - 67.

② YANG L H, PEARSON V J. Understanding families in their own context: schizophrenia and structural family therapy in Beijing [J]. Journal of family therapy, 2002, 24 (3)：233 - 257.

③ 赵芳. 结构式家庭治疗的新进展 [J]. 上海：华东师范大学学报（教育科学版），2007, 25 (2)：53 - 68.

二、家庭治疗的经验模型

经验家庭治疗最早起源于20世纪60年代的存在—人本主义理论。家庭治疗的研究者将当时在个体治疗中非常流行的一些技术，如格式塔疗法、心理剧、罗杰斯来访者中心疗法等，应用于家庭治疗中。它们以提升体验、释放被压抑的冲动和情感、更好地了解自我、学会表达情绪和获得与伴侣的亲密感等为目标形成了家庭治疗的经验理论。经验模型以个体成长与家庭关系为取向，这与依恋理论对家庭关系和个人成长的强调是一致的，由格林伯格（L. Greenberg）和（S. Johnson）约翰逊所发展的聚焦情感的夫妻治疗，强调夫妻间的情感关系，这与依恋理论后来发展出的成人依恋观点更是存在密切的相互依存关系。

（一）核心思想

家庭治疗的经验模型认为家庭问题的产生原因是由于家庭成员之间的互动缺陷和沟通不良，因此，经验模型建立在家庭问题是一种情绪压制的因果假设之上。经验模型注重来访者当前的、此时此刻的情绪，注重情绪情感的自我表达，要求无条件积极接纳家庭成员此时此刻的感受，强调家庭成员的自我觉醒和自我成长。其基本假设是要释放伪装和内在动力，以促进个人成长和家庭凝聚力。

家庭治疗的经验模型主要理论有惠特克（C. Whitaker）的符号—经验家庭治疗、凯普勒（W. Kempler）的格式塔家庭治疗、萨提亚（V. Satir）的人性验证过程模型及格林伯格和约翰逊（Greenberg & Johnson）的夫妻情绪聚焦治疗等。

（二）主要观点及基本概念

1. 符号—经验家庭治疗

以个体成长与家庭关系为取向，认为症状的产生是由于家庭成员之间交流的不诚实，其治疗的目的是解除伪装，让家庭成员恢复本来面目，并创造彼此间的新关系。治疗师担当起一个起关键作用的角色，他帮助家庭成员抛弃僵化而重复的互动方式而代之以更自发、更灵活地接受和处理家庭成员冲动的方式。治疗过程一般涉及一个家庭的几代人。惠特克还强调自我实现依赖于家庭的凝聚力。基本概念如下：

（1）联合治疗。是指为了防止单个治疗师被卷入强大而纠缠不清的家庭系统中，由两个治疗师一起参与问题家庭的面谈，让一位治疗师担当观察者，而另一位治疗师与来访者进行更直接的接触。这是治疗师应对反移情的一种方法。

（2）主观焦点。每一位家庭成员都有权力成为自己，但家庭的需要可能会压制这种体会和自我表现。主观焦点是指强调治疗焦点放在每个成员的主观需求上，希望以此促进家庭成员的互动，使每个成员都能发展个人特质。

（3）无理论立场。讲求实用主义、无理论甚至反理论，理论会妨碍临床工作，让治疗师以客观的名义和来访者保持距离并且控制自己的焦虑。这是一种高度自觉形式的治疗，旨在强化家庭成员当下的经验。

2. 格式塔家庭治疗

与大多数格式塔治疗师一样，凯普勒引导个体超越他们习惯的自欺游戏、防御和假象。他以真实的自己面对来访者，向所有的家庭成员进行对质及挑战，并坚定不移地仅对此时此刻由治疗师和家庭成员共享的经验进行研究，促进其探索自我意识是怎样被阻滞的，并将他们不断增强的意识引入到更有意义、更完善的彼此关系中去。

3. 人性验证过程模型

代表人物萨提亚，其家庭治疗演示世界闻名。人性验证过程模型借鉴了早期的沟通研究成果，强调家庭成员之间良好沟通的重要性以及治疗师与家庭成员间的合作，认为症状起源于家庭成员自我成长的潜能受到阻碍，因此要通过释放家庭固有的潜能使家庭维持良好的系统性，最终促进家庭成员的健康成长。其核心概念有：自尊、家庭规则、应对姿态等。关于萨提亚模式的家庭疗法的基本理念与核心概念等内容我们将在第六章详细阐释。

4. 夫妻情绪聚焦治疗

夫妻情绪聚焦治疗是一种非常有效的治疗方法，始于20世纪80年代，其目标是帮助疏远或冲突的夫妻或亲子建立新的情感联结，进而共同解决婚姻或家庭中所面临的问题。该流派认为，情感的疏离与阻滞是婚姻与家庭问题产生的主要原因。因此，重建情感联结是解决问题的前提。一旦重新建立联系，双方将会有意愿进行沟通、了解和相互尊重，进而共同协调出解决问题的方法。治疗的重点在于帮助来访者探索其不时发生的内在体验和关系事件，尤其是那些阻碍了情感投入的僵化模式，而不是企图理解反复出现的适应不良模式或达到预定的行为改变。

（三）治疗理念

1. 治疗目标

经验模型的治疗目标在于解除伪装，恢复家庭成员的本来面目，并创造彼此间的新关系，从而促进个体的自我成长和家庭关系的改善。治疗的具体目标体现在三个方面。一是促进情感的层面、卸下虚伪的面具，发挥自发性、创造性、玩耍的能力以及"疯狂"的意愿（进入自己的前意识来理解家庭互动的能力），借此增进对内在潜能的察觉，开启成员互动的通道，使家庭成员自由地为自己创造新意义。二是觉察能力和体验的深度，促进家庭更真诚的亲密关系。三是改变家庭的是经验，不是教导。由于人类大部分经验都发生在前意识，所以体验最好以象征性的方式来探索。"象征性"意指对同一个经验历程寻找多重的意义。

2. 治疗师角色

家庭治疗经验模型重经验、反理论、轻技术，因此，在治疗中，强调治疗师的独特作用。具体体现在以下四点：

（1）治疗师角色需求：立即性，有意愿成为自己，有活力，一定程度的透明性，在治疗过程中重视自己的反应，愿意表现出个人的反应，并能觉察自己对家庭的反应。

（2）充满活力的治疗师与家庭之间的关系是成长和改变的催化剂。如，惠特克在治疗中喜欢将自己塑造成教练或祖父的角色。

（3）治疗师的角色在治疗的不同阶段会发生改变。在治疗的早期阶段，治疗师扮演专家/权威这样无所不能的角色，将家庭中存在的问题在治疗室中呈现出来，增加家庭的焦虑体验，让成员看到彼此的互动模式，促使家庭对不良的互动模式作出调整。到了适当时刻，治疗师会转换成一个拥有资源、可以随时支援的顾问角色。最后阶段，经验模型的治疗师则希望成员为自己的生活以及改变担负起责任。当家庭变得更独立，治疗者也会变得更具个人性，介入家庭系统的程度也随之减少。在治疗结束时，治疗师则会成为一个尊重家庭提议的人。

（4）治疗者要觉察自己的反应是否具有治疗性。该反应要能使家庭更开放、更真实，让家庭更具有自发性；并且把这些反应当做鉴定治疗师和家庭成员互动是否健康的指标，所以经验治疗工作本身，不但帮助了家庭，也帮助治疗者自我成长；由于个人特质重于技术的运用，因此治疗者必须先接受婚姻、家庭和个别咨询；在家庭治疗中，可以完成个体化的过程，也可增进对家庭的归属感。

（四）评价

家庭治疗的经验模型帮助家庭成员将隐藏、压抑的情绪带出来，以便探索驱使他们更深入的情感。经验模型反对采用问题解决的方法，通过鼓励个体的自我表达，帮助家庭成员深入到他们的交往模式当中，去探索影响他们的最深感受，从而加强家庭的力量。这种方法最大程度上帮助他们消除阻抗，使家庭的每个成员都表现得更直接、更自主。另外，经验模型在本质上是非理性和非历史的，经验家庭治疗师不重视理论，只关注此时此地的经验。因此对治疗师本人也提出了很高的要求：治疗师本人对家庭的影响会刺激家庭发生变化。经验家庭治疗师必须高度活跃，运用他们生动的人格来调动并感染家庭中的每个成员。并且治疗前他们没有既定的计划，要做什么只能视当时的情境而定。

家庭治疗的经验模型也遭到了一些质疑。受个别治疗的一些治疗技术的影响，经验模型聚焦于家庭成员交往模式的缺陷上，因此过于集中在个体和他们的情感体验上，在20世纪70年代这种方法最为流行。到了八九十年代，家庭治疗更多聚焦在组织、交往和叙事上时，经验模型就失去了人们的青睐。此外，该模型认为，经验治疗没有技术，只有人。家庭治疗应该是非理论的，要求治疗师必须具有极富感染力的人格。对治疗师个人的素质要求过高，这就使家庭治疗过程完全在治疗师的人格感染下进行，没有系统的可操作的理论指导，不易于操作。

家庭治疗的经验模型因其理论体系的开放性，在其发展过程中不断地学习其他家庭治疗流派的理论与方法，并以此丰富、完善自己的理论体系。经验模型正努力使其更好地顺应社会的发展与需要，在当今依然保持着强大的生命力。

【建议参考资料】

1. 尼科尔斯，施瓦茨. 家庭治疗基础［M］. 林丹华，译. 北京：中国轻工业出版社，2005.
2. 李彩娜，赵然. 家庭治疗［M］. 北京：中国轻工业出版社，2009.
3. 徐汉明，盛晓春. 家庭治疗——理论与实践［M］. 北京：人民卫生出版社，2010.
4. 米纽庆. 家庭与家庭治疗［M］. 谢晓健，译. 北京：商务印书馆，2009.
5. 汪新建. 西方家庭治疗理论的新进展研究［M］. 天津：南开大学出版社，2009.
6. 戈登堡 I，戈登堡 H. 家庭治疗概论［M］. 李正云，译. 6 版. 西安：陕西师范大学出版社，2005.

【问题与思考】

1. 心理动力学家庭治疗的主要观点有哪些？
2. 认知—行为家庭治疗的治疗理念是什么？
3. 鲍恩家庭治疗都有哪些基本概念？
4. 简要介绍策略模型的三个不同模式。
5. 家庭治疗结构模型的核心思想是什么？
6. 请你简要评析家庭治疗的代际模型、策略模型、结构模型与经验模型在核心思想、治疗理念方面的异同点。

第三章　家庭治疗的基本过程

【本章提要】

　　本章介绍了家庭治疗的基本流程，主要包括家庭治疗前的准备阶段、初次会谈、治疗的早期阶段、治疗的中期阶段和结束阶段。在家庭治疗前的准备阶段，治疗师要清楚最初的接触目的及要点，了解家庭对治疗的期望和焦虑，确定参与治疗的家庭成员，形成初步的治疗假设；初次会谈阶段，主要包括治疗师如何介入来访家庭，向来访家庭强调治疗的必要设置，确定家庭对治疗的期望目标，作出初始评估以及如何结束初次会谈；在治疗的早期阶段，治疗师要界定主要冲突，挑战无效的家庭互动，安排家庭作业等内容；在治疗的中期阶段，着重介绍了确定家庭的核心任务，治疗师可能遇到的问题，以及如何打破僵局的办法等内容；在治疗的结束阶段，要了解家庭治疗结束的类型、方式、要领以及家庭治疗结束的特殊问题等有关内容。

【学习重点】

1. 了解家庭治疗前需要准备的知识。
2. 掌握初次会谈的基本环节。
3. 熟悉家庭治疗的基本流程。

【重要术语】

　　初次会谈　　治疗计划　　治疗动机　　界定冲突　　无效互动　　打破僵局

第一节　家庭治疗前的准备

一、最初的接触目的及要点

　　最初的接触，即家庭治疗师与来访家庭正式见面之前的接触。这是治疗能否开始、能否成功的最为关键的一次接触。对家庭治疗师而言，最初接触的目的是全面了解家庭所表现出的问题并安排家庭前来接受治疗。即家庭治疗师首先倾听来访家庭成员对问题的描述，然后明确家庭中的所有成员以及其他可能参与治疗的成员，如家庭的推荐人或推荐机构。最后，安排第一次见面，并且要指定哪些人将要参加第一次见面。一般情况下，家庭中的每个成员最好第一次都要参加。

　　最初的接触成功与否，直接影响到治疗的后续进展。家庭治疗师在与家庭成员的最初接触中应把握以下七个要点。

1. 倾听并向来访者反馈你所听到的。仅仅是倾听并向来访者简要重复其所说的内容，治疗师就能够使未来的来访者感到自己有被听到。有效的倾听在5分钟内即可完成，并使来访者能感受到解决问题的希望。

2. 评估是否是危机情况。初始的电话可能会显示出下列需求：危机干预、紧急入院、转移家庭成员，或是需要其他机构如警察或儿童保护组织的介入。治疗师需要了解危机干预的诊所或机构的联系方式，以及在这些情况下会用到的社区或国家法律。

3. 考虑治疗范畴因素。判断是否拥有诊断并治疗来访者主诉问题的知识和经验。例如，生理医学的问题、自杀风险、严重药物或酒精滥用的问题，或是单纯的个体问题（如恐怖症），这些问题并不属于家庭治疗师的治疗范畴。此时，治疗师可以立即澄清自己的强项和治疗限制。

4. 尽快回复。尽可能快地回复电话，设置首次访谈，并完成评估。这些行为能够显示治疗师对来访者的关心，以及对满足其需求的信心。治疗师体现出自己是可以信赖的，这同时也能使来访者确认治疗师能够帮助他。

5. 考虑为何是这个家庭成员发起初次接触，同时牢记与家庭中的每个个体保持良好关系的重要性。治疗师通常会在这个问题上犯错。治疗师很容易被那些最具备"心理学头脑"或最强势的来访者吸引，从而忽视了既是问题所在又是解决方式所在的那些人。在首次访谈前，打电话来的家庭成员基本都是家庭的发言人。但是，治疗师可以在首次访谈前即与家庭的其他成员有所接触。进行额外的电话联系是为了确保使每个家庭成员都感到被欢迎，并且了解他们对于治疗师的感觉和想法。

6. 尽快有效地说明治疗的"商业化"部分，同时不要减少对来访者需求的倾听。对于收费标准和支付方式、如何预约以及如何保留和取消预约的基本解释是非常重要的。同时，交通问题对很多家庭来说也至关重要。他们是否知道诊所的方位？家庭成员工作和上学的时间如何？提前讨论这些问题能够帮助治疗师和家庭避免出现预约却无法出席的情况。知情同意和保密协议的问题可以在电话中进行处理，或者更常见的方式是在首次访谈前在治疗室里填写。无论信息是通过何种方式传达的，重要的是，确保来访者清楚了解对他们的要求以及他们可以对治疗有何期望。

7. 将初始接触限制在基本的、有关的信息和问题上。初始接触不是提供干预、建议和意见的时间。治疗师需要准备好引导谈话内容的方向。未来来访者可能会冗长地描述问题，详细追问治疗师的资质、方法和治疗理念，或者想要得到即时的诊断，或有其他关心的事项，而这些事项即便是正当的，也更适宜放在初次会面时详谈。治疗师要让来访者感到被理解，同时强调在初次会谈时会有机会更深入地探索问题。通常，来访者在得知已经约上了会面的时间和地点来进一步讨论所关心的问题后，其焦虑感会显著下降。

在最初接触过程中，治疗师的态度非常重要。若在最初的接触中，来访家庭成员认为治疗师没有专注地倾听、不理解或不能帮助他们，那么或许就没有后面的初次会谈了。反之，治疗师以理解和尊重的态度与家庭成员进行共情和自信的初次接触则已开始为成功的治疗奠定了坚实的基础。

二、了解家庭对治疗的期望和焦虑

与个体治疗相类似，家庭治疗的来访者在最初的接触中，因以前从未接触过治疗，对治疗了解不多，充满着未知，他们会出现各种矛盾的心理，包括对治疗、治疗师充满希望与期待，同时也会产生焦虑与恐惧。因此，开始治疗前，家庭治疗师要了解家庭对治疗的期望和焦虑。

大多数家庭之前没有过治疗经验，他们往往会有这样一些想法：所有可能的方法我都已经试过了，这个治疗师会相信我吗？我该怎么描述现在麻烦的困境？治疗师会真的关心我家的事吗？寻求帮助是不是意味着自己彻底失败了呢？家庭担心治疗师不理解自己、不关心自己、不能帮助自己，同时，多数家庭认为寻求治疗师的帮助就意味着家庭以前的努力至少是不成功的或者是不满意的，而否定自己是很痛苦的事情。

一般而言，来访的家庭在束手无策的时候才会最终决定寻求治疗。在真正开始家庭治疗前，家庭成员多数已经感到疲惫不堪、忍无可忍、厌烦和绝望。家庭中每个成员对于尝试治疗的态度、期待和动机可能都有着显著的不同。他们接受治疗的理由可能是公开的、显而易见的，也可能是隐蔽的、无法言明的，而且很少有家庭成员的理由会是一致的。直到初次会谈或者更后面的会谈，这些信息才会逐渐显示出来。治疗师如果无法意识到这些问题，那么他可能会不自觉地用一种无效的方式作出反应，而这种反应将使来访者感到不值得冒如此大的风险来参与治疗，或者与之相反，会导致治疗师接受那些更应寻求其他服务的来访家庭。因此，家庭治疗师从最初接触开始就应通过关注以下问题来了解来访家庭对治疗的动机、期望和焦虑：

"来访家庭对于治疗的预期是什么？"
"对于接受治疗，他们有哪些焦虑的问题？"
"是什么促使他们前来接受治疗的？"
"是谁或者什么机构介绍他们前来接受治疗的？"
"为什么现在家庭想来接受治疗？"

在家庭治疗中，对每个家庭成员前来治疗的原因和动机水平予以重视和评估，这是非常重要的。在个体治疗中，个体若自己没有意愿通常很少会来参与治疗。对于家庭而言，成员接受治疗的原因是多种多样的。例如，可能是家庭中一位强势的成员迫使其他成员参与治疗的，可能是某个机构或者某个人推荐家庭成员前来治疗的，也可能是"中立"的治疗师所创造的安全开放的氛围和每周一次的规律会面使家庭能够有机会坐在一起讨论个人和家庭的重要问题。因此，在评估家庭成员接受治疗的不同反应时，要着重考虑家庭是怎么被介绍来的。若是学校咨询师、医师或家庭朋友的推介，则可能会影响家庭首次预约治疗的方式。例如，学校的班主任或咨询师因学生在校出现的一些问题行为而建议家庭来治疗，家庭成员本身并不是很认可，但迫于压力而寻求治疗时，家庭成员则会存在潜在的阻抗或不情愿的心理，抱着观望的态度，在治疗过程中投入就较少。反之，如果家庭是由他们信任的专业人员推介来的，家庭则会积极主动地寻求帮助。此外，家庭先前的治疗经验使其对治疗有许多先入性的期望，这也会影响其当下对治疗的期待，家庭可能对治疗的期望很高或者一点期望都没有。因此，在治疗最开始的时候，家庭治疗师对这些很少被家庭表达出来的期望和焦虑就要有敏锐察觉，这是家庭治疗以何种方式展开及能否成功的一个重要基础。

三、确定参与治疗的家庭成员

在初次接触过程中，治疗师需要强调治疗通常是整个家庭的事情，这可以促使看似与问题不相关的家庭成员参与到治疗中。当来访者的问题明显涉及关系时（如父母和孩子之间纠缠或疏离），那么问题所涉及的所有成员都应来参与治疗。一般而言，治疗师可以运用以下问题来尽快确定来访家庭参与治疗的成员。

1. 询问家庭中谁愿意参与治疗以及原因。
2. 清楚家庭中谁受到这个问题的影响，并询问这些成员是否愿意参与治疗。
3. 考虑代沟问题。让不同年龄层的成员都参与治疗是否合适？
4. 即使问题主要是家庭某个成员的问题，也有必要询问其他成员的参与是否会对治疗有促进作用，或个体是否能从其他成员处获得支持？
5. 其他成员是否可能对治疗造成阻碍或对治疗有所破坏？
6. 家庭拥有怎样的动机和能力使其以家庭治疗的形式参与治疗？

根据问题的具体情况，每次参与治疗的成员会发生改变。治疗师应对这一点保持开放的态度，但是要试着与所有成员均建立良好的关系。

四、形成初步的假设

在最初接触后，治疗师的一个重要任务是根据自己在与家庭接触过程中收集到的基本信息形成治疗假设。根据这些假设，治疗师可设计出一系列问题以便在初次会谈中继续收集相关的信息，进一步获得支持或证伪其假设的信息。

一般说来，治疗假设往往是基于先前处理类似案例的经验、有关个体或家庭的知识以及临床预感和直觉进行猜测和推测而提出的。它应与正在发生的事和已经发生过的事相关联。此阶段,治疗师是要发现问题,并不应假定自己知道一切,而是在形成某些感觉后进一步提问。下面的例子展示了在最初接触中形成某些假设的作用。

一个来自农村的11岁女孩,突然不想上学,而且开始变得退缩、抑郁。当问她为什么不想去学校时,她只是哭泣,也不回答。为了形成治疗假设,治疗师需要首先记录和总结关键性问题。主诉问题是孩子拒绝上学。问及该问题时她的反应是哭和退缩。主诉中的关键词语是"突然"。女孩态度和行为上的变化是突然发生的,这一信息在形成假设时非常重要。由此我们可以推测,一定发生了什么不愉快甚至创伤性的事件。而她在对问题作出反应时表现出困难,这个行为也支持了这一猜测,即发生了某些恐怖的事情,而她则在试图回避这一问题。这为治疗师提供了可以进一步探讨的假设。此外,治疗师也可提出一些其他的假设:

1. 她在学校里被某些人侮辱或恐吓。
2. 家中发生了突然的改变,使她希望留在家中。
3. 她出现社交恐惧症或学校恐惧症。
4. 她抑郁了,而不想上学只是其抑郁的症状表现。
5. 她可能因月经初潮而感到恐慌、羞耻,但却不愿意讲出来。

这些假设虽然没有包含全部的可能性,但能够帮助治疗师缩小关注的范围,为接下来的会谈指明方向。假设一旦形成,治疗师就应开始思考还有哪些信息可能是有用的。类似地,督导和同事可以就探索的方向和问题提出建议。此外,治疗师在形成初步假设的同时也可以评估来访者是否需要做身体检查、心理测验、发展性评估,或者是否需要转介到其他地方或者借助其他资源的帮助。

第二节 家庭治疗的初次会谈

初次会谈是治疗过程的关键时刻,这一阶段的主要目的是与家庭建立联结,并且能够预设是什么使得家庭当前的问题一直维持下去,以启发家庭主动地去思考。对于这一阶段的工作,我们将从介入来访家庭、强调治疗的必要设置、确定家庭对治疗的期望目标、评估与诱发治疗动机、制定治疗目标、结束首次会谈这样几个阶段进行介绍。

一、介入来访家庭

建立良好的治疗关系,成功地介入家庭是初次会谈的关键和首要任务。介入(joining)是指来访家庭成员与家庭治疗师融为一体,感到被治疗师理解、尊重和关心。介入在家庭治疗中是非常重要的,它是未来工作的基础。如果治疗师不能成功地介入来访家庭,与家庭成员建立安全而牢固的治疗关系,那么治疗师的所有努力包括评估和治疗都会受阻,家庭将不愿与治疗师分享较为敏感的信息,对治疗师的建议也会有强烈的拒绝和抵制,甚至会导致治疗中断或提前结束。

介入贯穿初次会谈的整个过程,开始于治疗之初,即家庭进入治疗室的那一刻。首先,家庭治疗师作一个必要的简短的自我介绍。包括治疗师的姓名、专业背景、从业情况等,使家庭能够了解治疗师。接着,治疗师与来访家庭进行一些简单的社交谈话。例如,可以请家庭成员作自我介绍,也可以问他们从事什么工作,或是他们喜欢哪些娱乐活动,了解家庭成员的兴趣和成就。这既向家庭传达了治疗师对家庭成员的关心,同时也达到了开始正式讨论问题前的破冰目的,让来访家庭感到舒适自在。此外,治疗师通过简单的交流找到共同点,即与来访家庭共通的话题,这可为治疗师介入家庭创造良好的机会。若没有共同点,治疗师则需要创造让来访家庭成员有话说的亲和、开放的治疗气氛,这对于初次会谈治疗关系的建立很重要。

二、强调治疗的必要设置

在简单交流之后,治疗师要向家庭强调治疗的一些基本设置,包括治疗协议、保密原则及费用一类的事情。一般把这些事情称为"管理性"事务,这与治疗的很多内容都有关系。如在处理管理性事务时,就可以发现评估甚至干预的重要机会。一位坚持不允许录音、录像的来访者可能会在后续的评估中表现出对人强烈的不信任,这也是治疗的关键环节。因此,在初次会谈中进行设置介绍对治疗非常重要。具体来说,主要包括以下四点。

(一)签订治疗协议

这是个别心理治疗设置中的一项常规工作,家庭治疗也不例外。治疗协议是来访者与心理治疗机构达成的关于来访者与治疗师如何开展治疗的相关约定。主要包括,什么是心理治疗、家庭治疗;治疗师的专业资格、专业背景、治疗模式方面的一些声明;来访者的权利,如有权在任何时间结束治疗,感到治疗不满意可以向相关机构申诉,转介的权利等;一些治疗约定,如保密原则、付费方式、是否同意接受治疗、是否同意录音录像、每次治疗时间等;治疗过程中双方的职责,如相互尊重、真诚交流、完成作业等;家庭和治疗师的签名、日期,有时也包括机构负责人的签名。

(二)信息的保密性

保密原则是家庭治疗师必须向来访家庭说明的治疗事项。家庭治疗师不仅需要解释治疗保密的含义,还要说明在何种情况下保密性将会被突破,比如会对自己或他人造成伤害、威胁时,以及涉及儿童虐待、老人或依赖者虐待时。在遇到某些特殊案例时,治疗师可能会向其他个人或机构咨询相关的事务,如先前治疗师、精神科医生或生理医生、学校职员或老师、律师等。在这些情况下,需要让来访者授权，签署授权书，治疗中的所有参与者都应签字。若是有他人就来访家庭相关的事务与治疗师联系，治疗师甚至不能承认家庭成员正在接受治疗，除非他们已获取恰当的信息交流权。

（三）付费

付费是家庭治疗中的一个很重要的设置，从某种程度上来说，付费是来访者治疗动机的一种体现，更关系到治疗的进程和效果。目前，我们国家从事心理咨询与治疗的专业人员主要是在高校或医院，他们执行的收费标准是当地卫生管理部门制定的收费标准。在学校里开展的心理咨询一般是免费的，从治疗效果来说，这一设置是否合理值得商榷。一般，除了明确是否付费、付多少，治疗师还要与来访家庭商量支付时间、支付方式以及未按约定前来接受治疗的费用问题。

（四）录像和观察

为了方便对治疗过程进行督导，家庭治疗师通常都会要求录制治疗会谈的整个或部分过程。治疗师要向来访者解释为什么录像以及阐明与录像相关的保密原则。录像能够获得治疗中所发生之事的第一手资料，这对治疗师和来访家庭都有利。就治疗师而言，这利于其对以往会谈中的内容进行回顾，可能会获得新的想法，并定期向其他治疗师咨询，接受督导；对于家庭而言，利于夫妻或者家庭看到他们在治疗中的互动过程。一般来说，治疗师应告知来访者谁会看到录像，并强调录像信息也是保密的。并且需指出在完成治疗后将会如何处理录像，向来访者保证录像带不会永久保存。治疗师应请来访者签署同意录像的知情同意书。知情同意书中应概述录像的目的、可观看录像的人员以及治疗完成后如何处理录像。此外，如果治疗包含现场督导，或是使用观察小组，需与来访者讨论。当来访者被告知为何督导或观察小组会有利于治疗师和来访者双方时，多数来访者会同意这些安排。

此外，家庭治疗师还要向家庭说明其他一些管理性事务，如与来访家庭讨论职业资格认证，要求家庭签署知情同意书。同意书会呈现对于治疗的简要介绍，包括潜在的风险，如需要对痛苦的事件进行回忆。同时，也包括本部分讨论的许多因素，如保密性、费用和录像等内容。

三、确定家庭对治疗的期望目标

在初次会谈中，治疗师应明确来访者对治疗的目标和对治疗方式的预期，以确保来访家庭的需求与治疗师所能提供的帮助相统一。

家庭对治疗的期望主要包括两个方面：一是对治疗的目标，期望治疗达到什么效果；二是治疗目标之外的期待，如治疗的方式、治疗会持续多久以及哪些人会参与其中，治疗结束后治疗效果能否巩固、如何巩固等。

开门见山的提问有助于治疗师了解家庭的期望。简单有效的提问方式如，

"我应该如何帮助你?""你们找我的原因是什么?""你们想要我为你们做点什么?""你们来这里希望得到怎样的帮助?"通常,来访家庭可能需要同时解决多个问题,这时,治疗师应了解家庭对这些问题相对重要性的看法,从而确定治疗目标。例如,治疗师可以对家庭成员说:"由于治疗过程中每次我们不能同时解决好几个问题,只能讨论或优先解决一个问题,给你们两分钟时间,可以商量一下,在你们所提出的问题中,哪个最为重要,哪个最不重要?"来访家庭可能对治疗目标没有明确概念,或无法明确指出问题所在,这时治疗师需要与来访家庭协商用几次会谈来探索和明确其问题及对治疗的期望目标。来访家庭对治疗可能会有不切实际的期望或目标,这时治疗师应先认可来访者的目标,再修订并重新确定家庭的治疗目标,以使其更切实际、更易实现。家庭成员对治疗的期望目标可能是不一致的,这时治疗师需要创造性地重新确定目标,使他们的目标能够一致或者能够结合起来。例如,家长的期望目标是看到他们处于青春期的孩子表现得更成熟、更负责,而孩子却期望有更多的自由空间。家长与孩子的共同愿望是他们希望孩子或自己能够顺利成为一个成人,并且在享受一个成人的权利的同时需要承担相应的责任。这时,治疗师可以就这一共同愿望与家长和孩子进行讨论,从而将家庭目标统一结合起来,即治疗师与该家庭工作的重点就可以聚焦在帮助孩子获得更多的自由和权利的同时发展其承担更多责任的能力。

许多来访家庭前来治疗时,除了对治疗目标的期望之外,还会怀有其他期望。例如,有的家庭对治疗师如何开展家庭治疗本身怀有期待;有的家庭不希望其他家庭成员参与治疗;有的希望治疗时间越短越好,有的则希望时间越长越好。在家庭治疗中,治疗师常常会遇到第一种情况,有过治疗经历的来访家庭会预期治疗师以类似的方式进行治疗。如果以前的治疗师每次治疗结束时都布置家庭作业,那么来访家庭就会预期当前的治疗师也会如此。以往的治疗经历会影响来访家庭对于当前治疗的预期,可能是正性的,也可能是负性的。因此,不管来访家庭之前的治疗是何时发生的,在初次会谈中治疗师都需要对以往的治疗经历进行探索。

在家庭治疗中,治疗师在清楚了家庭的治疗目标和期待后,要确定自己是否适合以及能否胜任为该家庭作治疗,即家庭治疗涉及的问题是不是在自己的职业范围内,自身是否具备有效处理家庭问题所需的技巧、训练或者经验。当治疗师感到自己并不适合或不能胜任为来访家庭做治疗时,需要及时为家庭安排转介。

四、评估与诱发治疗动机

家庭来访的动机是多元的,有自愿接受治疗的,也有被学校或相关机构建议或要求接受治疗的,还有被家庭成员强迫接受治疗的。因此,评估和诱发家庭的治疗动机是治疗获得成功的关键因素。

治疗师确定治疗目标的阶段是评估治疗动机的最佳时机。根据来访者对"是什么使你们前来接受治疗的"这一问题的回答，治疗师可以区分出来访者有没有治疗动机。一般来说，有动机的来访者通常会描述他们认为很重要的问题及当前的困扰或强调他们想要获得成长的领域。如果来访者回答有人要求或认为他需要治疗才来的，那么可以预期他们的动机很可能是存在问题的。尽管如此，这些来访者中有些人在体验到治疗对他们的成长及生活带来的益处之后，其治疗动机会逐渐增强。

一般来说，家庭中第一个提议寻求治疗或是来预约的人治疗动机最强。在初次会谈中治疗师可以问来访者：是什么使他选择现在这个时候前来咨询，而非更晚或更早？该问题的答案能够为治疗师提供有关来访者治疗动机的线索，以及重要的评估信息，如促使治疗的突发性事件或家庭变故等。如果来访者不期望从治疗中获益，并且认为治疗没有什么帮助，或者对当前的状况非常绝望，治疗师需要引发他们的希望从而诱发他们接受治疗的动机。这时，关注问题之外的事情可能会有助于慢慢地引发来访者对治疗的期望。例如，无助感和缺乏动机有可能是抑郁的征兆，若治疗师对来访者的抑郁进行干预治疗，那么来访者的治疗动机会增强，对治疗表现得更有热情，精力更加旺盛。如果来访者否认存在任何问题，或者认为问题并不是很严重时，那么来访者的治疗动机一般会很低。这时治疗师需要谨慎地评估问题是否存在。若确实存在问题，则需要进一步探讨来访者为何拒绝承认问题的存在。治疗师在探究原因之后要帮助来访者认识问题，并且让其清楚不重视这个问题可能对其生活带来消极的影响。

此外，来访者的治疗动机还与其他多种因素有关。如来访者对治疗可能有心理障碍，很难信任他人，或者可能因为一些现实的障碍，如交通困难或日程安排冲突等。因此，治疗师对各种可能因素进行评估有助于其选择相应的干预手段与措施以提高来访者的动机水平。

五、制定治疗目标

在确定来访家庭的治疗期望目标以及评估诱发来访者寻求治疗动机的基础上，家庭治疗师需要与来访者共同讨论，制定接下来的治疗目标。一般来说，与个别治疗一样，家庭治疗师在制定目标时需要坚持五个原则：一是治疗目标的现实可行性；二是治疗目标的明确具体性；三是治疗目标应是心理学的目标；四是治疗目标应遵循轻重缓急的原则；五是对治疗目标进行即时评价。根据上述原则，治疗师在制定目标后，没有必要也不可能在初次会谈中解决所有问题。如果治疗师对有些信息尚不清楚，或者需要更多时间来更好地了解家庭中的相关成员，可以直接告知来访家庭。在家庭治疗中，治疗师如果清楚自己需要什么以及如何去做，则会减缓家庭的焦虑，并给予家庭前进的感觉与下一步的努力方向。

六、结束首次会谈

关于初次会谈如何结束,没有统一的规定。一般来说,治疗师可以通过简要地回到闲聊,再次握手,感谢家庭的来访或者送家庭成员出去等方式来结束会谈。这有助于家庭轻松地从治疗室转换、回归到现实生活中。

以上这些步骤是家庭治疗师在首次会谈时需要做的事情。治疗师可通过"初次会谈核查表"来检查本阶段的会谈是否有效,包括以下事项。

1. 在与每个家庭成员接触的过程中,治疗师应该清楚了解家庭成员对问题的看法以及参加治疗的感受。
2. 通过控制会谈的结构和节奏,治疗师必须在会谈过程中逐步建立起自己的领导地位。
3. 通过自身的工作热情与职业素养与来访家庭建立工作联盟。
4. 积极表扬家庭成员的积极行为与表现出的力量。
5. 保持对每个成员的关注并尊重家庭的做事方式。
6. 聚焦特殊问题并尝试各种解决办法。
7. 推测出哪些行为对当前问题是没有帮助的,并要不断探求这些行为一直存在的原因。
8. 不能忽视可能卷入的家庭成员、朋友或那些没到场但可能有帮助的人。
9. 与家庭协商治疗契约,明确家庭的治疗目标,详细讲解治疗师的结构化设计。
10. 询问家庭是否还存在任何疑问。

第三节 家庭治疗进程

家庭治疗的进行在实际操作过程中会有很多变化,但是从开始到结束,家庭治疗都是要遵循一个大致的程序而进行的。一般来说,主要包括三个阶段:早期阶段、中期阶段和结束阶段。

一、早期阶段

在早期阶段,家庭治疗师的工作重点是如何将其在初次会谈中提出的假设细化为是什么促使家庭的问题一直存在,如何着手解决家庭问题,如何发现家庭需要改变的内容,并促使改变发生。家庭治疗师无论遵循何种家庭治疗模式,运用何种治疗策略和技巧,在早期阶段都会始终坚持积极介入家庭,与家庭建立良好的治疗关系,并且与家庭共同寻找问题的所在,进而寻求家庭改变的方向。促使改变发生是本阶段治疗的关键之处。一般来说,家庭治疗早期阶段主要包括以下治疗内容。

(一)界定主要冲突

高效的家庭治疗应高度关注家庭冲突的内容。在早期阶段,治疗师的首要任务是在治疗室将家庭冲突呈现出来。一般来说，主动预约、自愿接受治疗的家庭在与家庭治疗师建立基本的治疗关系后，通常会主动倾诉家庭中存在的问题或冲突。如，一个因孩子存在强迫症状前来治疗的家庭，在治疗师询问家庭成员当前最想解决的问题是什么，或者是希望治疗师在哪方面提供帮助与支持之后，孩子及其家庭就会开始描述孩子的症状，如每天上床睡觉时必须将鞋摆放整齐，鞋尖朝外，重复检查二三十遍才能入睡，非常痛苦等。而对于由其他机构（如学校、法庭等）转介来的来访家庭，治疗师则需关注家庭与转介他们来的相关机构的关系，在与家庭成员建立基本治疗关系、基本信任关系的基础上，家庭成员才有可能将家庭问题或冲突告诉治疗师。为了有效地界定家庭当前的主要冲突，治疗师需要慎重思考，家庭需作出怎样的改变才能解决与转介机构的冲突，才不会让家庭成员有麻烦。

（二）挑战无效的家庭互动

在早期阶段，家庭治疗的主要策略由建立联盟变为挑战性的行动和尝试。当家庭中被认为有问题的成员出现时，治疗师可以通过提问来直接挑战线性因果关系，如询问家庭成员，他们是怎样参与其中的？在家庭成员问题形成或处理中扮演什么角色？他们是如何反应的？例如：来访者说："我们家有问题的是明明，他就知道玩，一点儿也不听话。"挑战性较强的治疗师可以问："当明明不听话时，你是怎么处理的？"挑战性较小的治疗师可能会问："明明不听话的主要表现是什么？""你是何时关注到明明这个问题的？""明明不听话对你会有什么影响？"

治疗师的挑战可以是尖锐的，也可以是温和的，这主要取决于家庭治疗师对家庭的评估以及治疗师偏好的治疗风格。挑战的目的是将问题转移到家庭互动中来，而不是去责备家庭成员。挑战无效家庭互动的最佳方式就是指出阻碍家庭互动的模式。一个有效的公式就是："你的 X 行为越多，他的 Y 行为越多。相应地，你的 Y 行为越多，她的 X 行为越多。"如将 X、Y 替换为喋喋不休与放手不管，治疗师可以这样向家庭提出挑战，"你越是喋喋不休，他就越是放手不管。相应地，你越是放手不管，她的喋喋不休行为越多。"

值得注意的是，治疗师在挑战家庭的无效互动时，需要做的是将家庭互动中的无效行为呈现给家庭，而不是告诉家庭成员如何做。这样做可以避免家庭的关注点从自身的问题转移到治疗师的个人建议上。例如，治疗师："当你没有将孩子看做一个有独立思想、独特个性的个体时，孩子就会感到很自卑、不被尊重，你无法理解孩子此时此刻的情绪与感受，孩子就会感到伤心、无助。"来访者："那我应该怎么面对，应该怎么做？"治疗师："我不清楚，你们才是解决问题的专家，你可以问问家庭中的其他成员。"同时，治疗师要注意倾听家庭成员的感受和观点，这是促进家庭改变的关键。当家庭成员自身的观点没有得到倾听或没有被理解时，他们是不会考虑他人想法的。家庭成员在自我保护和对抗的情况下，是无法长时间互相倾听的。

(三) 安排家庭作业

治疗师给家庭成员布置家庭作业，可以用来检验治疗的适应性（观察家庭成员是否积极执行改变措施）。同时，也可让家庭成员清楚自己在问题中的角色（告诉家庭成员只需要关注，无须努力改变），建议培养新的互动关系的方法。典型的家庭作业包括：对于将过多精力放在孩子身上，总是把孩子放在第一位的妈妈，建议她更多地为自己着想，并更多地考虑与孩子爸爸的沟通；让爱争执的父子轮流讲自己的想法与感受，另一方只可以倾听不允许说话，在听的时候要关注对方的言行并在对方讲完后给予适当的反馈；建议过度依赖的家庭成员要练习独处，并学会自己做一些事情。

治疗师在布置家庭作业时应慎重处理以下两种情况：一是避免布置容易引起家庭冲突的作业，如青春期的中学生与父母协商家庭规则；二是避免布置有讨论难度的家庭作业，困难的讨论最好是在治疗室中治疗师在场的时候进行，这样治疗师可以担任仲裁者的角色。

> **专栏：**
> **早期阶段核查表**
> 1. 识别主要冲突，并将冲突带到治疗室中。
> 2. 发展假设，并将其细化为公式，用以说明家庭成员做了什么造成问题的持续和不能解决。公式应该考虑过程、结构、家庭规则、三角化和界限。
> 3. 持续关注主要问题和维持问题存在的人际交往环境。
> 4. 布置家庭作业，使家庭成员明确问题以及维持问题存在的根本结构和动力。
> 5. 挑战家庭成员，让其意识到自己在这个困扰家庭的问题中所扮演的角色。
> 6. 推动改变，无论是在治疗会谈中还是在两次会谈间。
> 7. 验证公式的适用性、可靠性和干预的有效性。

二、中期阶段

治疗的中期阶段一般包括5—10次的会谈，治疗师需要帮助家庭成员具体练习行为与关系的改变，在继续增强家庭成员对家庭问题的认识，以及治疗努力方向的基础上，治疗师应将治疗的重点放在家庭成员心理与行为的改变上，让家庭成员在相互反应过程中，练习新的行为与适应模式，建立合适的处理方式。

（一）核心任务

1. 治疗的焦点是帮助家庭成员自我表达直到相互理解。治疗师需要运用各种具体方法，鼓励家庭成员超越批评和指责，直接谈论自身的所思所想及他们的期望，并能认识到他们自己在无效交往模式中的责任，从而协助来访家庭改善个人及彼此之间的关系。治疗师应鼓励家庭成员增加互动，学会如何自我表达，如何相互理解，从而使家庭成员相信并依靠自己的力量。在这一过程中非常重要的是治疗师不应扮演太积极的角色，治疗师越积极，家庭成员就会越被动。试想若由治疗师来筛选所有的交谈，那么家庭成员就不能学会怎样自己去处理彼此之间的关系，并且只要在治疗关系中，他们就可以持续应付下去。因此，治疗师为了鼓励家庭成员之间更多的互动，需要退后一步并观察家庭互动的过程。当家庭成员谈话陷入僵局、困境的时候，治疗师不要过分干涉或批评，而应该指出问题或鼓励家庭成员继续交流。当家庭成员因过于关注家庭的冲突而表现出烦躁和抵抗时，治疗师可以通过家庭与治疗师之间的讨论以及家庭成员的内部讨论，来调节家庭的焦虑。

2. 治疗师要时时处理家庭治疗过程中所产生的阻力。一旦发现冲突、焦虑升级，对话变成了对抗性和破坏性的时候，治疗师要及时打断他们的交流。此外，在此阶段，家庭成员面对改变总是有一种矛盾的心态，让家庭成员放弃那些长期以来被认为是"生活"的东西时也难免会产生阻抗。因此，治疗师要时时处理家庭对行为关系改变、建立新的行为模式所产生的阻力，适当地调整家庭系统的平衡变化与发展，以避免跷跷板现象，家庭成员犹如站在跷跷板上，一边上来，另一边却下去了，即家庭中的一些成员向好的方向发展时，而另一些成员却向更坏的方向发展。

（二）家庭治疗师可能会遇到的问题

值得注意的是，在中期阶段，治疗师虽然与来访家庭通过合作逐渐形成比较亲密的关系，按照治疗计划开始有规律地进行治疗，但事情往往并不会很顺利，也许治疗师还没来得及为取得的进展而欣慰，来访家庭的问题却再次呈现在面前，一切似乎又回到原点，或者治疗师与来访家庭愉快地合作着，但问题并没有真正解决，这使得治疗有陷入僵局的危险。一般来说，治疗师可能会面对以下几个问题。

1. 治疗师卷入家庭系统中。治疗师不是在引领治疗过程，掌控治疗局面，而是似乎成了来访家庭的一员，被卷入家庭问题的漩涡中。为了促使治疗有效顺利地进行，治疗师需要与来访家庭建立亲密、信任的关系，但不是把自己卷入家庭关系中。一旦治疗师卷入家庭关系中，好像在发挥治疗的作用，但实际上不能真正改善家庭结构和功能，问题不能真正得到解决。

2. 治疗师带入了不良情绪。治疗师有时也会遇到糟糕情况，比如孩子生病、夫妻口角等，这个时候去进行治疗、倾听来访家庭的种种问题，治疗师往往会把自己的不良情绪带入到治疗过程中，将难以冷静、客观地分析问题，并可能采取一些不恰当的措施，比如：治疗师可能会不耐烦地打断对方的倾诉，或者给予严厉的批评，或者敷衍了事。

3. 治疗师不能恰当评估相关情况。对于新手治疗师，可能会由于缺乏丰富的人生阅历和治疗经验，对某些情形难以作出准确判断，对一些关键性问题进行弱化处理，却关注一些枝节问题。当然，有经验的治疗师有时也会遇到比较罕见的问题，或者由于"经验主义"作怪，对于相似的现象不作进一步的深入了解，即使提出治疗建议和方案，也会导致治疗的失败。

4. 治疗师与家庭共同营造的稳定表象。或许会有这样一种场景：治疗师侃侃而谈，来访家庭虚心接受并热烈讨论，所有人似乎都很满意，问题似乎将要得到圆满解决。但是，接下来的几次会面可能会重复这样的场景。对于家庭成员来讲，他们知道正在接受治疗，问题表现者（特别是成年人）可能会控制自己，以表明问题正在缓解。家庭成员在乐观预期中保持较大宽容，家庭比较和谐稳定。对于治疗师来讲，当然乐于见到问题缓解、家庭稳定的情形，潜意识中，也并不想将家庭问题挖得太深。于是，表面上，家庭问题正在得到解决，形势正在好转，但实际上，问题的根源并没有被触及，事情几乎没有实质性变化。治疗师与家庭在这个共同营造的稳定氛围中，享受着会谈的过程，但并没有真正去努力解决问题。

（三）打破家庭治疗僵局的办法

当出现倒退、停滞不前的情况时，治疗师需要选择一些办法来打破僵局，下面是治疗师可以考虑的几个方面。

1. 反思。这是最重要的一个方面。在整个治疗过程中，治疗师都应该有意识地进行自我审视，这有助于治疗师时刻保持客观、清醒的头脑去分析解决问题。而当治疗进入僵局时，治疗师更应进行反思，这时要着重思考：我是不是客观地对待来访家庭的问题？我卷入到来访家庭了吗？我是否接触到问题的核心？我是否掌控着治疗进程？治疗计划是否需要进行调整？等等。以查找存在的治疗问题，进行及时调整。

2. 勇敢和坚持。一些问题的解决比较麻烦，需要长时间努力，来访家庭可能会渐渐失去耐心。随着治疗的深入，一些深层次问题将被触及，但这或许是家庭不愿真正面对的。虽然治疗师应当与来访家庭保持良好沟通关系，但在朝向解决问题的目标上，要有技巧地勇敢地坚持下去，对家庭不愿面对、消极对待的问题，治疗师要坚持引导家庭来积极面对。治疗师本身面对问题的勇气和信心，同样会鼓舞着来访家庭成员的勇气和信心，是家庭朝向解决问题的前进动力。

3. 掌控治疗进程。治疗计划是治疗师掌控治疗进程的依据，一旦制订，就应按照计划稳步实施。掌握治疗进程，最重要的是要把握方向，把注意力集中在真正的问题上。在治疗过程中，来访家庭会倾诉一些别的问题，治疗师也可能会有新的发现，除非经研究分析这些问题是真正关键所在，一般不调整治疗目标。此外，治疗师还要把握治疗的频率，调节家庭前进的步伐达成一致。

4. 引导家庭正确看待问题。来访家庭需要专业人士的指导来走出困境，但是，治疗师看到的问题与家庭表述的问题经常是不一致的，治疗师要认真分析这些问题，同时，也要引导家庭能够正确看待这些问题，要认识哪些是真正需要首先处理的问题，哪些是枝节问题。有些在来访者看来是症状的情况，其实可能是个体或家庭在一定发展阶段的常见现象，如让父母担心的青春期孩子的情绪化，让中年夫妻担心的双方感觉的平淡化，是人类生命历程中的常见现象，当事情得到正常化后，来访者将接受和理解这种体验。对于治疗过程中倒退、停滞不前等可能出现的情况，以及面对改变时家庭成员可能产生的失落、焦虑、矛盾等心理状态，治疗师也可以提前进行一定的沟通说明，这既能给家庭增加控制感，也使家庭成员易于接受改变过程。

5. 改进方式方法。面对改变，家庭成员有个适应过程，当出现僵局时，治疗师需要通过改变形式、加强体验等方法来强化家庭成员改变的观念和有关技巧。可以引进与家庭有密切关系的人员；让家庭成员描绘家庭关系图景；做一些有关的心理小游戏，如角色互换，让家庭保持接受治疗的兴趣和热情。

6. 寻求其他方面的支持。对于困难的具有挑战性的问题，治疗师应当着眼于解决问题，多方面寻找支持。可以寻求其他治疗师的支持，甚至考虑转介；可以查找文献资料，获取相关解决问题的知识；对于有些问题，比如物质滥用问题，可以与有关社会机构沟通，以获取必要的帮助。

专栏：

中期阶段核查表

在治疗中期阶段，家庭治疗师对于目前正在进行的案例需要思考这样一些问题：什么时候你会停下案例，当你想坚持下去的时候会怎么做？你是否坚信，即使改变有困难，但家庭仍然会改变？对你而言，停顿表示的是阻抗还是思考？你是否对家庭的改变承担了过多的责任？你对家庭成员的反应如何？通常扮演什么角色？这一角色是否有利于治疗的进步？你的情绪底线是什么？你自己倾向于运用什么合理化的方式？你如何处理自己或他人的失落感？这些是否暗示了你过去没有解决但是应该注意的问题？具体而言，此阶段治疗师需注意以下问题：

1. 尊重和理解来访家庭，努力培养每个家庭成员的责任感，促进彼此间的相互理解与接纳。

2. 头脑中要有整个家庭结构图,在与次系统的家庭成员会谈时,也要关照到每一个成员或者关系——尤其是那些总想回避的成员。

3. 适时适度地挑战家庭成员,运用适当的方法克服家庭阻抗,或者运用移情法转化家庭成员的防御机制。

4. 应该避免全方位指导或控制家庭,这样会使家庭成员将其内化为自己的方式,也会阻碍家庭成员之间关系的改善。

5. 反复检查治疗进程。如治疗是否进入高原反应期,即治疗是否停滞不前或没有进展?治疗师在选择谈话内容方面是否过于积极主动?治疗师是否过于重视与家庭建立良好的关系而忽略了关注家庭的冲突?治疗师本人是否在家庭中扮演了一个重要角色?是否在弥补家庭角色的缺失,如父母对教育孩子束手无策?当治疗师发现自己在主动扮演家庭所需要的角色时,应该认真思考这个角色应由哪个家庭成员来承担,并鼓励其承担这个角色。

三、结束阶段

结束阶段是完整家庭治疗过程的一个重要环节。这一阶段的工作对家庭治疗的质量有很大影响。家庭治疗师如何判断治疗工作结束的时机,如何准备治疗工作的结束,结束治疗时需考虑哪些特殊问题,这些是家庭治疗成功结束需要注意的重要问题。正如俗语所说"好的开始是成功的一半",也可以说,"好的结束是成功的另一半"。因为成功的结束在家庭治疗中有着重要的意义,主要体现在两个方面。一方面,结束可以给予家庭及家庭治疗师持续成长的力量。从来访的家庭来看,成功的结束能够巩固和强化家庭在治疗中取得的进步与收获。同时,对于需要转诊的家庭,成功的结束能够增加家庭在新的治疗师那里有良好体验的可能性。从家庭治疗师来看,成功的结束能够帮助治疗师了解自己如何能够在最大程度上帮助来访者,并建立自己的自信和价值感。另一方面,成功的结束意味着治疗师与来访家庭关系的终止。家庭治疗师与家庭在工作过程中建立起了紧密的联结,恰当的处理,成功的结束可以帮助家庭治疗师与来访家庭更好地应对终结治疗关系带来的丧失感,并且在治疗结束后,家庭仍能维持良好的功能,并继续发展与成熟。

(一)家庭治疗结束的类型

一般来说,从由谁决定结束治疗来看,家庭治疗有三种结束类型:一是来访家庭单方面决定结束治疗;二是治疗师决定应该停止治疗;三是来访家庭和治疗师双方均决定结束治疗。虽然我们将这三类结束作为不同的现象予以讨论,但是将其视为连续变量则更为精确。来访家庭和治疗师结束治疗关系可以看做是这个连续谱的两端,而共同结束治疗关系则表示连续谱的中间点。在家庭治疗过程中具体采用哪种结束类型需要视具体情况来决定。

(二) 家庭治疗结束的判断

在通常情况下,结束治疗的讨论都是由治疗师引发的,因此,在治疗过程中,家庭治疗师对于结束治疗应有一个清晰的认识与判断,这是成功结束治疗的关键。

首先,家庭治疗师要将结束视为一个过程而非一个结果。实际上,结束治疗不是仅仅局限于最后一次会面,而是一个早已经开始的过程,甚至有人认为在初次会谈时家庭治疗师就应将结束的目标放在心中。包括这样一些目标,如治疗师确认并巩固改变,鼓励家庭成员相信自己有力量面对未来生活中将会遇到的问题,以及对家庭因治疗结束可能会产生的丧失感保持敏感。因此,判断何时结束治疗不是一次会谈决定的,而是在治疗过程中,在实现阶段性目标、逐步达成治疗的终极目标过程中作出的判断。

其次,家庭治疗师要明确治疗结束的时机与指标。治疗目标的达成是家庭治疗师判断治疗结束的重要指标。因此,在治疗过程中,确定清晰、明确、可操作的治疗目标对于判断结束时机,成功结束治疗有着重要的意义。一般来说,若治疗目标清晰、明确,那么判断何时结束治疗就比较容易。当家庭感到治疗的目标已经达到,或者治疗师觉得治疗已达到目标,实现了治疗的最佳效果时,治疗就可以结束了。若治疗目标不清晰明确,或者无法操作,那么治疗师就需要参照其他的指标来确定结束的时间。比如,来访家庭在治疗中难以找到讨论的话题或主题,家庭和治疗师在会谈中用大量的时间闲聊或进行非治疗性的交流,这些通常是结束治疗的信号。

值得注意的是,在结束家庭治疗时可能会遇到的困难之一是,并非所有的家庭成员都对结束治疗有所准备。一方面,这可能是因为家庭成员对失去治疗师指导后他们应对问题的效能感不同而造成的;另一方面,可能是家庭成员有不同的治疗目标,因而无法对结束治疗形成统一的意见。针对前一种情况,最有效的方法是等家庭成员都对结束治疗充满信心时再结束。针对后一种情况,治疗师需要帮助家庭成员达成一致的目标。

(三) 家庭治疗结束的方式

家庭治疗结束的方式主要有两种:预设离别法和逐步消退法。家庭的需要是治疗师工作的方向,结束方式的选择一定要认真听取家庭的意见,治疗师坚持执行家庭的选择。

1. 预设离别法。在未来的几周或者几个月内设定一个日期,作为结束的时刻。通常这个日期是家庭治疗师和家庭共同商定的,可能以某个方便的日子作为里程碑,如节假日或新学年的开始。在结束时刻到来之前的这个期限内无论如何都坚持以同样的频率会面（每周一次，或两周一次）。这一方式对家庭来说更清晰、更明确，能起到"心中有数"的效果，但也可能增加焦虑。

2. 逐步消退法。用较长的一段时间来调整会谈的节奏，每周一次，接着是每月一次，两个月一次，然后是三个月一次，最后如果需要的话到六个月一次。这一方式让家庭有机会看到他们确实能处理自己的问题了，因而会减少一定的焦虑。但这种方式也让家庭成员觉得目标不那么明确，好像从来都不会结束似的。而且也会因为结束得比较拖拉，导致家庭可能突然冒出一些发展性的生活事件，引发继续治疗的需要，或者使治疗效果急转而下。

（四）家庭治疗结束的要领

结束治疗时，家庭治疗师需要做好以下四项基本工作。

1. 评估家庭治疗的目标收获。即对整个家庭治疗结果进行总结性评价。在帮助家庭评估收获时，家庭治疗师可以通过提问的方式，让家庭成员清楚阐述他们获得的改变以及他们认为是什么促进了改变的发生，或者请家庭成员从专家的视角审视家庭在解决问题的过程中取得的成功。这种总结性评价一方面可有助于来访家庭巩固治疗收获，增强自我依赖的信心；另一方面也有利于家庭治疗师专业能力的提高。双方按照治疗目标及其核查标准逐项检查。来访家庭常常是从初次会谈时的问题开始回顾，并依据当前的思想、情感与行为，以及其他人的评价来介绍家庭成员的改进情况。这样的结束评估虽费时较长，但却是一种较为积极有效的做法。家庭在评估收获过程中可能会发现某些尚存在的问题，在结束治疗前应及时进行探讨与解决。

> **专栏：**
>
> **结束阶段核查表**
>
> 在结束阶段，家庭治疗师与家庭成员需要共同思考以下问题，以便对家庭治疗结果进行评估。
>
> 1. 家庭是否有所改变？
> 2. 家庭是否满足于从治疗中学到的内容？是否想进一步了解自己并且改善家庭成员的互动关系？
> 3. 家庭是否清楚哪些事情是无效的，以及如何避免将来出现类似问题？
> 4. 家庭成员是否真正促进了相互关系，并能更好地解决家庭内外问题？

2. 探究与结束相关的丧失感。在即将结束治疗之际，家庭治疗师与来访家庭会对双方关系产生一种被称为分离焦虑的情感。来访家庭会感到即将失去一位可以依赖的朋友或导师，并将在没有家庭治疗师支持的情况下独自面对未来的生活，因而出现或强或弱的焦虑反应，当治疗接近尾声时会产生丧失感。丧失感在社会支持有限的个体身上会表现得特别强烈，因为他们缺少可用于补偿治疗关系丧失的其他社会关系。对这种焦虑反应与丧失感，治疗师需要与家庭作一些讨论。帮助家庭明白他们因为结束治疗而产生的焦虑、丧失感和被遗弃的感觉，并不会影响家庭继续向前成长与改变的能力。探究离别的感受一方面帮助来访家庭建立独立处理问题的信心，另一方面治疗师要向来访家庭保证自己对家庭的友谊，并且保证治疗师对家庭是开放的，可以随时与他们取得联系或者再来访。

3. 为家庭提供具有建设性的建议。治疗师要花一定的时间与家庭讨论，在结束家庭治疗后应注意哪些事情，例如，帮助家庭接受改变是一件"进两步退一步"的事情，如何面对家庭未来可能出现的短期的复发，需要往哪个方向继续努力以改善家庭关系，如何运用在治疗中学到的家庭治疗的理念、方法与技术去处理家庭将来会遇到的新问题，家庭成员如何善用自己的长处与潜在能力去照顾自己及家庭成员，求得家庭的改变及家庭成员的继续成长与成熟等。这些具有建设性的讨论与建议可以让家庭意识到，家庭问题可能会反复，也可能会出现新的问题，但这些都不是大问题。重要的是，经过治疗家庭有了变化，让家庭治疗师和家庭看到了希望，同时促进家庭成员产生更强的信心，能够在未来依赖自己的力量独立应对问题。

4. 以通常性的话别结束治疗关系。在上述各项任务完成后，家庭治疗师可与来访家庭作一些带有社交色彩的交流。例如，自己是否继续在同一个机构工作，职业上会朝哪个方向发展等，以及将来结束治疗在社会上见面时如何相互打招呼，如普通人一样的相互简单寒暄等。这样比较通常性的话别可以帮助家庭脱离治疗关系，而准备进入"普通人"的角色，这对家庭有心理上的好处。

（五）家庭治疗结束的特殊问题

一般情况下，家庭治疗结束时经常会出现以下三个特殊问题。

1. 家庭希望与治疗师保持治疗之外的关系。根据治疗的中立性原则，一般的建议是应该避免这样的情况发生。理由有两个。一是确保家庭能够在需要时继续接受治疗。如果治疗师与家庭在治疗结束后仍然保持关系，那么当家庭因为出现新的问题需要继续接受治疗的话，这将会使治疗师处在不舒服的双重关系中。二是保护双方的利益。若因为治疗外的关系出现了问题，治疗师的专业行为就极有可能受到质疑。在治疗结束后，与家庭有情感关系，而且陷入浪漫关系的话，治疗师可能会被指责利用来访者。

2. 家庭希望以较低频率继续治疗，不希望结束治疗。对此问题有三种观点：一是将其看成是家庭对治疗师过分依赖的信号；二是认为这是完全合理且贴近来访家庭需求的安排；三是认为应提倡延续治疗来巩固治疗效果。当家庭提出继续治疗时，治疗师应仔细评估这一要求背后的动机。一方面，这可能确实是一种依赖的表达，特别是若家庭提出要更频繁地会见治疗师。通常，来访家庭生活中很少有像治疗师一样和家庭保持强烈情感联系的人。这时，治疗师可帮助家庭建立他们自己的社会支持系统，从而降低对治疗师的依赖。另一方面，继续治疗的要求并不一定都是过度依赖的信号。部分家庭希望定期与治疗师会面来维持家庭关系的健康稳定发展。对于这样的家庭，治疗就像是定期的体检一样，来访者的确希望继续成长。此时，治疗师被当做教练或是人生导师，而非危机处理者和问题解决者。因此，如果治疗是作为预防手段或者是促进家庭成长的方式，那么治疗师可以接受定期会见来访家庭。例如，治疗师可持续每隔三个月便与家庭会见一次，以此来促进家庭的持续成长并继续丰富家庭成员的关系。

3. 治疗师是否接受家庭的礼物。在这个问题上，尚无统一的观点。部分治疗师认为，在任何情境下都不应该接受家庭的任何礼物。部分治疗师则认为，可以接受来访家庭的不那么贵重的礼物。拒绝接受任何礼物利弊并存，利处在于治疗师不需要去判断礼物是否贵重，弊处在于可能会伤害家庭的感情，尤其是当礼物具有某些象征性意义时。愿意接受礼物的治疗师必须衡量礼物的货币价值和象征性意义。这样做会增加判断的困难，但是同时也可使治疗师有更多的选择。家庭治疗师在如何对待家庭的礼物上应依照原则作出个人的选择。

综上，家庭治疗是一个过程，是由不同步骤、阶段组成的。各阶段之间相互重叠、相互关联，形成一个完整的统一体。每一阶段各有侧重点，但它们都由治疗的目标统一起来，形成和谐的乐曲。家庭治疗师就是乐曲的指挥者，当我们深刻地理解了家庭及治疗进程，掌握了更多的家庭治疗方法与技术之后，我们在家庭治疗过程中就能更加灵活自如。

【建议参考资料】

1. 尼科尔斯，施瓦茨. 家庭治疗基础 [M]. 林丹华，译. 北京：中国轻工业出版社，2005.
2. 郑爱明. 儿童家庭治疗 [M]. 南京：江苏教育出版社，2011.
3. 李彩娜，赵然. 家庭治疗 [M]. 北京：中国轻工业出版社，2009.
4. 徐汉明，盛晓春. 家庭治疗——理论与实践 [M]. 北京：人民卫生出版社，2010.
5. 帕特森. 家庭治疗技术 [M]. 王雨吟，译. 2版. 北京：中国轻工业出版社，2012.

【问题与思考】

1. 治疗师与来访家庭正式会面前需要作哪些准备？

2. 简要描述初次会谈的基本流程。
3. 治疗早期阶段的主要任务是什么？如何确定家庭对治疗的期望目标？
4. 在治疗的中间阶段治疗师如何打破僵局？
5. 治疗中期阶段可能会遇到哪些问题？如何处理？
6. 治疗师如何结束治疗？

第四章　家庭治疗的常用技术

【本章提要】

家庭治疗是一门以临床为主要特征的疗法，治疗师掌握常用的治疗技术尤为重要。本章主要介绍了家庭治疗的常用技术，包括家庭治疗的基本技术、评估技术及阻抗处理技术。关于家庭治疗的基本技术，主要介绍建立治疗关系的技术、提问技术、正常化和认知重构、布置家庭作业、制订治疗计划的技术；关于家庭治疗的评估技术，主要包括初步评估技术、潜在危害性因素的评估技术、物质滥用与生理问题的评估技术和一般性社会心理的评估技术等；关于家庭治疗的阻抗处理技术，主要包括阻抗产生的原因、识别技术，以及与家庭、家庭治疗师有关的阻抗处理技术。

【学习重点】

1. 掌握家庭疗法的基本技术。
2. 熟悉家庭疗法的评估技术。
3. 熟悉并掌握家庭疗法的阻抗处理技术。

【重要术语】

循环性提问　差异性提问　假设性提问　正常化　认知重构　家庭作业　治疗计划　初步评估　潜在危害性　物质滥用　阻抗

第一节　家庭治疗的基本技术

在家庭治疗的发展过程中，家庭治疗师创造性地提出了很多有效的治疗技术，这里，我们主要介绍建立治疗关系的技术、提问技术、正常化和认知重构技术、布置家庭作业和制订治疗计划的技术。

一、建立治疗关系的技术

治疗关系对于家庭治疗能否起到效果至关重要。治疗师与来访家庭会面之后，不要急于开始实施治疗，首先要做的是与来访家庭建立良好的治疗关系，这是治疗过程最初也是最重要的任务。治疗师只有与来访家庭建立良好的治疗关系与信任关系，家庭才能在治疗师的专业帮助下解决问题、改善家庭关系。值得一提的是，建立治疗关系的技术并不是一成不变的，家庭治疗师应充分运用自身的资源，运用自己的方法。在家庭治疗中，治疗师除了可以运用个别治疗中的一些基本技术，如倾听、接纳、同感等，还可参考以下方法。

1. 与每个家庭成员进行接触。与个别治疗的一对一面谈不同，家庭治疗师需要面对的是多个人。来访的成员来自于一个核心家庭或者是扩展家庭，因此，在治疗中与每个家庭成员接触是建立良好治疗关系的起点。在与家庭成员接触的过程中，治疗师要关注每一位来访的家庭成员。比如，治疗师要注意与儿童的接触，不能以为他们小、不懂事就忽视他们，不与之打招呼；对于那些被家庭强迫而来的成员，治疗师更要给予高度的关注与重视。一般来说，治疗师可以运用日常生活中常用的一些方式与家庭成员接触，例如，治疗师在作自我介绍之后，请家庭每个成员作自我介绍，包括名字、兴趣爱好、来访目的等。在成员自我介绍的过程中，治疗师可对成员的着装、兴趣等个性特点给予赞美与支持。

2. 积极真诚地表现出对家庭的兴趣和关心。研究表明，治疗师对家庭的兴趣和关心本身就具有治疗作用。在家庭治疗过程中，治疗师如果对来访家庭的问题表现得冷漠和消极，将会让来访家庭退缩。特别是对于那些有无助、绝望感的家庭，治疗师的忽视会导致治疗阻抗的发生。一般来说，治疗师可以通过积极倾听、同感等方法表现出对家庭的关心。需要注意的是，治疗师对家庭的关心必须是出于真诚的关心，而不是虚假的客套。

3. 与来访家庭共情。共情是治疗师运用自身阅历、知识、感受与来访者感受进行关联的能力，能够帮助治疗师与来访家庭建立紧密的关系。当然，治疗师的共情是中立的，并不是要站到哪个家庭成员一边。同时，治疗师与家庭成员共情，也要注意不要增加自身的情感负担，要能够做到既站在家庭系统之外，又同时与系统内成员保持情感联系，这需要治疗师的精妙平衡。

4. 营造安全可信任的氛围。治疗环境是否安全、舒适也是影响家庭治疗关系建立的一个重要因素。家庭治疗与个别治疗一样也需要一个相对安静和封闭的场所，要有足够的空间以及相应的设施。不同的是，家庭治疗室里要备有足够多的座椅，这会让来访家庭感到被接纳，同时也让家庭意识到这样一个信息：大家都是需要参加治疗的，治疗并不是某一个人的事情，而是全家人都需要参与的。此外，治疗师的言行更为重要，治疗师要用温和、接纳的态度与来访家庭交流，即使来访者表现出悲伤、犹豫、担心等，治疗师也要保持自己良好的情绪，在给予充分理解的基础上来进行适当的引导。

5. 接纳来访家庭，获取家庭信任。来访者的症状行为通常遭受过各种批评、指责，他们来寻求帮助，需要的是治疗师的支持和引导，而不是反对和打击。因此，治疗师对来访家庭不能是表面的接纳，而应是内外一致的接纳，发自内在的接纳。既接纳来访家庭的外在行为、情绪感受，也要接纳来访家庭的价值观。即使碰到的是与治疗师价值观相悖的事件，治疗师也应当全然接纳，不能因自身的喜恶而表现出远离的态度，这样将会失去来访家庭的信任。

6. 充分信任来访家庭。信任是相互的，在家庭治疗过程中，治疗师一方面要努力获取家庭的信任，同时也要信任来访家庭。治疗师应坚信，来访家庭成员有能力解决家庭的问题，他们是解决自身问题的专家。治疗师需要做的是，陪伴并引导来访家庭作适当的改变，使其从当前的困扰中走出来。治疗师带着这样的信念与家庭接触，可以将其对家庭的信任传递给他们。治疗师对家庭的信任本身就具有一定的治疗作用，可以让家庭意识到，治疗不是依赖治疗师，而是需要运用自身的资源与力量，相信自己的能力，并为家庭改变负责。

7. 对家庭保持足够的好奇心。好奇心能够帮助治疗师与来访家庭建立良好的关系。治疗师对家庭保持好奇心，这样才能有兴趣、有动力去带领家庭一同探索问题发生发展的原因以及解决的办法。比如对于不同文化的来访者，治疗师保持足够的好奇心，将有助于治疗师了解不同文化背景下的习俗，尊重来访者不同的文化习惯，不仅能够获得对方的好感与信任，也易于促进来访者更多地表达自己的观点。值得注意的是，在家庭治疗中，治疗师运用好奇心并不是为了满足治疗师自己的需要，而是以来访家庭的需要为中心，帮助来访家庭解决问题为导向的。

二、提问技术

个别治疗着重探讨来访者个人的问题，家庭治疗则关注整个家庭，主要是通过提问的方法促使家庭互动。无论是哪种家庭治疗取向，提问的作用在于能够透过来访者的症状或问题发现家庭的互动关系、互动模式，从而促进家庭成员对关系和症状意义的领悟。

（一）线性提问

线性提问是基础性提问，治疗师通过线性提问调查事情的来龙去脉，掌握有关的基本情况。比如，对于产生厌学症状的小明，治疗师可以询问：症状何时开始出现？之前孩子在学校的表现如何？当时家庭是什么状况？症状有何发展？期间家庭有何变化？学校采取了何种措施？等等。线性提问一般直接指向家庭表述的问题，以获取与问题相关的信息。

（二）循环性提问

循环性提问着力于探索家庭关系模式。一般地，治疗师会就某一问题，询问家庭成员相互之间的情绪或感受，或者直接询问家庭成员关于彼此关系的看法。比如，对于上例中小明的家庭，可以询问父亲：你如何看待小明的情况？询问母亲：你觉得丈夫是如何看待小明的问题？询问小明：父母如何对待你的逃学？等等。通过循环性提问，治疗师得以了解来访家庭的互动规则，同时，也能够引导家庭将注意力从症状转移到相互之间的关系上，让家庭成员重新审视各自的责任及互动方式。

（三）差异性提问

当家庭出现问题时，人们习惯于关注问题症状，而忽视一些积极因素。治疗师在提问中设立有差别的对比情境，引导家庭看到症状行为出现的条件，为减少症状出现频率，扩展无症状的时间、行为和场所，提供有效帮助。比如，对于厌学的小明，可以询问家庭：症状最严重时是什么样，最不严重时是什么样？在学校严重还是在家里严重？学校科目中哪个是最不喜欢的，哪个是比较喜欢的？什么样的家庭环境有助于学习？什么样的情况下最影响学习？

通过这些差异性提问获得的反馈信息，能够反映出来访者受外部何种因素的干扰、干扰的程度以及来访者的自控情况，这不仅有助于让来访者意识到自身应当承担的责任，而且让家庭反思其能够为症状表现者创造的有益条件。

（四）假设性提问

假设性提问是对与现实相反的情形或面向未来可能发生的情况所作的提问。通过假设，让来访家庭看到问题的多重角度，从而让来访家庭对解决问题产生新的思路、新的想法，促进他们反思家庭成员相互间的关系，推动家庭结构、功能的调整。假设性提问可以分为两类：

一是反馈式提问。这是对与现实相反的情形所作的假设提问。如：假如你不为孩子做那么多，你觉得孩子能做好吗？假如你能更多地关注你的爱人，你觉得情况会怎么样？这种提问，引导来访者从另外一种可能没有考虑过的角度来重新考量现在的关系模式，并暗示来访者在问题中的责任。

二是前馈式提问。这是面向未来可能发生的情况所作的假设提问。比如：如果孩子重新开始上学，你们会怎么做？假如孩子总不愿去上学，你们怎么办？或者对孩子提问：如果你总不去上学，将来怎么办？如果明天就去上学，你会怎么做？治疗师通过前馈式提问，引导个人和家庭构想关于未来的家庭关系、事务安排等，使家庭对问题产生新的可能反应，将家庭导向积极健康的新关系模式。

三、正常化和认知重构技术

（一）正常化技术

主要是指治疗师要能够区分来访者表述的症状行为中哪些是正常的，哪些是异常的。来访家庭由于身处问题之中，不识"问题"真面目，把握不准问题的轻重程度，不知道问题容不容易解决，而出于情感因素，往往会因过于关注和重视而夸大问题的感受，或者对问题有片面的、歪曲的理解。因此，治疗师应该跳出问题本身，或者从积极的角度来看待来访者所遇到的问题，这样往往能产生更有效的解决方案。治疗师在以下情形中可以运用正常化技术：首先，当来访者所遇到的问题是一般人都会遇到的问题的时候；其次，当来访者所提供的问题是发展性问题的时候；再次，当来访者将自己的问题扩大化或严重化、情绪激动的时候。通过运用正常化技术，治疗师可以为来访者提供一些一般化的信息，以帮助他们改变现有的知觉；可以帮助来访者减少焦虑情绪，进而更有信心和勇气。

在治疗中，正常化技术的运用可以用轻松、平缓的语气，重述来访者的语言，以降低来访者的负面情绪。例如："你目前有的这种情绪，其实大部分人在遇到你这种情况时都会有类似的感觉。""你说你患有抑郁症，其实在当下，郁闷是一个比较时髦的流行语，很多人都会感觉自己郁闷，这并不是抑郁症。""我知道你可能不太愿意来这里咨询，我也能理解你现在的感受，所以你现在这样的情绪还是很正常的。"

值得注意的是，治疗师应该避免以简单的、没有同理心的话语来使用正常化技术，如："你这种情况很正常，人人都会这样。"这样反而会收到相反的效果，让来访者觉得治疗师不理解自己，低估了自己所处的困境。

（二）认知重构技术

来访者的问题得不到有效解决，很多时候是因为他们看待问题的角度固化，难以跳出固有的思维模式。治疗师要帮助来访家庭重新审视问题，让他们从不同的角度、用新的思维模式来看待问题，这就是认知重构。认知重构包括两个方面：积极再定义和消极再定义。

1. 积极再定义，就是引导来访者从积极的视角看待问题，将来访者对问题的消极观点转变为积极的观点。比如对于说谎的孩子，父母往往很生气，但实际上孩子有时只是不想让父母失望，所以掩盖不好的事实，治疗师要引导父母看到孩子这种行为的积极意义。有时，一些症状行为也有积极意义，策略派家庭治疗师就认为症状对家庭有保护作用，因此，他们常用积极再定义。某青春期男孩有很多问题行为，打架、逃学、吸烟等，后经了解，原来他父母感情不和，父亲经常不回家，但当孩子表现出问题时，父亲在家的时间就增多，孩子的行为是为保护家庭，治疗师需要让家庭看到问题存在的积极的一面。在治疗过程中，治疗师要关注发现可以积极再定义的情况，以改变家庭的消极思维模式，引导治疗深入进行。

2. 消极再定义，恰恰与积极再定义相反，是将来访者积极坚持的态度、观点转变为消极的态度、观点。有时来访者所认为正确的做法，实际上可能造成了负面的影响，甚至正是问题产生的原因。在家庭中，最能说明这种现象的是不当的爱会带来伤害。比如全心为孩子服务、包办孩子一切事务的父母，他们剥夺了孩子的自主权，当孩子以抗争的方法争夺自主权时，父母往往会很委屈地想：我们对孩子这么好，他怎么还不满意呢？再比如，时刻想监视配偶的丈夫（或妻子），或许是深爱着对方，但这种以爱的名义所做的举动往往让对方倍感受伤。治疗师要帮助来访者认识到这种行为的消极影响,引导来访者探索解决问题的办法。

四、布置家庭作业

家庭作业是治疗师留给家庭的、需要在家庭情景中完成的具有治疗干预性的任务。在结束一次会谈时,治疗师与家庭一起协商,共同确定下次会谈前应当完成的家庭作业。这既是对治疗师治疗效果的巩固,也能够促进家庭的持续变化;既能够让治疗师看到家庭如何接受指导,也能够让家庭看到在家里作些改变会怎么样。不过,治疗师需要清楚掌握来访者的家庭状况,并与来访家庭建立良好的治疗关系,才能够使之得到较好的执行,否则,就可能引起阻抗,甚至使治疗终止。下面介绍几种常用的家庭作业类型。

1. 单、双日作业

要求症状表现者或与症状表现者密切相关的家庭成员,在星期一、三、五(单日)和星期二、四、六(双日)做出截然相反的行为,以使其领悟不合意的行为,并选择进步的方向。少儿的许多问题,有时更多地与其父母不当的管教方式有关,比如有些父母对孩子管教过严,孩子往往性格懦弱、自卑、封闭等,这时可以要求父母在星期一、三、五继续原有的管教方式,但在星期二、四、六时,要给予孩子自由的空间,让孩子能够自己安排事务。对于成人的问题,更重要的是其自身的改变,治疗师也可以通过这种截然相反的行为促使症状表现者反思。治疗师应安排家庭成员观察并记录这种对比。

2. 善意惩罚

以善意的惩罚方式,如弹脑门、射水枪、贴纸条、干家务等,直接对不合意行为或关系进行干预。比如:对孩子觉得母亲唠叨、母亲觉得孩子不听话的情况,可以给出双方重复次数的限额,母亲提醒孩子超过五遍,孩子可以给母亲善意惩罚;当母亲提醒孩子三遍,孩子仍然不行动,母亲就可以给孩子善意惩罚。目的不在于惩罚,而是通过弹脑门这样的举动干预原有行为模式,促进个人反思。宋代有个叫赵概的人,南京虞城人,他每做一件好事或有一个好念头,就取一颗白豆放入一个盒中,相反,就取出一颗黑豆放入另一个盒中。到了晚上,通过比较黑豆与白豆的数量来检查自己这一天里的过失和长进。起初,豆子常常是黑比白多,时间长了,黑豆渐减,白豆增多,赵概终于成为一位德高才优之人。赵概能够如此自省,超越自我,完善自我,这实际上也是自我善意惩罚的一种方法。

3. 记秘密红账

人们往往容易看到别人的缺点,而忽视了别人的优点和进步。特别是在家庭发生矛盾时,往往习惯于翻旧账(治疗师戏称为"记黑账"),结果问题越发纠缠不清。与"记黑账"相反,治疗师要求家庭秘密记录症状表现者的进步和良好表现，不准记录不良表现，并且只能在会谈时由治疗师当众公布。也可以私下要求家庭成员互相秘密记录对方或整个家庭成员的进步和优点。这将减少家庭对症状的过分关注，并诱导症状表现者做出合意行为以获得表扬。记秘密红账，需要有数量上的要求，比如必须记满15条才能进行下次会谈。适当的压力，将有助于家庭成员更努力地去发现观察对象的优点和进步之处，对于表示有困难的家庭，更要让他们明白这一作业是必要的。

4. 悖论（反常）干预

悖论干预，在精神医学词典中是这样界定的：策略性的介入处理、技术或技巧，在表面上看来似乎与治疗目标背道而驰，但事实上是设计来使个体克服阻抗，促进改变或达成进步。这一技术特别适用于有抵触或抵抗的家庭，这是因为家庭治疗师假设前来求助的家庭会抵制所提供的帮助。家庭治疗可能变成一场权利的争夺，治疗师试着帮助家庭成员改变，破坏了先前的家庭动态平衡，因此家庭试着让治疗师失败：拒绝改变[1]。

在治疗中，对于有些症状，治疗师运用这种似乎有悖情理的方法，反而能够促进问题的解决。一种方法是治疗师要求症状表现者故意保持或加重症状行为，比如，对于注意力容易分散的学生，让他在上课时分散注意力去观察干扰自己的事物；对于强迫性思维的症状表现者，要求他将经常思考的问题集中起来想个够；对于担心失眠的症状表现者，要求他睁大眼睛坚决不睡觉，这种方法放大症状体验，有助于症状表现者的深入体悟，往往能起到"刹车"作用。另一种方法是合意的行为不让症状表现者或家庭去做，不合意的行为反而让症状表现者或家庭去做，比如，对社交恐惧而不愿出门的人，要求他不能出门，有时反而能激起症状表现者出门锻炼的愿望；对经常吵架的夫妻，要求他们每周定期吵架，没事找架吵，往往能促使夫妻反思各自的不当行为。

五、制订治疗计划的技术

制订治疗计划是家庭治疗中非常重要的一个环节。围绕发现的问题，制订目标清晰、措施得当、步骤明确的全面细致的治疗计划，有助于家庭成员确定努力方向，构建良好互动，形成治疗合力。当然，治疗计划并不是一成不变的，随着治疗师对家庭情况的深入了解，最初确定的问题可能被发现只是表面现象，治疗计划也就需要进行调整，这也是一个动态记录过程。清晰的治疗计划，规定着治疗师有条不紊的治疗进程，治疗计划的动态记录，表现了问题探索的发展变化。

家庭治疗不只是家庭治疗师一个人的事情，更重要的是家庭成员共同参与来

---

[1] 戈登堡 I，戈登堡 H. 家庭治疗概论 [M]. 李正云，译. 6 版. 西安：陕西师范大学出版社，2005：193.

改善家庭关系，从而解决问题，因此，在制订治疗计划时，治疗师要与家庭成员充分沟通，认真考虑和采纳家庭成员的意见，以确保治疗计划能够得到认真的执行。一般来说，家庭治疗计划的制订包括以下六个步骤。

（一）确定问题

来访家庭可能会倾诉很多问题，家庭成员所认为的问题也可能并不一致，如妻子认为丈夫酗酒，但丈夫却可能觉得妻子唠叨。治疗师要对这些问题进行梳理，要拥有一双"慧眼"，透过问题的表象，去发现问题的实质。

首先，可以将来访家庭所倾诉的问题一一列表，无论是什么样的问题，只要是家庭表述出来的，都可以逐项列出。当然，治疗师可以与家庭成员协商将问题进行简单的分类、归纳，以使问题脉络更为清晰。

其次，治疗师应就这些问题与家庭成员进行深入的分析研究，探讨问题的原因和结果、现象和本质。重要的是，治疗师不应以家庭所认为的重要问题为必然的焦点问题，比如，很多家长焦虑于孩子依赖性太强，但实质上可能是因为父母对孩子控制过严。在这个分析研究过程中，既可以进一步了解家庭对这些问题的认识程度，进一步发掘家庭存在的问题，同时，也能够引导家庭成员加深对有关问题的认识和理解。

再次，治疗师要与家庭成员一起确定解决问题的顺序。这与对问题的认识程度紧密相关，如果家庭成员对问题的实质还没有足够的认识，那么他们就难以与治疗师就优先解决的问题达成一致。对此，需要治疗师耐心地诱导。优先解决的问题，是治疗师和家庭当前关注的焦点和努力的方向。当然，随着治疗的深入，可能因为发现更深层次问题，或者问题得到一定的解决，这一需优先解决的问题就要给以适当调整。这时，治疗师要回顾最初的问题列表，并与家庭讨论下一步工作的重点。

（二）分析案例，用相应的工具进行评估和诊断

面对同一问题，不同家庭治疗理论流派会用不同的理论模型和工具来评估和诊断，这些模型和工具有助于治疗师从不同角度来认识和解决问题。20世纪七八十年代，家庭治疗师常使用自己喜爱的理论来进行治疗，他们往往用单一的理论模型去评估家庭问题。随着家庭治疗的发展，越来越多的专家学者倾向于从多个理论视角对来访家庭的情况进行评估，通过对比分析，以及与家庭成员沟通，从中找出最合适的工具和方法。

目前，家庭治疗理论流派主要有经典的家庭治疗，如心理动力和认知—行为取向家庭治疗理论，以及代际模型、策略模型、结构模型、经验模型等。这些理论流派的相关内容在前面的章节中已经有充分的论述。

（三）确定治疗的目标

来访者一般是就其存在的问题来寻求帮助，而且由于缺少心理学的专业分

析，其目标往往专注于解决表面问题。因此，治疗师在确定治疗目标时，要注意家庭与治疗师在目标上的差异性，通过对问题的分析及与来访家庭的沟通，形成一致的目标。

目标可以有长期目标和短期目标。短期目标，是实现长期目标的过程中每个阶段的目标。长期目标可以是较为宽泛的表述内容，不必用量化的语言表述，短期目标则需要用量化的语言表明清晰的要求。

治疗过程是一个深入了解问题、研究问题、明确问题从而解决问题的动态过程，随着对问题的深入了解，长期目标可能需要调整，同时，短期目标也需要调整，而且还可能会有新的短期目标需要补充进来。

(四) 选择使用的治疗形式和干预手段

围绕治疗目标，特别是针对短期目标，治疗师要选择具体的治疗形式和干预手段来解决问题，这是治疗计划中的一项重要内容，是治疗师真正开始解决问题的行动。治疗师至少要为每个短期目标准备一种干预手段，如果不能达成效果，还要在治疗方案中增加新的干预手段。

家庭治疗的不同流派有不同的治疗理念、方法和技术。如结构式家庭治疗师着重于完善来访家庭的结构和功能来解决家庭问题；策略式家庭治疗师可能注重现场干预来访家庭的沟通模式，并通过布置家庭作业来考察家庭沟通情况并引导家庭反思其沟通中存在的问题。家庭治疗师不应固着在单一的治疗形式中，而应结合实际情形选择合适、有效的治疗形式与干预手段。

(五) 确定治疗的持续时间和频率

治疗师要根据家庭问题的轻重程度、治疗的目标和来访家庭的意愿等来确定治疗持续的时间和频率。治疗的时间包括实现长期治疗目标的时间即整个治疗过程时间和每个具体治疗过程的会面时长；治疗的频率是指整个治疗过程中会面的周期性次数。

整个治疗过程的时长，取决于来访家庭的意愿，一般出于控制成本的考虑，来访家庭倾向于短期治疗。实际上，也并不是治疗时间越长效果就越好。因此，目前的治疗时长一般都是短期的。

每次会面的长度，家庭治疗一般为90分钟一次。治疗师要妥善安排好这90分钟的时间，特别是在最后的10—15分钟，要留出总结时间，总结本次会谈的成效、布置会谈结束后家庭的任务等，也有助于会谈顺利地结束。

治疗的频率，通常是一个星期一次。如果家庭处于严重危机中，可以增加治疗的频率。在治疗取得进展、家庭已经有所改变时，可以减少治疗的频率，如调整为隔周一次或每月一次，直至治疗的最终结束。

(六) 确定是否需要转介

治疗计划最后一个需要考虑的问题是：是否需要外部资源的介入来帮助解决

问题。转介可以是引入外部资源一起来对来家访庭进行治疗，比如，对于宗教信仰者，治疗师可以寻求宗教团体的帮助；对于不同的民族，从其各自的文化来考量问题的解决也是有益的；在治疗过程中，治疗师感到对问题已经无能为力，这时可以将来访者转介给别的机构或治疗师。

第二节　家庭治疗的评估技术

家庭治疗的评估是治疗师对来访家庭存在问题状况的一种评估，这种评估，可以说从最初的会谈就已经开始，并贯穿整个治疗过程。在整个治疗过程中，治疗师利用专业优势，有针对性地收集相关信息，提出存在问题的假设，并根据了解的深入对这一假设进行不断的修正，从而发掘出问题的实质，确定有效的治疗计划，这是一个动态的过程。家庭治疗的评估技术一般包括初步评估技术、潜在危害性因素的评估技术、物质滥用与生理问题的评估技术和一般性社会心理的评估技术等几个方面。

一、初步评估

如同中医"问诊"一样，治疗师也应当通过言语与非言语信息将来访家庭当前方方面面的问题集中起来，对其状况进行初步评估，形成一个基本认识，以便"对症下药"。来访家庭曾经采取或者考虑过的问题解决办法，当前家庭成员接受治疗的意愿等都是初步评估的重要内容。具体来说，初步评估的内容主要包括以下几个方面。

（一）当前的问题

探究问题是一个由表及里、由现象到本质的动态过程。作为家庭治疗师，首先要了解的是来访家庭所表现的各种问题症状：家庭的问题是什么？存在了多久？有没有什么特点或规律？谁受到问题的影响最大？家庭成员都是如何看待问题的？这些问题症状由家庭成员以自己的表达方式来诉说，治疗师要让家庭每个成员都有机会表达自己的观点，治疗师需要做的是认真地倾听，从而了解每个家庭成员对问题的描述和感受。

要明确的是，家庭所陈述的问题往往是隐藏了深层矛盾的表象，家庭治疗师需要从家庭动力系统出发，通过家庭成员的表述去探究问题的深层次原因。因此，在倾听家庭成员表述时，治疗师要从表述的问题中去分析家庭其他成员中可能存在的问题，比如父母的矛盾往往会造成孩子的心理问题；分析是否还有其他家庭成员涉及当前的问题中，比如家庭教育中爷爷奶奶或外公外婆的干扰等。在倾听的过程中，治疗师要给予来访者充分的尊重，让来访者有足够的信任感和安全感，这将有利于构建良好的治疗氛围，有利于来访者敞开心扉作出更充分的表述。治疗师在实施治疗前对来访家庭当前问题的评估，是确定治疗的方向和目标的关键。

（二）以往的尝试

在实施治疗之前，治疗师还应了解来访家庭是否尝试过解决问题，尝试过的话，就要进一步了解采取的是什么方法、有什么样的效果、家庭成员对这种方法的态度等。此外，还要了解来访家庭是否有曾经接触过但没有采用的治疗方法以及没有采用这种方法的原因。通过对这些情况的了解，治疗师在确定治疗方案时，就要避免采用来访家庭不愿意接受的方法，尽可能减少解决问题的潜在阻碍。同时，治疗师还要了解来访家庭当前是否还在继续使用一些治疗方法，以免出现互相冲突的治疗状况。即使是治疗陷入僵局，也比出现互相冲突的治疗好。

（三）推荐的程序

这主要是要掌握来访家庭的治疗意愿，特别是来到治疗师所在机构寻找治疗的希望所在。一方面，评估来访家庭接受治疗意愿的强度。需要了解的是：家庭是自愿来的还是被迫来的，每个家庭成员对接受治疗的认识和重视程度。家庭接受治疗的意愿往往也是反映问题的一个方面，比如面对治疗消极、逃避，这可能恰恰就是问题产生的一个重要因素。另一方面，评估来访家庭为什么到这里寻求治疗。主要询问何人推荐以及推荐的原因，通过这一过程，治疗师可以了解推荐者与家庭沟通过的内容，了解来访者前来治疗的期盼和希望所在。

（四）危机和应激事件

治疗师对来访家庭的初步评估中，还需要评估来访家庭所面临问题的危机程度。要确定问题产生原因的性质，比如，是短期的特殊事件导致来访者前来咨询，还是长期的一系列生活事件的累积导致了问题产生？这些事件是私人性质的，还是源自于外部社会、经济或政治事件？事件只是"外因"，为此，还要了解"内因"，即来访家庭成员的心理状况，如他们有哪些应对资源？事件是否超出了他们的应对能力？等等。为避免伤害性后果出现，无论何时，只要来访者处于危机之中，治疗师都需考虑对其自杀可能性或其他潜在伤害性因素进行评估。

二、潜在危害性因素的评估

在评估以及实施治疗的过程中，治疗师对可能存在的危害性因素要给予持续的关注，并保持足够的警觉。潜在的危害性因素包括伤害自己（自虐乃至自杀）或伤害他人（家庭暴力、虐待乃至杀人）。

（一）自杀

有关自杀的研究发现，很多自杀者会在实施自杀的数月前就与他人谈起涉及自杀的一些话题。这个人可能是家庭成员或朋友，也可能是医生或治疗师，现在也可能是网友。所以，治疗师要时刻注意来访者是否出现了想要自杀的信号以进行必要的干预。

在对自杀倾向进行评估时，治疗师可以简单地询问来访者是否曾想过要结束自己的生命。在倾听来访者回答的过程中，治疗师需要重点评估：自杀计划的明确度（是否提及自杀的方法、时间、地点，是否计划写或已写好遗书）；自杀方式的致命性和可逆性（是枪杀还是割腕等）；自杀意图的强度（是否希望获救）；重要人际关系支持者的接近性（重要人际关系支持者是否了解其计划，是否注意看护等）。若来访者有过自杀史，治疗师还需对曾经尝试的自杀行为进行评估。

此外，治疗师还需对能够防止个体实施自杀的因素进行评估，所以治疗师应倾听来访者不能自杀的理由并加以适当的引导、强化，以阻止来访者的自杀行为。

（二）家庭暴力与虐待

据家庭暴力相关研究的估计，约有15%—20%的家庭曾发生过某种类型的暴力。最常见的是配偶间的虐待和对儿童的身体虐待，近年来对老年人的虐待也在逐渐增多。在治疗过程中，如果有信息警示可能存在家庭暴力时，治疗师要密切关注。一般来说，在被施暴或虐待的对象上，治疗师要重点关注儿童、老人或家庭中无处理能力的人。因为相对于正常的成人，这几类人力量较弱，往往难以保护自己。此外，治疗师在评估是否存在家庭暴力时，可以选择全家人都在场时当众询问，也可以单独约见家庭成员时私下询问。这需要治疗师认真观察，视具体情况而定。因为，有时家庭受虐待成员可能不敢在对方面前承认存在家庭暴力，因为担心回到家后会遭受更加暴力的对待。

（三）性虐待

在家庭虐待的类型中，性虐待是一种需要特别注意的情况。性虐待的发生率通常比报告的更为严重。性虐待一般都发生在强者对弱者之间，如男性施虐者对女性受虐者，成人施虐者对儿童受虐者。对于受虐者来说，虽然有时遭受了比较严重的伤害，但因为羞于启齿或畏惧施虐者可能的报复，受虐者往往较少主动地向治疗师报告。因此，如果发现有性虐待存在的可能，治疗师就应认真细致地探求问题真相。对于成人，一般可以通过单独询问性生活满意度来直接了解。对于儿童，则要注意方式方法，一般不宜直接询问是否受到性侵犯，应当从儿童的生理、行为进行观察分析。在生理上，是否有大小便失禁、食欲紊乱、腹部疼痛等症状；在行为上，是否有无法解释的突然改变，如畏缩、焦虑、抑郁，过于关注性知识，甚至有逃跑、自杀、酗酒、抽烟、吸毒等现象。同时，治疗师也可以通过询问其他家庭成员了解相关情况。

由于受虐者往往是弱者，治疗师一旦发现问题，在进行治疗的过程中，首先要帮助受虐者形成有效的保护机制，特别是对儿童受虐者，要详细了解儿童的生理、行为以及社会交往的各种情况，注意保护儿童的情绪，要与家庭有关成员协作，采取恰当方式保护孩子远离进一步伤害。

三、物质滥用问题的评估

物质滥用主要是指个体服用有害于身体的物质（如香烟、毒品）或过量使用某种物质（如酒）甚至成瘾的现象。在家庭治疗中，一些物质滥用问题对家庭的伤害比较明显，如吸毒，家庭在对这些问题的处理上一般能达成共识。但另一些情况，如酗酒、吸烟等，对于何种程度为成瘾，对家庭的影响有多大，是否需要进行限制等，家庭就很难取得一致意见，而这往往也可能是给家庭关系带来困扰的因素。治疗师对物质滥用问题的评估，一方面要了解物质滥用问题的程度，包括是否成瘾、对家庭的影响程度等；另一方面还要了解物质滥用是否有伴发的其他心理障碍，如抑郁、焦虑等。

四、生理问题的评估

心理状况会影响生理状况，生理状况也会影响心理状况。比如，人在疲劳时烦躁易怒，而适当运动之后往往会感到轻松愉悦。特别是大脑的病变，更易表现出一些心理的症状，如注意力分散、语言和理解能力弱化、异常肢体动作、记忆受损等。

在治疗过程中如果发现来访者有生理问题的因素，如来访者曾经有过因生理问题而表现出的心理问题，或者长期患病，经常使用药物，或者年龄比较大，年老体弱等，治疗师就应改变思考的方向，关注个体的生理状况，确定是否有生理问题，以便及时转介给医生。治疗师可以用心理状态检查（mental status exam，MSE）做一个快速评估，了解来访者探测、定位、语言、记忆、理解、计算等能力以及情绪和行为等方面的变化，通过这个快速评估获得相关信息，以决定是否要转诊。

五、一般性社会心理评估

（一）评估情绪、行为和认知

情绪是对客观事物和主体需求之间关系的反应。它是以个体的愿望和需要为中介的一种心理活动。行为是有机体的外显活动。认知是指人们认识活动的过程，是个体对感觉信号接收、分析的信息处理过程。

无论什么样的心理症状或问题，其症状描述均涉及这三个范畴。治疗师要分析来访者表述问题所涉及的情绪、行为与认知状况，以采用适当的理论与方法来解决问题。

（二）评估父母和家庭系统

家庭是一个系统，每一个家庭成员都会受到这个系统的影响，也都为这个系统作出贡献，或者为家庭制造点问题。在这个系统中，父母的关系处于重要位置。家庭治疗是将个体的问题放在家庭系统中进行考察，从家庭这个层面分析问题、解决问题,因此,对父母和家庭系统的评估极为重要。

1. 评估家庭结构

了解来访者的家庭结构,是家庭评估的第一步。一般地,对于家庭结构的评估至少应了解家庭三代人的关系信息(如孩子、父母和祖父母),如有必要,还应适当扩展。家庭结构评估不仅要了解有什么人,更要了解家庭成员相互之间的关系。由于对来访者有显著影响的并不一定是有血缘关系的亲属,如继父母,如从小就照顾孩子成长的保姆等,因此,对家庭中是否有其他密切相关人员,也要进行充分的了解。可以通过家谱图来直观地表现家庭结构中这些关系图景。通过对家庭结构的评估,能够帮助治疗师发现对来访者生活有显著影响的个体,从而有助于家庭治疗师找寻解决问题的线索。

类似的家庭结构往往会有一些共性问题,比如,多子女家庭中,大孩子一般都有照顾弟妹、带弟妹玩耍的责任,甚至在中国传统中留下了"长兄如父,长姐如母"的说法;在当前独生子女家庭中,独生子女往往占有性比较强,沟通能力、合作意识比较差;在再婚家庭中,家庭成员的融合难度比较大,往往容易产生心理冲突;在单亲家庭中,单身父母往往在对孩子尽父母职责时产生无力感。因此,家庭结构评估是产生临床假设的重要资源。

2. 评估家庭生命周期

家庭是一个不断发展变化的系统,有阶段性,在情况转变时,家庭成员如果不能正确面对,往往就会出现问题。比如,孩子结婚自组家庭,父母会产生失落感,处理不当的话,往往就成为婆媳矛盾的根源。因此,治疗师在实施评估时,要了解来访家庭所处生命周期是否处于转变阶段。例如孩子出生、考学、就业、婚姻,这些关键点往往会伴随着较多需要处理的事情。孩子处于青春期时,往往因希望独立而与父母产生冲突;夫妻步入中年时,往往因"上有老、下有小",自身精力却在走下坡路,有时会感到筋疲力尽等。

3. 评估夫妻关系

家庭成员的关系中,夫妻关系无疑是核心,夫妻关系是否良好对孩子有着显著影响,有的问题虽然表现在孩子身上,但根源可能在于父母关系不和。因此,治疗师对夫妻关系的评估极为重要。评估夫妻关系,可以使用一些测量婚姻调试度或婚姻质量的工具,如二元调试量表(Dyadic Adjustment Scale; Spanier, 1976)、婚姻调试度测试(Marital Adjustment Test; Locke & Wallace, 1969)或是婚姻满意度问卷(Marital Satisfaction Inventory; Snyder, 1979)。这些测量工具能够提供夫妻关系不适程度的有关信息,如夫妻双方有矛盾的领域(如性生活、经济问题、子女教育、与双方亲属的关系等)或夫妻处理良好的领域。

在内容上,评估夫妻关系主要考察夫妻关系是否稳定、双方角色扮演和责任承担情况、双方的沟通情况特别是解决冲突的情况以及孩子对夫妻关系的影响。

具体来说评估时要注意以下几点：（1）关于夫妻关系稳定情况的评估，治疗师要了解双方对夫妻关系是否有所动摇，是否存在婚外情，是否有人将太多时间花在其他人或工作或爱好上而冷落了对方等。（2）关于双方角色扮演和责任承担情况的评估，实质上是评估夫妻如何处理家庭事务。治疗师首先要了解夫妻双方是以什么样的合作方式来处理问题，是按照传统家庭模式扮演角色、承担责任（如"男主外、女主内"），还是平等观念下的分工协作，甚或是"女主外、男主内"的模式；夫妻双方对这种模式是否满意，对他们各自扮演的角色和承担的责任是否有比较一致的认识；在承担家庭事务上，是否有人大包大揽而有人却漠不关心。（3）关于双方沟通情况特别是解决冲突情况的评估，在日常沟通方面，治疗师要了解夫妻双方能否倾听对方的讲述、能否有效向对方表达自己的想法；在面对冲突时，夫妻双方是都倾向于回避，还是一方希望讨论问题而另一方却回避问题，还是双方互相攻击而激化矛盾。（4）关于孩子对夫妻关系的影响，治疗师要了解家庭是否有孩子，没有孩子的话，是暂时不想要还是有什么别的原因；如果已有孩子，对孩子的教养是否一致，夫妻是否因为孩子教育问题而产生矛盾；夫妻离异时，孩子的抚养问题往往是焦点之一，因此，治疗师面对离异家庭时，也要考察父母双方对孩子的抚养问题是否达成有效的合作方式。

4. 评估父母的教养方式

父母是孩子的第一任老师，孩子对未知世界的探索是在父母的帮助下开始的，其行为习惯的养成很大程度上也是由父母的教养方式所决定的。

治疗中如果发现孩子表现出心理问题，如过于依赖父母、自私任性、缺乏自信、胆小懦弱、冷酷残忍、缺乏安全感等，治疗师则需要探查父母的教养方式，主要应考察父母是否能营造平等的氛围，父母对孩子的管教是严格还是放任，管教孩子的态度、方式方法是否比较稳定，以及父母在孩子的教育问题上是否保持一致。这些情况在与来访家庭交流时，通过家庭成员之间的关系，就能够获得一些信息，比如，不管治疗师向孩子问什么问题，有的父母都替孩子回答，同时还会说孩子内向、不善表达等，完全不知道这样的方式既剥夺了孩子锻炼的机会又打击了孩子的自信心。因此，治疗师要就来访家庭所表现的问题进行细致而深入的研究分析，以确定父母教养方式需要改进的地方。

5. 整体家庭评估

评估家庭整体，与评估夫妻关系类似，实质上是考察家庭成员的角色定位、沟通交流和矛盾解决方式。

治疗师首先要评估家庭成员角色定位是否明确和合理；父母在抚养孩子上是否尽职尽责；多个孩子中，是否有过于偏爱的；孩子出现问题时，父母是否过于指责；特别是在重组家庭中，父母是否由于关注新的婚姻生活而忽略了孩子等。

其次，要了解家庭成员的沟通交流情况。例如，父母是否经常与孩子相处，陪孩子学习、玩耍或参加一些社会活动；对孩子的进步父母是否给予及时的肯定和表扬；父母对孩子的情感表达是否充分。当然，家庭常住人口较多时，治疗师也要对相关的人际关系进行充分了解，如兄弟姐妹的沟通交流情况，或孩子与祖父母的关系等。

再次，要注意家庭解决矛盾的方式。如同夫妻关系评估中一样，要考察在面对矛盾时，家庭成员是倾向于回避，还是有人希望讨论问题而有人却回避问题，还是成员间互相攻击而激化矛盾。

（三）评估家庭外的社会系统

家庭是社会环境中的家庭，社会文化影响着家庭，同时，核心家庭要与众多的亲属、同学、同事、朋友、邻居产生交往，家庭不仅能够从社会系统中获得解决问题的支持动力，有时也会受到家庭外社会系统问题的干扰。因此，一个完整的评估还要包括对家庭外社会系统的评估，治疗师要考虑每一个系统对来访家庭可能存在的影响。

首先，治疗师要了解家庭外的压力源对家庭产生影响的程度。有时，工作上的压力带回家庭的话，可能会使家庭关系产生矛盾。大家庭的成员产生疾病（如祖父母）或出现其他问题时，也会对核心家庭产生影响。

其次，治疗师要评估家庭能够获得外部系统支持的程度。家庭外社会系统往往也是家庭的支持系统，有时，大家庭中其他成员能够提供重要的情感或物质支持，朋友、同事、同学以及社会机构（慈善机构、救助机构等）有时也能提供给家庭所需的帮助。如果来访家庭所拥有社会支持系统极少，治疗师就应帮助家庭发展出更好的社会支持网络。

再次，治疗师还需评估家庭外社会系统对治疗进程的可能影响。也就是说，要考察治疗师施加于家庭的作用力与其他家庭外社会系统的作用力是否保持一致。比如，有的来访家庭同时还接受其他社会机构的治疗，或者来访家庭还会听从其他方面的治疗建议，治疗师就要进一步掌握有关情况，以防止治疗目标不一致甚至相矛盾的情况出现。但不管怎么样，当治疗师必须与家庭外的个体或系统合作时，就要小心，要保持自身的客观、公正性，不要将自己陷入矛盾冲突中。

此外，由于个体与社会人员相处的方式往往与个体和家里人的相处方式极为相似，所以，通过对家庭外部系统的评估，能够为家庭内部人际关系提供重要的参考。

第三节 家庭治疗的阻抗处理技术

阻抗是心理治疗中的常见现象，家庭治疗也不例外。家庭治疗是一项涉及来访者内心深处活动的工作，而且往往需要来访者作出改变，人类行为和思维方式的惯性以及面对未知的恐惧使得来访者有意或无意地拒绝治疗师的建议。研究者将来访者在治疗中表现的反抗性、不服从、不接受或不配合治疗、缺乏治疗意愿等心理现象称为阻抗或阻力。阻抗是家庭治疗过程中的常见问题，是影响家庭治疗顺利进行的重要因素。因此，治疗师应了解阻抗产生的原因，掌握阻抗处理技术。

一、阻抗产生的原因

阻抗产生的原因主要来自两个方面：来访者自身的因素与治疗师的因素。从来访者自身因素看，卡瓦纳（M. Cavanagh）认为来自求助者的阻力主要有三方面：一是，成长必然带来某种痛苦。例如，成长中的来访者需要转变成一个独立自主的人，他要摆脱对父母的依赖，要独自面对一些问题和困难，这并不是令人舒适的，可能需要面对一种痛苦的抉择。二是，行为的失调是机能性的。如以生病为代价换来父母的关心，或者担心神经症的症状一旦去除就必须面对学习上的竞争等。三是，求助者可能带有某种反抗心理咨询的动机。如咨询只是为了寻求肯定或声讨某人，或想证实自己与众不同或咨询师对自己也无能为力，或是并无发自内心的求治动机。从治疗师的因素来看，在家庭治疗过程中，如果不能与来访家庭形成良好的治疗关系，无论是缺乏经验的或是经验丰富的治疗师都可能会引起来访家庭成员的抗拒。

二、阻抗的识别技术

来访家庭在治疗中产生阻抗有很多方面的表现，治疗师可从来访者的讲话程度、讲话内容、讲话方式，以及家庭与治疗师的关系等维度来识别家庭治疗是否出现阻抗。

（一）从讲话程度识别阻抗

一般来说，来访者在讲话程度上的阻抗表现主要体现在三个方面。

1. 阻抗性沉默。沉默有阻抗性沉默与反省性沉默。阻抗性沉默是来访者对心理治疗的强烈抵触情绪，表现为拒绝回答治疗师提出的问题，或长时间地处于停顿状态。这是最为突出的一种阻抗，常常需要治疗师真诚的态度和耐心的解说才能消除。

2. 少言寡语。常见于无治疗动机或对治疗充满戒心的来访者。通常以短语、短句或口头禅（嗯、噢、啊）等形式回应治疗师。这会使得治疗师产生挫折与困惑，无法深入了解来访者对治疗的态度及其内心世界。

3. 赘言。与前两种表现相反，来访者在治疗中讲话口若悬河。表面上看是在积极回应治疗师，实际上这一表象掩饰了来访者的某种潜在动机，如转移治疗师的注意力，回避治疗中不愿意碰触的某些现实问题，以避免由此产生的痛苦、焦虑与不安。

（二）从讲话方式识别阻抗

从来访者言语交流中的不同心理活动形式可以识别阻抗，常见的讲话方式上的阻抗主要有心理外归因、健忘、顺从、控制话题和最终暴露。

1. 心理外归因。就是说，家庭成员在治疗过程中将其某种心理冲突完全归因于外部因素，这阻碍了个体的自我反省，是自我中心主义的表现。如，一个异常敏感的人常会认为是别人过于敏感才会让自己生活得很累、很痛苦。

2. 健忘。健忘是个体对成长中所经历的某种痛苦长期压抑的结果。研究表明，来访者在谈论让其感到焦虑的话题，或者治疗师诱导其唤起某种痛苦记忆时，就会出现健忘。例如，第二次世界大战中纳粹集中营的幸存者不愿意提及往事或对事件的细节出现记忆模糊。

3. 顺从。顺从是指家庭成员对治疗师说的话表示赞同与服从，从不与之争论，具有隐蔽特点。这不仅让治疗师感到无所适从，而且也常常因为治疗师不易发现其潜在的阻抗作用，从而不能为其提供真正的帮助。

4. 控制话题。控制话题就是在治疗过程中，将谈话焦点放在自己感兴趣的话题上，避开自己不愿谈及的话题。这一方面可减轻来访者面对自身问题而产生的焦虑与不安，另一方面可强化来访者在家庭治疗过程中的自尊与地位。

5. 最终暴露。就是说，家庭成员在治疗的最后时刻讲出某些重要事件，让治疗师措手不及，以此表示对治疗的某种阻抗。

（三）从讲话内容识别阻抗

在家庭治疗中，来访家庭成员通过对谈话内容的直接或间接控制，来表现他们对治疗及其个人改变的阻抗。常见形式有理论交谈、情绪发泄、谈论小事和假提问题等。

1. 理论交谈。就是说，来访者与治疗师交谈时常使用专业术语。例如，与治疗师谈论心理治疗方法，而不谈及自身。表面上看似乎增进了二者的交流，实际上是来访者对治疗师的某种怀疑及其试图控制谈话的欲望。理论交谈是来访者进行自我保护的有效手段之一。

2. 情绪发泄。就是说，来访者在谈到某一话题时情绪反应非常强烈，如泪流不止、不自然地大笑等，以回避让其产生焦虑和精神痛苦的话题。

3. 谈论小事。就是来访者为了转移治疗师的注意力，回避核心问题，针对谈话中无关紧要的小事谈论不止。这是最轻微的也是最不易被发现的阻抗反应。

4. 假提问题。就是指来访者的问题看似合适但毫无实际意义。如来访者一般会问治疗师的私人情况，以及心理咨询的目的、方法、理论基础等。

针对上述来访者表现出的阻抗，治疗师应首先让其清楚地意识到在治疗中他所表现出的各种阻抗，只有来访者真正地觉察到阻抗作用，才能真正地接受心理治疗。

（四）从咨询关系识别阻抗

在治疗过程中，来访者通过故意破坏家庭治疗的基本设置来进行自我保护。

较突出的问题表现有不认真执行家庭治疗的安排、诱惑治疗师、请客送礼等。

1. 不认真执行家庭治疗的安排。就是说，不按照治疗师的建议和安排，借故迟到、早退甚至取消预约，不认真完成治疗师安排的家庭作业等。迟到、早退、取消预约，除非有充分、客观的理由，如天气恶劣、道路意外拥堵等，否则都可视做阻抗的表现。而在预定时间不来且事先不通知治疗师，更是极为严重的阻抗。没有完成治疗师安排的家庭作业，有时虽然做了但没有达到治疗师要求的标准，也能够从中看到来访家庭不够积极的方面。

2. 诱惑治疗师。就是说，来访者通过特别的言行、装扮，吸引治疗师的注意，进而影响治疗进程，达到控制治疗关系发展的目的。

3. 请客送礼。虽然表面上是对治疗师的尊重甚至讨好，但有时也是来访者某种自我防御的需要，或者出于其控制咨询关系的欲望。

在家庭治疗中，治疗师及时识别、发现阻抗，对于积极有效地处理阻抗，建立良好的治疗关系有着重要的意义。实践证明，在很多情况下，对于阻抗的认识和识别往往是治疗有所突破的开端。

三、与家庭有关的阻抗处理技术

（一）对于改变的矛盾心理的处理

在家庭治疗中，阻抗是指治疗系统中所有阻碍家庭治疗目标达成的行为。治疗系统包括治疗师、家庭成员以及治疗的环境（包括硬件环境如治疗室及相关设施和软件环境如治疗机构或代理部门）。治疗师需要对阻抗有一个正确的理解与认识，阻抗是家庭治疗的正常组成部分，治疗师遇到来访家庭的阻抗，是由于治疗的干预而产生的，并不代表治疗的失败，应将其视为治疗工作中必然会发生的一种情况。

家庭治疗师需要注意的是，所有来访家庭对于寻求治疗都有某种矛盾心理，既希望改变家庭现状，同时又害怕改变。这一方面是因为人们都有走老路的惯性，熟悉的就是舒适的，这让人们产生回归到习惯的行为和交往方式的倾向，也就是希望保持一种静态平衡。另一方面，家庭害怕改变，是因为某些新的、未知的、难以预测的东西。例如，一对夫妻在接受多次婚姻治疗过程中，治疗师为他们提供了促进关系改善的新的互动方式，并且在治疗中进行了多次的互动训练，但他们仍会在会谈中维持着敌对的互动模式。对于来访家庭而言，未来是难以预料的，改变原有的、感觉舒适的应对和沟通模式是可怕的。

治疗师对于家庭在治疗过程中因害怕改变而出现的阻抗，应给予充分、准确的理解，并为家庭提供有力的情感支持。如，治疗师首先应将改变正常化。要向家庭澄清改变是困难的、令人不安的、不舒服的，这是面对改变的来访者的一种正常反应，并不是其独有的。接着，治疗师将阻抗"还给来访者"，告诉来访者

"你前进得太快了","你改变得太多了",或者"原有的方式也可能并不那么糟糕",以及"可能有一些更重要的问题阻挡了你去尝试那些新鲜的事物"。这样,治疗师既可以缓解自身的压力,同时又可以给来访者一个重新评估想要获得成长的领域的机会。

(二)迟到、取消预约和失约的处理

在家庭治疗中,来访者迟到、取消预约或失约对后续的治疗会有很大影响,这提示治疗师需要对治疗过程进行重新评估,进而采取适当的反应和处理。

一般来说,来访者迟到、取消预约或失约的因素有主观与客观两个方面。客观偶然因素,如关键家庭成员出差、恶劣天气或特殊事件造成的路上堵车,遇到意外的事情暂时无法脱身等,使家庭不能按时接受治疗。在这种情况下,来访家庭一般会及时与治疗师取得联系告知,治疗师应以宽容接纳的态度表示理解。

从主观上来看,来访者迟到、取消预约或失约可能是来访家庭系统中的某些成员对治疗目标或治疗进程有所质疑;也可能源于治疗联盟的破裂。部分有原生家庭问题的来访者对于治疗师在治疗中的立场极为敏感,一般会通过爽约或"忘记预约"来间接地表达对治疗师的不满;也可能是为了考验治疗师的可信任度。有的来访家庭在治疗之初通过失约或迟到等方式来测验治疗是否有可靠的、始终如一的限制规定。或者以此引起治疗师的关心和注意,来看看治疗师的态度和接纳程度。针对上述情况,治疗师需要坦率而公开地应答。如某个家庭在接连几次迟到后,治疗师可以与家庭就此问题进行讨论:"我发现最近几周你们都迟到,这给我带来了困扰。每次会谈因开始得晚,需占用我计划以外的时间,或者在约定的时间结束会谈,但这样你们就没有充足的治疗时间。为此,我们需要讨论一下,治疗是否可以如约进行,还是需要重新确定治疗时间。"治疗师恰当地处理这一问题,不仅能够有效地处理家庭的阻抗问题,而且还会让家庭觉得更安全,让家庭相信治疗师是可靠的、始终如一的。

(三)家庭成员不愿参与治疗的处理

在家庭治疗中,家庭成员常常会以各种理由拒绝参加治疗,治疗师需要把握家庭成员拒绝的原因,并慎重地处理。一般来说,家庭成员不愿参与治疗的原因主要有以下三种可能。一是家庭成员认为自己没有问题。因孩子的问题,家长一方强烈要求参加治疗,另一方可能会认为,自己没有问题,有问题的是孩子,与自己无关,我为什么要去。针对这一情况,治疗师要耐心地与不愿参与治疗的家庭成员沟通,让其认识到,虽然问题出现在孩子身上,但是作为孩子的家长,作为家庭中的重要一员,他的观点非常有价值,这与谁才是有问题的无关。如果他不来参与治疗,那么他的意见可能被忽略,或者是错误地评价其在家庭中的地位,这会影响家庭治疗的效果。二是对家庭中其他人不满意而不愿参与治疗。针对这一情况,治疗师要采取循序渐进、逐个处理的原则,不能贸然行动。一般来说，治疗师要先对家庭次系统展开工作，分别与家庭成员进行交流，获得一定进展、有一定把握后再将家庭中的所有相关成员聚在一起。三是家庭成员可能对治疗的价值有所怀疑，或者是曾有过家庭治疗或个别治疗的负面经历。对于这类家庭成员，治疗师需要与其探讨先前的治疗经历，以及对于治疗的看法。对不愿参与治疗的家庭成员，治疗师还可以提供一次家庭成员相互交流意见的机会，并保证他的意见、观点能够被倾听，同时他也将听到其他成员的观点与看法。这种会谈的目的在于有效地交流与沟通，而不是期待家庭成员作出改变。

四、与家庭治疗师有关的阻抗处理技术

(一) 治疗师发生阻抗的识别技术

在家庭治疗过程中，治疗师不仅要善于识别来自于家庭成员的阻抗，而且也要学会随时觉察、识别来自于自身的阻抗。卡瓦纳列举了来自治疗师的阻抗因素，具体如下：

1. 迟到或取消已约定的治疗时间，并且准备了一大套有关的理由。
2. 不是认真倾听来访者的谈话，也不是与来访者认真讨论问题，而是只顾自己说，让来访者听。
3. 会谈时走神或打瞌睡。
4. 会谈时不是讨论来访者的问题而是谈论自己的事情。
5. 常常忘记有关来访者的信息。
6. 给来访者提出不可能做到的要求。
7. 突然认为来访者有另一个"特殊问题"，要把来访者介绍给其他治疗者。
8. 拒绝与来访者讨论对方认为是很重要的问题。
9. 以讽刺的口吻对来访者讲话。
10. 与来访者讨论治疗者自己感兴趣的问题，而这种讨论并非有助于来访者问题的解决。

(二) 家庭治疗师发生阻抗的原因及处理技术

在心理治疗中，治疗师缺乏自信心、有刻板印象、过分关心爱护来访者以及在治疗过程中出现失误都会阻碍治疗的进行。一般来说，家庭治疗师发生阻抗的原因和处理技术主要体现在以下几个方面。

1. 治疗师满足自身某些需要的阻抗

在家庭治疗中，来访家庭某个成员的某些特点可能正好与治疗师的某些需要一致。此时，治疗师若把满足需要的努力带入治疗中，而这些需要却不是治疗过程所必需的，就会阻碍治疗的进行。例如，治疗师发现来访家庭成员之一是某学校的领导，自己的孩子就在这个学校读书，于是治疗师想要与其建立治疗关系之

外的个人关系，这时，治疗师就很难保持客观、中立的立场，从而给治疗带来不利的影响。又如，某些治疗师有着强烈的控制来访者的欲望，使得依赖性强的来访者变得更加依赖，独立性强的来访者无法接受而放弃治疗。针对这种情况，治疗师应严格要求自己，恪守职业道德规范，努力提高自我调控能力。若干扰已经出现，且已无法逆转，治疗师应及时将来访者转介。

2. 治疗师的某些特点与来访家庭不匹配

家庭治疗师在家庭治疗过程中，要采取价值中立的原则，但若想完全排除价值干预或价值影响也是难以做到的。治疗师与来访家庭在价值观念、信仰和重要的咨询观点等方面有明显分歧或发生严重冲突，则可能导致治疗陷入僵局。例如，治疗师努力影响家庭接受自己信奉的价值观，而来访者偏又拒绝接受时，则治疗就可能无法进行下去。又如，某位笃信当事人中心疗法的治疗师在咨询过程中坚持非指导的原则，而他面对的来访者是一个把治疗师当做有特别的专业知识、非同寻常的经验和办法的专家和权威者，治疗师非指导的方法就不能满足来访者的心理期待，反而使来访者感到失望和不满，因而也无法产生预期的效果。针对这一情况，治疗师应清楚自己的世界观、价值观及个人偏好的咨询方法，同时，也应尊重、理解来访者的价值观，这样才能妥善地处理治疗过程中价值观的差异、矛盾和冲突，既不将自己的价值观强加在来访者身上，也不替代来访者的价值选择。治疗师若已经给治疗带来了干扰且已无法改变，在条件允许的情况下，可将来访者转介给其他治疗师。

3. 治疗师进行干预的迟疑

在家庭治疗过程中，许多常见的问题会对治疗的正常开展产生干扰，尤其是在治疗的开始阶段。对于治疗中出现的阻碍，治疗师会出现干预的迟疑，主要是由于新手治疗师不敢开始干预，害怕干预失败。由于缺乏经验及初作治疗的焦虑，治疗师往往一直要到所有的情况都已经完全清楚的时候才敢于开始干预和治疗。由于治疗师花费过多的精力与时间收集信息，多次会谈也没有聚焦到治疗的重点上，这会使得来访家庭因体验不到治疗的进展而放弃治疗。针对这一情况，核心做法是治疗师要有从自身及他人的错误中学习的愿望，对任何信息都抱有开放的态度，以及接受支持性的、建议性的、安全的"现场"督导（使用录像或协同治疗师）。此外，治疗师在最初阶段确定治疗方向和计划之前，可以给来访家庭某些治疗性的礼物。这些礼物可以是对来访家庭寻求帮助的勇气的肯定，也包括正常化、重新赋义、放大家庭中的良性互动。同时，在两三次会谈之后，治疗师需要对当前的家庭问题进行再认识，确定治疗的方向和重点，并开始尝试去实施所确定的干预措施及方法。

4. 治疗师理论定位不清晰

治疗师在治疗过程中有明确的理论观点，并根据该理论观点确定清晰的治疗目标，采取恰当的治疗方法，这是避免治疗师引发治疗阻抗的重要因素。在治疗过程中，常见的是新手治疗师在学习了家庭治疗的相关理论知识后，有种强烈的冲动企图将自己所学的理论运用到实践工作中。由于缺少对于自身理论观点的定位，治疗师在建立关系和评估阶段之后，可能会采用"一揽子"的方式进行干预。例如，因着装问题发生冲突的母子在一次激烈的争吵后来到治疗室。治疗师在前两次治疗中主要关注亲子沟通与问题解决技巧，之后又开始运用家庭结构观点来处理母子之间的紧密关系，再之后又运用家谱图、家庭编年史等技术对各自的原生家庭进行分析与探索。治疗师在治疗中过于重视技术的运用，没有明确的理论定位，也不清楚对来访者工作的治疗目标和治疗领域，这使得治疗师与来访者都感觉迷茫、受挫。针对因治疗师理论定位不清引起的阻抗，治疗师要深入学习治疗理论知识，熟练掌握治疗理论。此外，在最初几次会谈时要设定清晰的目标，然后选择能够实现目标的理论观点，并能够有意识地将不同的理论加以融合。同时，确定治疗目标，对治疗目标按照重要性进行优先性排序。这样，治疗安排对于所有人都是清晰的，可以克服由治疗师理论定位不明确带来的治疗阻抗。

5. 治疗师的职业枯竭

职业枯竭是导致家庭治疗阻抗的一个重要原因。所谓职业枯竭又称"工作倦怠"，是指在工作重压下的一种身心疲惫、厌倦工作的状态，是一种身心能量被工作耗尽的感觉。研究表明，咨询师是枯竭的高发人群之一。家庭治疗师枯竭的原因主要是源于治疗师自身的因素，具体体现在以下四点：（1）过分认同来访者的需要。治疗师下意识地接受治疗关系是"要"与"给"的关系，并将其作为标准来要求和衡量治疗工作，容易导致治疗师枯竭症状的产生。（2）治疗师的人格特点。研究表明，某些人格和特点可能增加产生枯竭的危险性。通常具有积极、能干、有领导能力等人格特点的治疗师，他们有着完美主义、理想主义倾向，过分寻求认同，追求成功，遇事不愿求助。（3）受到来访者的经历和情感的影响。在治疗过程中，治疗师本人的创伤性经历可能被来访者的经历所激活。研究发现，治疗师个人的内在反应是其受损的基础。（4）治疗师的助人情结。美国 1986 年的一项研究证实：自卑感、缺陷感强的个体会将助人视为解决自己问题的途径。他们过度投入地为弱者工作是为了掩饰自己的弱点和痛苦，获得比别人强的优越感。作为一个人，治疗师也不可避免地会产生这种助人情结，但往往不易察觉。治疗师过分地投入治疗不仅不会帮助来访者，还可能让其产生挫败感，同时治疗师也可能深受影响，出现枯竭状态。

为避免因职业枯竭给治疗带来阻碍，治疗师需要认真做好以下几点：（1）及时为自己"充电"。治疗师要留有个人学习、提高的时间，让自己做事更有精力和效率。（2）治疗要有所节制。治疗师不能抛弃来访者，但也不能过分认同来访者的需要，甚至为了满足来访者的需要无节制地安排会谈，治疗师需要给予自己一定的自我调整、自我反思的时间。（3）治疗师需要建立一个强有力的社会支持系统。治疗师既要注意与其他治疗师加强沟通，获得专业上的支持与认可，同时，还要加强与家人、朋友等的沟通联系，获得他们的情感支持与帮助。（4）治疗师要充分认识到自身的局限性，设定清晰的职业行为边界，当觉得自己不能胜任时要及时帮助来访者作好转介。（5）治疗师要积极地看待枯竭现象，经常进行自我反思，从而保持自身躯体、情感和认知的健康状态，避免职业枯竭。

家庭治疗师在治疗过程中受阻是治疗早期工作阶段的普遍现象。只要治疗师能有效地运用自己的技术，熟练地掌握识别与处理阻抗的技术，那么，每一次受阻都是一次转机，既是与来访者建立良好治疗关系的契机，也是治疗师提升自信和胜任力的良好时机。

【建议参考资料】

1. 帕特森. 家庭治疗技术[M]. 王雨吟, 译. 2版. 北京：中国轻工业出版社, 2012.
2. 萨默斯-弗拉纳根 R, 萨默斯-弗拉纳根 J. 心理咨询面谈技术[M]. 陈祉妍, 译. 北京：中国轻工业出版社, 2001.
3. 李彩娜, 赵然. 家庭治疗[M]. 北京：中国轻工业出版社, 2009.
4. 尼科尔斯, 施瓦茨. 家庭治疗基础[M]. 林丹华, 译. 北京：中国轻工业出版社, 2005.
5. 徐汉明, 盛晓春. 家庭治疗——理论与实践[M]. 北京：人民卫生出版社, 2010.

【问题与思考】

1. 家庭治疗有哪些主要的基本技术？
2. 治疗师如何与来访家庭建立良好的治疗关系？
3. 如何运用家庭治疗的提问技术？
4. 治疗师为什么要制订家庭治疗计划？如何制订计划？
5. 家庭治疗评估技术主要包括哪几方面内容？
6. 治疗中阻抗产生的原因是什么？如何识别和处理阻抗？

第五章 结构式家庭疗法

【本章提要】

结构式家庭治疗诞生于20世纪60年代末到70年代初,在家庭治疗史上占有重要地位,并带动了整个家庭治疗的发展。本章主要介绍了结构式家庭疗法的基本理论、治疗程序与基本技术。在基本理论部分,宏观概括了结构式家庭疗法的三大理论根基:系统控制论、结构功能论与依恋理论。着重阐释了家庭结构、家庭次系统、界限、结盟、权力和联盟,以及功能正常和病态的家庭等结构式家庭疗法所涉及的核心概念。在理论介绍的基础上,着重概述了结构式家庭疗法的治疗程序,主要按照加入和顺应家庭、评估家庭互动、监控家庭功能失调的情境,以及重建家庭互动模式四个阶段依次进行。最后,本章着重介绍了家庭评估的四步模式,以及加入、表演、绘制结构图、隐喻和空间改变技术。

【学习重点】

1. 了解结构式家庭疗法的理论基础,并理解该理论涉及的核心概念。
2. 掌握结构式家庭疗法的治疗程序及家庭评估四步模式。
3. 熟悉并掌握结构式家庭疗法的常用治疗技术。

【重要术语】

家庭结构　家庭次系统　界限　结盟　权力　联盟　加入　顺应　追查技术　肯定技术　功能失调集合　表演　绘制结构图　隐喻　空间改变

米纽庆,1921年出生于阿根廷特里奥斯省的一个小镇,在20世纪60年代早期,开始了家庭治疗师职业,是结构式家庭治疗的创始人,整个家庭治疗早期的领军人物之一,其影响最深远的贡献在于其家庭结构的理论和一整套治疗技术的指南。他曾在以色列的军队里做过医生,1954年来到美国,在纽约开始精神分析训练。他于1965年成为费城儿童指导诊所的主任,并将这个规模不大的诊所逐步发展成世界性的家庭治疗和培训中心。1981年,他在纽约建立了一个结构家庭治疗的实践与训练中心。这个中心在他1996年退休后被

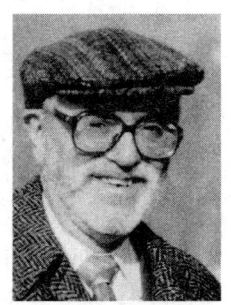

萨尔瓦多·米纽庆
(Salvador Minuchin)

更名为 Minuchin 家庭中心。他的经典著作有《家庭和家庭治疗》、《回家》等。他强调，问题之所以持续存在，症状病人之所以出现，是因为家庭结构的异常。改变症状的最有效方式是改变维持症状存在的家庭互动模式，协助整个家庭系统的成长。

结构式家庭疗法是家庭疗法的一种，产生于20世纪60年代，由米纽庆创立。在米纽庆及其同事的共同努力下，结构式家庭治疗的产生带动了整个家庭治疗的发展，可以说20世纪七八十年代是结构式家庭疗法发展的黄金时期，也是家庭治疗史上最富有创意并且发展出最重要治疗方法的时期[1]。结构式家庭疗法强调家庭结构对家庭关系的影响，把个体问题置于关系之中理解，是在个体的社会情景中处理个体问题的理论与技术，其目标不是直接解决问题，而是重建家庭结构，清晰界限，帮助家庭改变其惯用的不良沟通模式，建立良性互动的沟通模式。

第一节 结构式家庭疗法的基本理论

一、结构式家庭疗法的理论基础

结构式家庭治疗吸收了多学科的研究成果，如心理学、社会学、精神医学和社会工作的成果，其理论背景是丰富而多元的。这里，我们着重介绍结构式家庭疗法的三大理论根基：系统控制理论、结构功能理论和依恋理论。

（一）系统控制理论

20世纪40年代诞生的系统论和控制论是结构式家庭治疗的方法论基础。系统论强调全面而不是局部、历史而不是静止、开放而不是封闭的分析事物的视角，关注系统的结构、各次系统的功能、系统内和系统间的关系与互动以及它们的发展变化。控制论是研究系统如何通过信息处理和回馈机制实现自我调节、保持稳定的理论。

从系统论与控制论的思维方式出发，结构式家庭疗法将家庭看成是一个开放的、可以自我调节的有机整体：家庭作为一个开放的系统，它的开放性一方面体现在它本身要与外界不停地进行物质、能量和信息的交流，另一方面体现在家庭内部各次系统间也在不停地进行物质、能量和信息的交流。因为这种物质、能量和信息的交流，家庭系统要受外界的影响。为了保持系统的稳定，应根据环境的需要而不断地变化，实现一种动态的平衡；家庭内部各次系统相互作用，某一次系统的改变，也将引起家庭整体状况的变化；家庭系统中的互动关系，不是单一的线性因果关系，而是循环因果关系，在这种循环关系中，家庭成员的行为互为因果，也就是说每个家庭成员表现出来的行为可能是原因也可能是结果；家庭规

---

[1] 赵芳．与家庭共舞——结构式家庭治疗及其本土化[M]．南京：南京师范大学出版社，2008．

则是家庭用以维护家庭系统稳定的行为范畴,家庭通过罪恶感、症状等负向反馈来强化家庭规则,面对问题时家庭所反映的行为序列显示了家庭系统如何面对问题。

基于此,结构式家庭治疗师针对来访家庭的问题,从家庭系统的整体来分析,并将关注的重心放在家庭成员相互间的关系上,即使问题表现在个体身上,也要从整个家庭系统、个体在家庭整体中的功能以及与其他家庭成员的关系来分析真正的原因,将治疗的着力点从个体转移到家庭系统中的互动关系,并通过为家庭系统营造开放的氛围、提供有利于成长的条件,引导家庭系统达到稳定状态。系统论和控制论为结构式家庭疗法的"整体性"、"此时此地"提供了理论框架,同时,也指明了系统和关系取向的方向①。

(二)结构功能理论

20 世纪 40 年代,美国社会学家帕森斯(T. Parsons)提出结构功能理论,将社会看做具有一定结构的系统,社会中各次系统发挥各自功能并互相作用,从而促进社会整体发展。结构功能理论主要使用"结构"和"功能"这两个范畴分析社会系统,"结构"是系统各部分的组织方式,"功能"是各部分在系统中的地位、作用。通过系统层级的延伸,结构功能理论涵盖了从宏观到微观的社会生活的方方面面。

家庭治疗运用结构功能理论的核心观念,主要阐释了三方面的问题:家庭与社会大系统的关系;家庭与家庭内部次系统的关系;家庭与家庭成员个体的关系。结构式家庭治疗将家庭看做一个由若干有着不同功能的部分所组成的有机系统。家庭由若干人员组成,有着一定的结构,同时,由于家庭及社会需要,每个家庭成员扮演着不同的角色,承担着不同的任务,具有不同的功能、地位,如父母对孩子抚养、教育的职责,子女对老人的赡养义务等。

家庭治疗运用结构功能理论的核心观念,将家庭视做社会系统的次系统,家庭结构的稳定和功能的实现与社会状况有着密切的关系。随着社会环境的变化,为保持家庭系统的稳定,家庭的结构与功能也进行着适当的调整、变化;家庭是由多个次系统组成的复杂的系统,不同次系统在结构、功能上有着显著差异,它们互相影响、互相作用,共同构建家庭系统;家庭结构的缺失及功能的不完善,将会给家庭成员的成长造成一定的影响。因此,家庭中如果某个成员表现出问题,其真正的原因是家庭系统存在着问题。由此要想改变个人,关键在于改善家庭系统的结构和功能。

(三)依恋理论

20 世纪 60 年代,鲍尔比(J. Bowlby)创立了依恋理论,依恋理论主要探讨

---

① 祝菡. 结构式家庭治疗的理论及其应用评析 [J]. 社会心理科学,2007,22 (3,4):49.

父母与子女间的依恋关系，这为结构式家庭治疗了解家庭中深层次的亲密关系提供了有力的工具。

鲍尔比认为，个体少儿期的依恋关系经验影响着他们成长后人际关系的构建。有着安全依恋关系的儿童，在受到威胁、遇到危险时，会得到照顾者的支持、安慰和保护，并因这种支持、安慰和保护，使得个体能够很好地发展自主性，在探索未知环境时更有信心。如果儿童处于不安全依恋关系中，在受到威胁、遇到危险时，得到的却是照顾者的拒绝、漠视，儿童对依恋对象就会产生怀疑，有一种不安全感，会对人际关系产生焦虑，在其探索未知环境中也比较没有信心，在以后也可能有更多的人际冲突。

最早将依恋理论引入家庭治疗的是温尼（L. Wynne）。他认为，在关系的发展中最重要的就是依恋关系。在结构式家庭治疗中，根据依恋理论，通过不安全依恋关系来说明个体所表现出来的症状行为，是治疗师需要重点关注的环节。结构式家庭治疗师分析，孩子的不良行为与早期的不安全依恋、妻子的回避与矛盾型依恋、丈夫的憎恨与抗拒型依恋有关，并且认为这些关系形成了家庭的基础结构，因此，治疗师期望通过改善家庭关系，使之形成安全依恋关系，达到改变症状行为的目的。

二、结构式家庭疗法的理论假设与核心概念

（一）理论假设

米纽庆假设，在家庭中有一个无形的组织或结构，影响和规范着家庭成员的行为，这些结构可以帮助我们了解家庭的内部系统，为我们的诊断和治疗提供清晰指导。米纽庆认为，"本质上，用于家庭的结构方法是基于这样一个观念：一个家庭要大于其所有成员个体的生物心理动力之总和。家庭成员们根据主导他们相互作用的特定模式而发生联系，这些模式尽管常常没有明确的规定，甚至难以辨别，但它们却形成了一个整体——家庭的结构。这种结构的现实性具有不同于诸个体成员现实性的秩序。"① 米纽庆的一个重要的贡献是，提供了一套完整和系统的概念去了解和掌握家庭的结构、组织、动态和惯常相处模式。这为分析家庭互动过程提供了一个蓝图，揭示出了某些共通的家庭生活主题。

结构式家庭疗法的一个基本理论假设就是：个人的问题和症状的产生是家庭结构缺失和不良、家庭功能失调导致的；对个人的问题和症状的解释要在家庭交互作用的模式和背景中寻找；如果要解决个人的问题和症状，必须改变家庭结构

---

① 萨尔瓦多·米纽庆. 家庭与家庭治疗［M］. 谢晓健，译. 北京：商务印书馆，2009.

和互动模式①。

(二) 核心概念

结构式家庭疗法的核心概念主要包括：家庭结构、家庭次系统、界限、结盟、权力、联盟。

1. 家庭结构

家庭结构是结构式家庭治疗中最主要的概念。米纽庆认为，"结构是一组隐性的功能需求，它组织了家庭成员之间的互动方式。"② 简单来说，家庭结构是指家庭成员在相互交往的过程中形成的相对稳定的互动模式。它包括一套隐形的控制家庭互动的规则，反映的是家庭成员彼此互动的方式。重复出现的互动模式形成了家庭系统的基础，决定着家庭成员间的联结，如何时、何处联结，与谁联结等。而这些模式揭示了一个特定家庭为了维持自身的稳定性，以及适应不断变化的环境条件而选择的自身组织方式。比如当妻子与丈夫发生冲突时，妻子愤怒地抱怨、指责丈夫，可丈夫却默不出声，一点反应都没有。于是，妻子就转向自己的女儿寻找安慰，发泄自己的不满，"你看你爸爸，他就是这样不通情理。我简直是对牛弹琴。"当第一次争吵的时候，妻子、丈夫和孩子的互动是这样的，当这类情况重复出现，就容易形成一个模式，即当妻子与丈夫的关系不和谐时，孩子在中间就起到一个缓冲和调节的作用，这个家庭的结构就形成了。通常情况下，模式一旦建立起来就很难改变，但若家庭不断变化引起系统内的紧张和不和谐，模式就有可能改变。

值得注意的是，这里的家庭结构并不是一个静止的概念，它包含着家庭的动态过程，是一个具有弹性空间、可以作出相应变化的结构。

2. 家庭次系统

家庭是一个由多个人组成且非常复杂的系统，它拥有各个分化的次系统。家庭的结构是通过各个次系统的构成和互动表现出来的。家庭次系统是根据性别(父子/母女)、代际（父母/子女）、功能（父亲接孩子/母亲做家务）、共同的兴趣爱好（父子喜欢看球/母女喜欢逛街）来划分的。每一个家庭成员都可能属于不同的次系统，并且在不同的次系统中扮演着相应的角色。比如一个女性，她可以是女儿、妻子、母亲、姐姐、妹妹、孙女、儿媳等。每个次系统之间相互影响、相互制约、相互扶持构成了整个家庭结构的状态。通常，在一个核心家庭里主要存在夫妻次系统、父子（女）次系统、母子（女）次系统。这三个次系统都是相互平衡和相互制约的，它们若能够以整合的方式运行，那么就能够保护家庭系统的分化及完整性。夫妻次系统是基础，这一系统的任何功能失调都会在整个家庭有所反映。

---

① 张微. 结构式家庭治疗在家庭社会工作中的应用——以对一个混合型家庭的治疗为例[J]. 社会工作，2007（1）：42.

② 萨尔瓦多·米纽庆，查尔斯·菲什曼. 结构派家族治疗技术 [M]. 刘琼英，译. 台北：心理出版社，1999：74.

3. 界限

界限，是家庭经过长时间互动后产生的一种固定的互动模式，它规定了家庭成员的彼此接触程度，并保障家庭与次系统间的分离与自主。

界限在一个家庭内可有不同的形态。结构式家庭治疗认为，界限是从僵硬到松散的一个连续体，所有的家庭都会落在情绪纠缠（模糊的界限）和疏离（僵化的界限）这两个端点之间[1]。一般来说，家庭界限的清晰度是预测家庭功能的一个重要指标。在功能良好的家庭中，次系统界限是清楚的，家庭问题的产生是因为界限太过于僵化或太过于模糊。界限清晰而有弹性，家庭成员彼此独立存在，在需要支持的时候，又能得到家庭其他成员的关心和支持；界限模糊，是系统间缺乏分化，家庭成员过分卷入彼此的生活，人际距离很小，分离意味着叛逆，次系统之间相互替代和干扰，成员无法发展自主性，部分成员以牺牲自我发展为代价来获得家庭的归属感；界限僵化，疏离家庭中的成员虽能独立自主地活动，却很少有归属感，彼此间的距离很大，家庭成员常常缺乏相互依赖或在需要时寻求支持的能力。从积极的角度来讲，这样促进了自立，但疏离也限制了情感和互动，没有对家庭的忠诚，家庭人际距离大，有时甚至会形成难以逾越的鸿沟。

4. 结盟、权力和联盟

结盟是指家庭成员在进行家庭活动时彼此间产生的情感或心理上的联结。权力与权威和责任有关，是指家庭成员对一项操作结果的相对影响力，权力通常由家庭成员间的结盟产生，并且是影响家庭功能良好或功能失调生活的重要因素。联盟是反对第三方的特定家庭成员之间的结盟。稳定的联盟是固定的、顽固的联合体。它是家庭日常功能运行的一个起支配作用的成分。例如，夫妻关系紧张，时常发生冲突，家庭结构呈现出妻子与孩子界限模糊，形成结盟关系，丈夫被排斥在家庭之外，这样原本已经功能失调的夫妻关系因第三者（孩子）的卷入，冲突更加激烈，导致整个家庭的功能失调，孩子也受到了伤害。

三、结构式家庭疗法的治疗目标

结构式家庭疗法认为，家庭问题根植于家庭结构，家庭结构的异常是家庭成员症状出现与维持的重要原因，而个人的症状或问题只是家庭功能失调的表征。因此，个人症状必须在家庭的互动模式中才能充分理解，改变家庭成员症状的最有效的方式就是直接有针对性地改变家庭结构，协助整个家庭系统的发展，从而消除症状并鼓励个体的成长。

结构式家庭疗法的基本治疗目标在于治疗师加入家庭系统，协助家庭重建其

---

[1] 萨尔瓦多·米纽庆. 结构派家族治疗入门 [M]. 刘琼英, 译. 台北：心理出版社，1998：78.

结构，以改变家庭成员的行为及体验，促进家庭成员自由地、以非病理模式彼此联系。米纽庆认为，治疗的目标首先是结构的改变，问题解决只是一个副产品①。家庭成员任何一方的改变都可能会影响到家庭结构，同样，改变整个家庭的基本结构就会对整个家庭互动产生影响。

一般来说，具体目标的确立决定于每个家庭所呈现的问题以及结构性功能不良的特征。例如，对于纠缠的家庭，治疗目标应当是强化家庭次系统的界限，促进家庭系统间的分化，使家庭界限由模糊变得清晰；对于疏离的家庭，治疗目标应当是使家庭界限更具渗透性，增加家庭次系统的互动。此外，治疗目标也会在不同阶段而有所变化。在初始阶段，针对症状问题且能指明行动方向、具体而可行的目标是最可能获得家庭支持的治疗目标。如对生命有威胁的神经性厌食症状，治疗师可以运用行为技术、建议或者操控等帮助家庭尽快处理当前的紧急问题，以使家庭有精力去面对某些更深层次的问题。随着治疗的深入，治疗目标逐渐转向关系层面和认知取向的目标。

第二节 结构式家庭疗法的治疗程序

一、治疗关系

在心理咨询或心理治疗过程中，治疗关系是最为重要的方面。罗杰斯（C. R. Rogers）曾经指出，许多用心良苦的咨询之所以未能成功，是因为在这些咨询过程中，从未能建立起一种令人满意的咨询关系②。心理咨询或心理治疗实际上就是治疗关系的体现。同样，在结构式家庭疗法中，治疗师与来访家庭的治疗关系至关重要，它是决定治疗成功与否的关键。治疗师的地位不是中立的，而是积极主动的，必须加入家庭系统，成为家庭系统中的一部分。

在结构式家庭治疗过程中，治疗师常常扮演不同的角色来改变界限不清晰的家庭系统。当治疗师作为外来者的身份进入家庭中，家庭以原有的规则接待治疗师，这必然会引起系统的改变，原有的家庭系统此时形成一个新的系统，家庭—治疗者系统。治疗师运用自我来与家庭互动，以好奇、欣赏的眼光来面对自己与家庭的差异，这一态度传递给家庭时，也将引起家庭成员对自己所处系统及互动模式的好奇，并使其注意到自身家庭结构的僵化。在治疗过程中，治疗师要反复察觉自身的感觉、态度、与家庭的距离以及自己在更大的家庭治疗系统中所扮演的角色，再三通过家庭成员的反应检验自己所形成的假设和设计介入的治疗技术③。

---

① 尼尔科斯，施瓦茨. 家庭治疗基础 [M]. 林丹华，译. 北京：中国轻工业出版社，2005：143.

② 钱铭怡. 心理咨询与心理治疗 [M]. 北京：北京大学出版社，1994：27.

③ 洪幼娟. 结构式家庭疗法的应用技术概述 [J]. 宜春学院学报，2010，32（5）：80.

在结构式家庭疗法中,治疗师和来访家庭有三种距离关系。一是近距。治疗师以一种亲密的立场,使自己成为家庭成员达到自我尊重和获得地位的重要支持来源,积极地面对家庭,通过不断地体验及运用家庭的正向力量,寻找治疗的焦点。二是中距。以中性倾听的方式进入家庭,运用跟随的技术,倾听家庭叙述他们的故事,并随时寻找家庭互动中新行为出现的可能性,体察自己的情绪,以及与家庭成员相互间的关系。三是远距。治疗师以一种专家的姿态,观察家庭惯有的结构,并将家庭成员的互动模式编写成剧本,促使家庭成员在演出的过程中看到自身的问题所在,然后领导家庭以一种新的方式运作[1]。

上述三种关系,治疗师可以根据具体情境灵活、合理地运用。值得注意的是,结构式家庭治疗虽然特别强调治疗师自身是很重要的治疗工具,但治疗师运用自我也应该有一个度,加入家庭的过程中,应避免被卷入家庭的危险,同时,也应保持家庭的独立性。

二、治疗程序

结构式家庭疗法的治疗程序主要包括四个阶段:形成治疗系统、评估家庭互动、监控家庭功能失调的情境以及重建家庭互动模式。

(一)形成治疗系统

治疗师加入被治疗家庭,与被治疗家庭结合形成治疗系统,这是家庭治疗发生、家庭重构的基础。因此,治疗师在治疗过程中首先要做的事情就是与家庭建立良好的治疗关系。具体来说,形成治疗系统的过程主要是指治疗师加入与顺应家庭的过程。

首先,治疗师要加入家庭。加入强调治疗师恰当地运用自我参与到家庭中,为缩短与家庭成员之间的距离,直接与家庭成员和家庭系统建立关系,促进家庭结构的改变而与家庭进行接触。一般来说,治疗师以一种与家庭同调的方式通过与个别家庭成员的接触,逐渐加入到来访家庭的文化之中,观察这个系统,体验这个系统的压力。治疗师与家庭接触的方式很多,然而有些方式可被家庭接纳,有些方式则会遭到家庭的抗拒。治疗师要越过家庭与外界间的界限,寻求任何可能与家庭接触的契机,注意家庭中是谁来预约的、成员是如何表达家庭问题的、治疗过程中谁第一个发言、问些什么等;同时,治疗师也要精心选择向谁提问题、问些什么,以便与家庭成员积极地接触并加入到家庭中。加入不仅仅是形成治疗系统的一个重要过程,同时也贯穿于整个治疗过程中。

其次,治疗师要顺应家庭。顺应是指治疗师为达到加入的目的所做的自我调

---

[1] 赵芳. 与家庭共舞——结构式家庭治疗及其本土化[M]. 南京:南京师范大学出版社,2008.

适工作。每个家庭都有其独特的家庭规则、互动模式，治疗师以一个陌生人的身份加入家庭必然会对现有的家庭系统产生影响，威胁其平衡，使其产生阻抗。因此治疗师在加入的过程中还需顺应家庭。治疗师必须积极主动地确认和维护对家庭各次系统的支持，包括确认、支持某一个成员的优点或者在家庭中的地位。治疗师还要顺应家庭的风格和情感表达方式，如顺应家庭的沟通速度，放慢或加快自己的脚步；有意地激发与家庭相一致的个人部分；在接纳和尊重的基础上指出家庭功能不良的部分，给家庭带来希望，让家庭确信治疗师有改善现状的能力。

（二）评估家庭互动

评估与加入家庭的过程相互重叠，是一个整合的与持续进行的部分。所谓评估就是指治疗师加入家庭，并根据此时此地与家庭的互动、对家庭的观察而不断地形成关于家庭结构的假设。家庭评估从最初的治疗性访谈就已经开始，并贯穿整个治疗过程。对于结构式家庭疗法而言，早期评估的主要目的，不是评估或诊断家庭的问题，而是要发展进入家庭的路线图，顺应家庭处理问题的惯常风格。评估最终关注的是家庭的组织结构、家庭次系统功能发挥的程度、家庭系统中可能的联盟与结盟、家庭成员或次系统之间的界限，以及持续存在的家庭互动模式。在评估家庭互动模式时，治疗师应重点关注以下内容：首先，家庭中是谁最先来寻求帮助的，为什么是他（们）或她（们）来找治疗师？与问题相关的家庭成员是否愿意来？为什么？通过这些问题，治疗师大致可以了解他们对家庭问题的关注和参与程度，以及他们被问题或症状困扰的程度，同时也可以初步推测家庭成员间的关系。其次，治疗师要评估这个家庭正处于家庭生命周期的哪个阶段，系统的哪部分看起来是功能失调的，为什么家庭互动不好，哪一种家庭互动模式看起来特别有问题，为什么是此时出现家庭互动问题。

在评估过程中，治疗师必须将整个家庭都视为治疗对象，评估过程的目标可以说是扩展对问题的看法。这是因为家庭求助主要是为了解决问题，他们希望治疗师只是改变带症状者，而不是改变他们所惯用的互动模式。一般来说，治疗师可通过绘制家庭结构图的方法来评估家庭的互动关系，这既有助于治疗师整理他所得到的信息，也有助于治疗师建立假设，确定治疗目标。关于如何进行家庭评估，以及如何绘制结构图，将在治疗技术中作进一步的介绍。

（三）监控家庭功能失调的情境

米纽庆认为，家庭的问题是由功能失调集合的发展造成的。功能失调集合是指家庭成员在应对压力的过程中发展形成的家庭反应。家庭冲突情境一出现，这些反应就会重复地出现。例如，一位母亲数落正处于青春期的儿子时，父亲反对母亲的做法并站出来支持儿子，而小一点的孩子们则趁机加入其中，并且指责他们的哥哥。由此，我们可以看到，当家庭出现冲突时，所有的家庭成员都卷入其中，并形成各种联盟。家庭的组织结构没有发生变化，功能失调集合将在下一个令人厌烦的情境中重复出现。从某种意义上来讲，结构式家庭疗法的关键是如何对家庭功能失调集合进行有效的监控，以便及时发现并改变不良的家庭互动模式。

为此，治疗师在加入家庭的那一刻就要探究家庭结构与功能失调的情境，寻找弹性范畴和可能的改变。一方面，治疗师要带着评估与诊断的目的观察家庭的互动。另一方面，治疗师还要不断思考，修正先前所看到的和所形成的评估与假设。治疗师接下来应了解以下六个主要范畴：家庭所偏好的互动模式以及其他可利用的代替方式；整个家庭系统接受改变和重构的弹性与能力；家庭对个别成员行为的敏感程度（一般来说，纠缠型的家庭敏感度高，疏离型的家庭敏感度低）；家庭的生活背景，支持力量的来源和家庭生态系统中存在的压力源；家庭所处的发展阶段以及家庭执行该阶段任务的情况；家庭如何利用带症状者的症状来维持他们所偏好的互动模式①。

在此阶段，治疗师可以根据家庭功能失调集合的情况，积极运用相应的干预技术，如设定界限、跟随、活现、打破平衡等。需要强调的是，促进家庭改变的最好的工具是治疗师，而不是任何技术。治疗师主动挑战家庭僵化的、重复的互动模式，然后通过有意识地"解冻"这些模式，打破家庭系统的平衡，为家庭创造一个结构重组的机会。

（四）重建家庭互动模式

这一阶段的任务是帮助家庭调整过去僵化的家庭结构，也就是重建支配家庭互动的系统，以使家庭系统更有效地运作，并促使每位家庭成员的潜能得到最大化的发展。重建主要包括促成家庭危机、改变家庭规则、重新建立家庭界限、重新结盟、重新定义症状、改变对不良行为的支持模式，并最终改变家庭互动模式。下面主要介绍其中三种重建的方式。

1. 促成家庭危机

结构式家庭治疗中的危机有危险与转机两层含义：家庭面临打破旧有平衡的危险以及解决问题的转机。在治疗中，治疗师可以根据家庭的实际情况对家庭适当地施加压力，或对家庭提出挑战，使家庭陷入危机，让他们直接面对长期被回避的冲突，从而引导家庭改变原有僵化的系统结构，帮助家庭建立良好家庭互动模式。一般来说，治疗师可以通过以下三种方式促成家庭危机的出现：一是阻断不良的互动模式。每个家庭都有自己的家庭规则、习惯的互动方式，在治疗过程中，当家庭呈现出不良的沟通模式时，治疗师应在恰当的时机给予阻断。例如，家庭互动中常会出现这样的场景，父母往往忽视孩子的存在，不论什么问题都抢

---

① 赵芳. 结构式家庭治疗的理论技术及其与中国文化的契合性研究［D］. 南京：南京师范大学教育科学学院，2006.

着替孩子回答，不给孩子讲话的机会。治疗师在与家庭成员建立良好治疗关系的基础上，应对这一不良的沟通模式加以阻断，当家长再次试图替孩子回答问题时，治疗师可以说，"等等，我想听听孩子对这一问题有什么看法"，给孩子表达观点的机会并鼓励孩子自己回答问题，发展孩子的自主性。二是利用成员间的差异性。家庭成员有时为了保持和谐一致的表象，往往将与家庭不一致的内容掩饰起来。治疗师可以利用联结或限制的方式将家庭一向掩饰的差异性呈现出来，给家庭制造压力。治疗师在家庭成员各自表达了不同的观点后，可以这样说："不知你们有没有发觉，每个成员都有自己的观点，彼此之间存在着一定的差异。显然，以前你们没有关注过这个问题，现在你们可以讨论一下这个问题。"三是加入某个家庭成员或家庭联盟。治疗师在不同时间段分别支持不同的家庭成员，给家庭造成压力，然后整合家庭形成一个治疗系统。例如，治疗师在治疗过程中先支持母亲说出她的委屈，再支持父亲说出他的痛苦，最后支持孩子说出自己的感受与期望，这样，每个家庭成员都能清晰地看到其他人的想法和需要，从而促进家庭成员对家庭现实状况进行反思，帮助他们发展出适当的支持性反应。

治疗师在促成家庭危机、使家庭失去旧有平衡的过程中，一定要随时观察家庭成员的困惑和害怕的反应，评估他们应对危机的能力，提供适当的支持，协助家庭发展出解决问题的新行为。

2. 重新建立家庭界限

治疗师在引起家庭危机，观察到家庭呈现出的互动问题，尤其是家庭界限不清的问题之后，就需帮助家庭建立界限。也就是说，帮助家庭建立一种既彼此互相依赖同时又彼此独立的弹性原则，以促进成员的心理成长。建立界限主要包括两个方面：

一方面，帮助家庭成员建立个人的界限。治疗师可以制定一些简单规则来保护及促进个人界限的建立。例如，治疗师可以采取要求家庭成员倾听其他成员的谈话、相互交谈、不替别人回答问题、不谈论别人的行动和感受等加强界限的方法以维护成员的自主能力。针对孩子自主能力发展受到阻碍的家庭，治疗师需要让家庭尊重孩子的独立性，并创造适当的成长空间。例如，一个14岁的中学生，每天上学穿什么衣服由妈妈决定，什么时候睡觉要听妈妈的，身体不舒服妈妈打电话给老师为她请假等，面对这个母女纠缠的家庭，治疗师应帮助其建立清晰的界限。妈妈将成长的权力还给孩子，同时孩子在拿回权力的过程中要学会自主地完成自己力所能及的事情。

另一方面，协助家庭建立次系统的界限。首先，也是最为重要的是要建立清晰的夫妻次系统的界限。夫妻次系统界限僵化或模糊不清是造成家庭功能不良互动模式的主要原因。治疗师可以通过指定作业鼓励夫妻次系统进行有效的互动。

例如，夫妻之间交流少、沟通少，妻子将精力都关注到孩子身上，过度干涉孩子的学习、生活，孩子出现厌学问题，治疗师要求家庭每周开一次家庭会议，互相讨论生活中的问题，多交流与沟通。其次，也要建立清晰的亲子次系统界限。父母往往因为教育孩子的观点不一致产生冲突，如父亲管教孩子时，母亲则会充当保护者的角色，没有统一的标准，造成孩子的混乱与纠结。这时，治疗师需要指导夫妻次系统在教育孩子方面多沟通，并给孩子提供一个允许其自由成长的行为标准，以建立清晰的亲子系统界限。

在建立家庭系统界限过程中，不论是建立个人还是次系统的界限，治疗师都应始终以整个家庭结构重构为主要目标。

3. 重新定义症状

就是改变某一症状原有的含义，赋予它新的意义，从而为家庭提供一种更具建设性的、更合理的观点和解释。例如，治疗师对一个患厌食症的孩子的症状意义进行了重新定义，他对孩子说："从厌食到暴食，从不想吃东西到不想停止吃，这就如同你与母亲的关系一样。"这样一来，治疗师就间接迫使家庭重新审视他们以前对孩子的看法，并意识到家庭关系，尤其是母女关系对孩子的影响。对孩子症状的重新定义，为改变家庭功能失调的集合、改变存在问题的界限和家庭次系统，进而改变家庭的互动模式奠定了基础。治疗师使用重新定义的方法并不是要有意欺骗家庭，将有症状或问题说成无症状或问题，而是为了改变家庭观点，并最终能让家庭以新的选择为基础而改变其行为模式。

第三节 结构式家庭疗法的基本技术

一、家庭评估的四步模式

家庭评估的艺术在于，发掘到底是什么阻碍家庭达到其目标，并让家庭成员清楚如何从他们现在所处的困境来达成他们的目标。米纽庆和他的同事们对20世纪50年代以来家庭治疗的概念和技术进行仔细斟酌与研究，并在多年的临床实践基础上，为我们绘制了用以评估家庭并且为治疗指明方向的"地图"。其功能在于，治疗师在进入家庭与家庭访谈的过程中，即使每个家庭存在语言、文化的差异性，治疗师也能利用这幅导引的"地图"把握家庭存在与发展的共通的事实。具体来说，主要包括以下四个步骤。

（一）拓展家庭对问题的建构

一般情况下，家庭确信个别成员的问题主要在于其自身的内在机制。因此，治疗师的首要工作就是挑战家庭的确定性，探索症状的性质以及症状是如何发生的，把症状放到关系中去考察，看到家庭中问题和症状以外的事实，并对症状重新定义。其核心目的是，对目前存在的问题和带症状者去中心化，并将问题转为人际关系。该步骤是将治疗转化为家庭治疗的一个步骤，常用的技术包括：

1. 关注带症状者的能力范围；
2. 赋予家庭所认定的问题以不同的意义（重构）；
3. 探索症状本身的表现方式，并且重点关注细节；
4. 探索症状出现的背景；
5. 探索家庭其他成员的困难与带症状者的问题是类似还是不同；
6. 让其他家庭成员作为听众，鼓励带症状者描述症状及其所认为的症状意义以及对其他家人和家庭本身的看法。

（二）着重探索维持症状的家庭互动模式

治疗师要探索家庭成员的哪些言行导致了症状或问题的持久存在。治疗的关键在于，在不激起来访者抵触情绪的情况下，帮助家庭看到他们是如何维持着他们所带来的问题的。

通常情况下，症状的维持是由于家庭结构的僵化。这一步是持系统思维的各种干预方法的基础。家庭成员之间的相互影响存在互补的特点。治疗师往往会鼓励家庭成员以一种支持症状行为的方式去观察他们自身与带症状者的交互作用，让他们看到自己到底做了什么。如治疗师会问："你已经18岁了，但是你的行为表现得却只有十来岁，是谁把你变得这么小的？"再比如治疗师问孩子："父母出现矛盾冲突，争吵不休时，你会怎么做？""你妈妈觉得你很在意她，很关心她，你能详细地讲讲吗？"孩子回答："当我爸爸对妈妈发脾气时，我会为妈妈感到难过。"治疗师再问："你都会做些什么来帮助妈妈呢？"孩子回答："我会一直陪在她的身边，握着她的手。"这样，家庭维持症状的互动模式就会清晰地呈现出来。

在这一步骤实施过程中，治疗师可以根据不同的家庭和访谈情景选择恰当的技术，如充分使用非语言干预、隐喻、巧妙利用悖论策略等。

（三）结构化地集中探索过去

实施这一步的目的在于，探索重要家庭成员的过去对现在的影响。在治疗过程中，治疗师要对家庭中成年成员，尤其是父母的过去进行简短、有重点的探索，帮助他们寻找在以往的经历中是什么让他们选择了导致目前症状行为产生的僵化的行为方式，进而理解他们现在看待自己及他人的狭隘观点是如何形成的。那么，治疗师如何利用对过去的探索来促进对现在相处模式的拓展呢？

治疗师应将焦点指向已经揭示出来的导致困境的特定区域。在治疗中，针对某一个家庭成员，治疗师有可能会这样提问："在前几次的会谈中，我注意到，你对你妻子有许多不满，可是你却从来不说，从小你就不愿意对别人表达自己的真实感受吗？"或者问："在孩提时代，是一些什么样的经验导致你不敢面对自己的感受，一直回避争论？"或者问："你父母帮你挑选的这副透镜，影响、限制了你与妻子相处的能力,我想知道你是怎么变成这样的,在你还是个孩子的时候,你遇到了什么,你是如何选择这副透镜的?"

在这一步,孩子的角色是做一名听众,聆听他们父母过去的故事,更多地了解他们的父母。这样,进入到第四步时,治疗师就可邀请孩子加入进来,并成为积极的参与者。

(四)探索相关的改变方式

这一步骤的目的主要是重新定义症状或问题,并且寻找新的方法。经过前三步的工作,当勾画出一幅究竟是什么维持着家庭的困境,以及他们是如何形成这种方式的粗略的图画后,治疗师要与家庭成员一起探讨,家庭成员中谁需要改变,改变什么,以及谁愿意尝试去改变或谁不愿意去改变。这一探讨将会对处于困境中的家庭产生积极的作用。同时因为面临改变,家庭会出现不同程度的阻抗。因此,这一步的工作是很困难的,但对改变家庭,实现最终的治疗目标却是极为重要的。在治疗中,治疗师并不是凌驾于家庭之上,而是与家庭一起工作,运用相关的家庭治疗技术,有效地处理家庭对改变的阻抗,探索家庭改变的方向和可能性,促进家庭的改变。如治疗师对带症状者说:"你已经把你妈妈背在背上了,而且已经背了十几年,这应该是你爸爸的责任,不是你的责任,你为什么不把这份责任交还给他?"或者治疗师对那个不愿表达感受、回避争论的丈夫说:"你想继续成为一个不愿表达感受与观点、一直压抑自己的人吗?如果不愿意,你愿意做些什么改变吗?"

需要强调的是,治疗师要明白这幅"地图"有两条主线,一条是治疗师如何处理目前的症状;另一条是治疗师如何利用第一条故事的主线,促使家庭新的行为方式的出现。这两条主线是相互作用、交替曲折发展的。如在一个有心身症孩子的家庭个案中,孩子的头疼使得整个家庭都"头疼",这是第一条主线,而治疗师将这个带症状的孩子去中心化,有意识地拉开其与母亲之间过密的距离是第二条主线。

四步模式是一幅具有指引作用的"地图",是一个帮助治疗师探索家庭的工具,为治疗师提供了一个评估家庭的组织构架。心中有此"地图",就如同在大师的导引下,和大师一起完成一次共同的家庭治疗之旅,在这次旅行中不断创新,加入每个治疗师自己独特的方式。四步模式不是一成不变的,灵活地运用四步模式,正如米纽庆所说的,"便可以创造出新的可能性,成功也就唾手可得。"

二、常用的治疗技术

(一)加入技术

加入是治疗师为了形成治疗系统、进行家庭评估和诊断,以及促成家庭互动模式的改变而与家庭建立的连结。这一技术不仅在接触家庭、建立治疗系统的开始阶段相当重要，事实上在整个治疗的进程中，治疗师都要不断地运用加入的技术。米纽庆和菲什曼（Minuchin & Fishman）认为，治疗师加入家庭时，会根据其与家庭的不同亲密程度持有三种不同的立场，每种立场中需要运用到不同的加入技巧。

1. 运用肯定的技术以亲密立场加入家庭

治疗师可以暂时顺应家庭"习俗"以加入家庭，像他们的家人一样，遵循来访家庭的规则，对家庭可以被认同的优点给予肯定，或者对家庭承受的痛苦、困扰和压力等事实给予肯定，从而亲密地加入到家庭关系中去。这样的方式对于在会谈的初始阶段建立治疗关系尤为重要。

肯定技术的运用主要有两种方式。一种方法是共情，对某个家庭成员表现出来的自我情感性的部分给予共情性回应，如"你已经尽自己的最大努力了，但问题一直得不到解决，你感觉很烦恼……"。这种共情性回应，让来访者对治疗师产生知音的感觉，引发来访者的倾诉，促进交流的深入。另一种方法是问题转移，这种方法在肯定问题存在的基础上，巧妙地将家庭的视线进行转移，引导家庭思考真正的问题所在和解决的办法。比如有一个孩子，父母一吵架，他就会肚子疼，治疗师可以说："实际上你是不想让他们再吵架了，所以想用肚子疼转移他们的注意力，是吗？"对于一个心理年龄远小于生理年龄的孩子，治疗师可以说："你看起来就像七八岁的孩子，是谁让你一直没有办法成长呢？"对于总是相互指责的夫妻，治疗师可以对妻子说："你是对的。"然后对丈夫说："你也是对的。"最后治疗师说："不过，为了证明双方都是对的，你们就必须维持一种不断争吵的痛苦生活，是吗？"

治疗师运用肯定技术，能让家庭相信治疗师在认真倾听他们并愿意和他们一起面对和处理当前的问题。同时，也促使家庭将治疗师作为他们的支持力量和情感关怀的来源，而更加愿意接受治疗师加入家庭。但需要注意的是，治疗师与家庭建立的亲密关系是有"度"的，治疗师必须避免被卷入家庭，假如治疗师忘记自己的意图，过度加入家庭反而使治疗师可能被"同化"（induction），即治疗师在不知不觉中顺从了家庭病态的过程及结构，这样的话，治疗师在治疗过程中的运作将会受到严重干扰。

2. 运用追查技术以中间立场加入家庭

追查是治疗师在搜集资料的过程中常使用的一种技术。在结构式家庭疗法中，追查能够使治疗师带领家庭逐步探索问题，随着探索的深入，家庭会越来越信任治疗师，家庭系统变得越来越开放，愿意让治疗师进入家庭。

治疗师可以运用具体化技术追查影响问题本质的细节。如：

治疗师："孩子第一次出现厌学的问题是在什么时候？"

母亲："我们搬家后不久。"

治疗师："能说说你们为什么搬家，搬家后家里有什么变化吗？"

治疗师让家庭成员讲述家庭故事并将成员的行为放到人际背景中去探索，以促进成员发现家庭互动中存在的问题。如：

母亲："她总是不停地说谎。"

治疗师："能给我举个具体的例子吗？"

母亲："我不让她看电视，但知道她偷偷地看了。"

治疗师："你是怎么知道的？你是如何变成一个侦探的？"

治疗师以评论或隐喻，描述但不作判断的方式来追查，将家庭的不良互动状况呈现出来。如：

孩子："我真是不明白妈妈为什么事事都要管我，我也不理解，为什么一点小事就会让她情绪失控。"

治疗师："妈妈让你变成了一个'囚犯'，而且你也让妈妈变成了'囚犯'，你觉得是哪里出现问题了呢？"

追查的关键是由内容到过程，并把过程与内容适当地联系在一起。在追查时，治疗师需要了解家庭常用的语言，顺应家庭的现实状况。

3. 创造治疗情境以疏离立场加入家庭

这可以给家庭成员灌注能力与改变的希望。治疗师以专家的身份加入家庭，观察家庭惯用的沟通模式，并摘录对家庭有重要意义的词句，并以此与家庭互动，促进家庭成员的反思。例如，治疗中父亲说，"我真是不明白这个孩子到底是怎么了，对什么都挑剔，好像谁欠了他似的。"治疗师可以运用父亲话语中的"挑剔"、"谁欠了谁"来回应，"这是你的看法。那么，孩子，你对什么挑剔呢？你觉得是谁欠了你呢？"这样，治疗师的提问可促进父子进一步沟通，进而改变不良的亲子互动模式。

需要强调的是，治疗师的加入本身就会给家庭带来一些改变，在这一过程中，治疗师不应过分重视技巧的运用，而忽视了态度在治疗中的重要作用。治疗师的尊重、真诚、共情、倾听，可以给家庭成员信任、安全和温暖的感觉，从而促进家庭有勇气去探索、去改变。

（二）表演技术

表演技术，是指治疗师将家庭冲突带入会谈中，使家庭成员之间的冲突在治疗室中真实地表现出来，在这一过程中，治疗师观察矛盾冲突的过程，修正不合理的家庭互动模式，即治疗师主动地在治疗时间内创造出使家庭成员表现出功能不良的沟通场景。其作用在于呈现家庭成员的真实互动画面，了解家庭的结构。一般来说，家庭治疗师可以通过以下两种方式使用表演技术：

一是，让来访者说一些关于家庭的事情，这往往会涉及家庭的其他成员。比如母亲抱怨："孩子每天放学回家后就进自己的房间关上门，我问他吃不吃水果，问他在学校学习怎么样，他连理都不理我，一点回应都没有，他太不尊重我了。"治疗师可以问问孩子："听到你妈妈这样说，你对她的话有什么回应呢？"孩子可能会说："我也很想回家后与妈妈在一起聊天，可是妈妈句句不离学习，我也想回应妈妈，可是每次我只要一回应，接下来妈妈就会唠叨个没完没了。"接着治疗师再让妈妈回应孩子，引导母子对话，这样就可避免治疗师与家庭成员一一对话，有助于治疗师了解家庭更真实的互动模式。

二是，治疗师可以让来访家庭直接将他们的沟通场景再现出来。比如，孩子抱怨父母不尊重自己的意见，治疗师则可让家庭成员在治疗中直接表现出孩子认为父母不理解他、不尊重他的生活画面。再比如，高二的孩子因为买电脑与母亲发生激烈的冲突。母亲以影响孩子学习为由不给他买电脑，孩子产生逆反心理，出现厌学逃学问题。治疗师建议母子通过协商来解决冲突，并让他们在治疗室中现场谈判。治疗师认真观察他们是如何"谈判"的，发现母亲非常固执，儿子也承袭了这一个性，他们的谈判以失败告终。家庭治疗师让母子俩站起来，伸出手做互相推手的动作。开始时儿子猛推过去，母亲紧急避让。治疗师说："你们的谈判就像你们的推手，毫无弹性。你们要练习怎样均匀用力，相互配合，直到能做到很柔和地互推。"这时母亲有所领悟，希望和儿子再进行现场谈判。

在运用表演技术时，治疗师首先要善于观察和发现。其次，在家庭互动无法进行下去的时候，治疗师既可以告之家庭出了什么问题，又可以推动他们继续前进。例如，治疗师建议母亲与孩子去谈她的感受的时候，母亲与孩子的谈话变成了母亲对孩子的批评、指责，治疗师可以对母亲说："你胜利了！"这传达给母亲这样一个信息，你们是在争论究竟谁是正确的。或者治疗师也可以继续推动母子的互动："继续谈话，但是你要帮助妈妈谈她的感受，妈妈有些难以表达自己的感受，她可能需要你的帮助。"再次，治疗师要帮助来访者修正家庭不良的互动模式。

（三）绘制结构图

绘制结构图，主要是指治疗师在了解家庭真实互动模式的情况下，运用简明的线条和图形将家庭结构表示出来，以反映复杂的家庭关系与功能。一般来说，治疗师可用一些特定的线条来表示家庭成员的关系、界限与联盟等情况（见图5-1）。

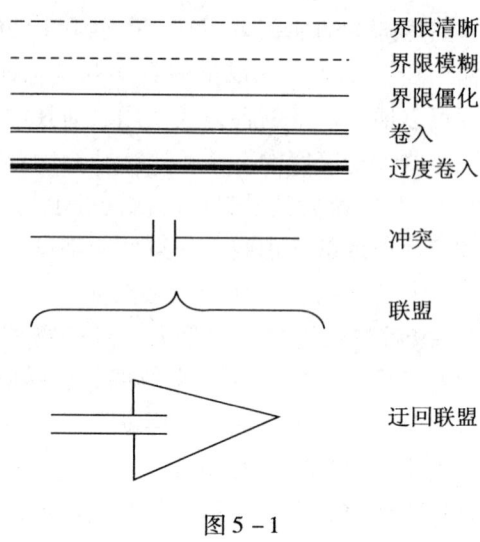

图 5-1

下面举几个例子来说明家庭结构图的画法。

1. 正常的核心家庭：

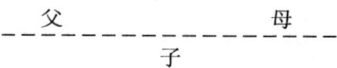

2. 父母与孩子疏离：

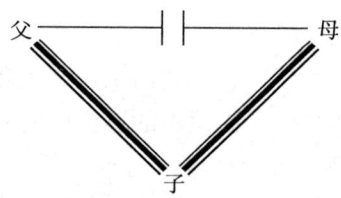

3. 父母存在明显的冲突，父母与孩子都是卷入关系：

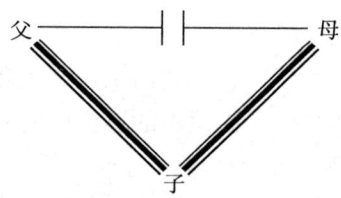

4. 家庭代际功能失调模式，母子界限模糊，母亲与孩子结盟，将父亲排除在外：

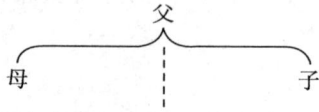

5. 夫妻存在冲突，并通过攻击孩子使他们的冲突迂回：

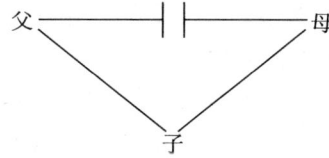

6. 孩子存在学校恐惧症，孩子与父母纠缠，与学校疏离：

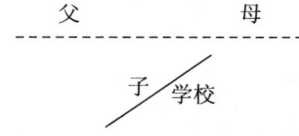

治疗师在画家庭结构图时应考虑到家庭的每一个成员，即使在家庭的症状或问题描述中可能与某个成员没有任何关系，画结构图时，也要将其包括在内，而不能忽略他。另外，家庭结构图是治疗师对家庭互动模式的假设的描绘，在接下来的会谈过程中需要不断地去验证和修正这些假设。

（四）隐喻技术

隐喻是指借着某一事物来阐述另一事物，二者具有相似性，因为我们清楚前者，因而便能很快地理解后者。在家庭治疗中，治疗师使用隐喻既可以揭开家庭貌似和谐温馨的假象，显示家庭真实的互动模式，也可挑战家庭成员，促进家庭有更多的思考，但又不会让他们觉得难受而进行自我防卫。例如，在面对因爱而纠缠在一起的家庭时，治疗师可以说："爱是一个金子做的的鸟笼，无比贵重，但笼子却将鸟儿困住，使其不能飞向天空。"家庭中的母亲常常要为孩子做主，不给孩子自我成长的空间，治疗师可以这样说："你爱孩子，你是孩子的拐杖，孩子只有拄了你这根拐杖才会走路。"面对一个守旧而固执、历史包袱沉重的家庭，治疗师可以说："我感到这个家庭没有门窗，让人有些窒息。你们回去后能设法开几扇窗户吗？"在面对孩子与父母之间的循环效应时，米纽庆说："孩子下鱼饵，父母就上钩，就像鱼儿一样让孩子钓上。钓鱼人和鱼之间存在一种循环。你们就在这两者之间摇摆，时而是钓鱼人，时而是鱼。"

（五）空间改变技术

空间改变技术是另一种形式的隐喻，它将家庭成员间的互动关系以一种更加简洁而直白的形式呈现出来。一般来说，在结构式家庭疗法中，空间改变技术主要表现在两个方面。一是，治疗师与家庭成员间空间距离的改变。这往往可以改变家庭成员对于此时此刻治疗信息的关注程度。例如，当治疗师在治疗过程中要对家庭强调一个严肃的信息时，治疗师可以走近某个家庭成员，站在他面前，并以一种恰当的声调和语速强调其所讲内容的重要性；当治疗师发现家庭成员呈现出家庭互动时，治疗师要为家庭成员创造一个类似于家庭的互动空间，他可以将自己的椅子移后一些。二是，治疗师改变家庭成员之间的距离。例如，在面对一个孩子介入父母关系的三角化家庭，治疗师可以运用空间改变技术，让父母坐在一起以强调两人关系的意义，让孩子坐到一边以强调他是夫妻关系的介入者。治疗师可以对父母中的一方说："孩子坐在你们中间，孩子填补了你与妻子之间的空隙，为了帮助你的妻子与孩子分离而又不感觉孤单，你需要靠近你的妻子。"治疗师可以对孩子说："你知道爸爸为什么没有好好照顾妈妈吗？可能是因为你坐在他们中间，使得爸爸没有机会去亲近你的妈妈，你能将座位还给爸爸吗？"

空间改变技术常常会产生出其不意的效果。它不仅可以将问题直接呈现给家庭，使空间改变的过程中包含着行为的改变，而且还隐含了家庭的未来改变方向，给家庭更多的思考空间。

【建议参考资料】

1. 萨尔瓦多·米纽庆. 家庭与家庭治疗[M]. 谢晓健, 译. 北京：商务印书馆, 2009.
2. 萨尔瓦多·米纽庆, 李维榕, 乔治·西蒙. 掌握家庭治疗：家庭的成长与转变之路[M]. 高隽, 译. 2版. 北京：世界图书出版公司, 2010.
3. 萨尔瓦多·米纽庆, 麦克·尼克. 回家[M]. 刘琼瑛, 黄汉耀, 译. 太原：希望出版社, 2010.
4. 赵芳. 与家庭共舞——结构式家庭治疗及其本土化[M]. 南京：南京师范大学出版社, 2008.
5. 戈登堡 I, 戈登堡 H. 家庭治疗概论[M]. 李正云, 译. 6版. 西安：陕西师范大学出版社, 2005.

【问题与思考】

1. 结构式家庭疗法的基本假设和理论基础是什么？
2. 结构式家庭疗法的治疗程序主要包括哪几个阶段？
3. 读完本章，你掌握了结构式家庭疗法的哪些治疗技术？
4. 根据所学内容，请你描述一下自己的家庭结构图并绘制出来，与家人分享。
5. 简述结构式家庭疗法中家庭评估的四步模式，并尝试对自己的家庭作简要的评估。

第六章　萨提亚模式家庭疗法

【本章提要】

萨提亚家庭治疗模式起源于20世纪五六十年代，由维吉尼亚·萨提亚女士创立并以其名字命名。萨提亚模式家庭疗法是有着独特的治疗理念和干预技术的家庭治疗方法，萨提亚本人将其确定为人性验证过程模型，可划入体验式家庭治疗体系。本章着重介绍了萨提亚对"世界"尤其是对"人"的基本假设、基本观念，以及生存姿态、家庭规则、冰山理论等基本理论；归纳总结了萨提亚模式家庭疗法的基本核心治疗元素；阐释了萨提亚模式家庭疗法的四个普遍性总目标，即提升家庭成员的自尊、帮助家庭成员对自己作出选择、鼓励家庭成员对自己负责任、促进家庭成员和谐一致，家庭评估的四个主要方面，即家庭系统的开放程度、沟通模式、自尊或自我价值感、家庭规则，以及家庭的改变过程；着重介绍了沟通姿态、家庭雕塑、家庭重塑、模拟家庭、个性部分舞会、冥想、温度读取等治疗技术。

【学习重点】

1. 了解萨提亚模式家庭疗法的理论假设，学习萨提亚模式家庭疗法的基本理念。

2. 理解萨提亚生存姿态、家庭规则、冰山理论等基本理论以及基本核心治疗元素的内容。

3. 掌握萨提亚家庭治疗的目标、家庭评估的四个方面、家庭转化性改变的七个阶段。

4. 熟悉萨提亚模式家庭疗法的治疗技术。

【重要术语】

成长模式　等级模式　生存姿态　家庭规则　冰山理论　沟通姿态　家庭雕塑　家庭重塑　模拟家庭　个性部分舞会　冥想　温度读取

■ 家庭疗法

萨提亚，家庭治疗的先驱，国际著名心理治疗师，美国的《人类行为杂志》称其为"每个人的家庭治疗大师"。美国《心理月刊》杂志于2007年对在过去25年间具有影响力的心理治疗家进行调查，萨提亚排名第5位，是唯一入选的女性心理学家。1951年，萨提亚开始尝试家庭治疗，1955年，她加入伊利诺伊州精神病学院教授"家庭动力学"。1959年，她加入著名的加州心理学研究所（MRI），举办了历史上第一个家庭治疗训练课程，推动了有关家庭治疗的研究和训练。经典著作有《联合家族治疗》、《新家庭如何塑造人》、《萨提亚治疗实录：逐步示范与解析》、《萨提亚沟通模式》、《萨提亚家庭治疗模式》等。她凡事皆以人为本位，强调每个人都是独特的。她坚信人们拥有不断成长、改变和获得新认知的能力，最早提出在人际关系及治疗关系中"人人平等，人皆有价值"。在治疗中她着重提高个人的自尊、改善沟通及帮助人活得更"人性化"，旨在促进个人达到"身心整合，内外一致"。因其所用方法与传统治疗方式迥异，故被称为"萨提亚治疗模式"。

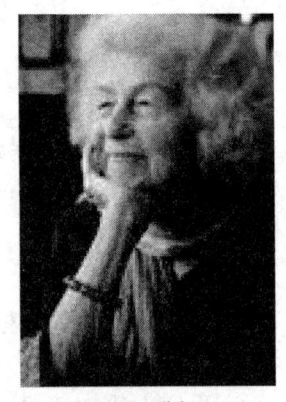

维吉尼亚·萨提亚
（Virginia Satir）

萨提亚家庭治疗模式起源于20世纪五六十年代，是由维吉尼亚·萨提亚女士创立并以其名字命名。维吉尼亚·萨提亚是家庭治疗流派的创始人之一，美国著名的《人类行为杂志》将其誉为"每个人的家庭治疗大师"。因其帮助成千上万的家庭和个人更加幸福、和谐，萨提亚模式家庭疗法在国际家庭治疗领域有着广泛而深刻的影响。

萨提亚模式家庭疗法有着独特的治疗理念和干预技术，被有些学者划归为"经验—人本"取向的治疗模式，而萨提亚本人将其确定为人性验证过程模型，可划入体验式的家庭治疗体系。约翰娜·施瓦布（Johanna Schwab）认为，萨提亚模式是一个动力的、根本的、人性化的成长系统取向，是一种兼具体验性、认知统整性和有丰富行为训练的家庭成员的学习过程，它整合已有的资源，并作出适合的改变，以朝向赋予能量、个体的痊愈和成长的功能健全的系统转化。萨提亚模式家庭疗法的最大特点是在家庭关系背景下注重提升个体的自尊水平、改善沟通及帮助人活得更"人性化"，而非只求消除"症状"。治疗的终极目标旨在促进个体的自我成长、自我完善，即实现"身心整合，内外一致"，使家庭达到和谐与幸福。萨提亚曾说过，治愈了家庭也就治愈了整个世界。

第一节 萨提亚模式家庭疗法的理论概述

一、萨提亚模式家庭疗法的理论假设

任何治疗模式都有其特有的对"世界"，尤其是对"人"的基本假设。人们如何认识世界，影响着他们如何建构其治疗理论与方法。我们要理解萨提亚是怎

样发展并建构家庭治疗理论与方法的，就有必要了解她对"世界"，尤其是对"人"的基本观念和基本假设。

萨提亚认为，以往绝大多数模式都是用成对的反义词来感知世界，认为人们非"善"即"恶"，或者不是"病态"就是"健康"，这是一种过于简化的方式，被称为"威胁与奖赏模式"或"等级模式"。与传统的世界观与人性观不同，萨提亚受系统性思维、积极存在主义理念的影响，在与个体及家庭工作的临床实践基础上，形成了自己独特的世界观和人性观，并称之为"种子模式"或"成长模式"。萨提亚认为，人们对于世界的感知可以从其对个人的定义、对人际关系的定义、对事件的解释以及对改变的态度这四个层面加以评估。了解了人们是如何理解这些现象，怎样在其中表现，以及怎样沟通的，就基本上可以了解他们的生活状态。经过比较分析，萨提亚认为"成长模式"与"等级模式"存在着很大差异，具体体现在以下四个方面。

1. 对关系的定义。在"等级模式"中，人们之间是一种支配—服从的关系，人们或者支配对方，或者服从对方，在这种关系中，角色与地位常常与自我认同发生混淆，支配角色通常意味着优越感和权力，服从角色意味着劣势地位和无能为力，表现出不平等的关系，在这种模式中，即使支配者拥有超越服从者的力量，但是却也会感到孤立、恐惧、愤怒、怨恨以及不信任；在"成长模式"中，人与人之间是平等关系，角色和地位与身份截然不同，角色仅仅意味着在某一时刻的某一段特殊关系中的作用，人们在人际关系上、彼此联系中、个人兴趣方面以及对相似性和差异性的接纳上是平等的，感受到爱、自我拥有、对他人的尊重、表达的自由，以及自我确认。

2. 对个人的定义。在"等级模式"中，个体对自己的定义取决于他人的准则，是建立在行为规范基础上的。个体以顺应和服从为标准，通过外部的期待和对比来判断自己。期望能够像别人一样去思考、感受和行动，通过竞争、评价、顺从和模仿来达到外部标准，个体认为自己应该变成其他的样子，忽视或否认自己的感受和彼此间的差异。在"成长模式"中，每个人都是独特的，并且有能力通过内部的力量源泉对自己重新定义。人们生来就具有精神基础和崇高性，人类具有一种普遍存在的生命力量，每个人所具有的价值都是平等的，可以充分自由地表达感受，接纳彼此的差异。

3. 对事件的解释。在"等级模式"中，个体对事件的解释是线性的，接受了只有一种正确方式可以解释现实，而且任何结果只有一个原因的外部期待。个体为了接受占主导地位的权威看法，否认自己的经历和体验，否认自己的所见、所听、所感。诸如"它本来就是这样"、"这是清楚明了的"等想法导致了操纵的产生，限制了个体的原创性及发现精神。在"成长模式"中，事件的原因和结果是多元的。每件事情都有许多种解决方式，我们需要做的是在众多方式中选择最恰当的方法。个体能够超越事情的表象来理解它所处的情境，以及对其产生作用的因素。个体运用反复思考和系统的方法，促进个体获得新信息、新发现。

4. 对改变的态度。在"等级模式"中，个体不喜欢变化，害怕未知的东西，只用对和错来评判改变。人们因对改变的恐惧而竭力维持当前的状态，拒绝任何新的可能性，有时宁可选择一种功能不良的熟悉方式，也不会选择让人舒适的方式或未知的改进模式。"你不知道自己将会陷入何种困境中"、"你将会失败"、"不要捣乱"等类似的观念与想法在这一模式中极为常见。在"成长模式"中，改变是持续、至关重要且不可避免的，人们虽对未知也会心存恐惧，但愿意冒险，接受、欢迎并期待改变的到来。安全感是基于信心而非基于熟悉感。人们能够识别改变信号，辨别改变是否适合自己，并对改变持开放的态度，能够获得许多新的选择机会。

二、萨提亚模式家庭疗法的基本信念

治疗模式是建立在一系列的信念和假设基础上的。萨提亚基于对人性、家庭以及心理治疗的独特理解形成了其独特的治疗理念。下面主要介绍萨提亚模式中的比较普遍的治疗信念与原则。

1. 改变是有可能的。即使外在的改变非常有限，内在的改变还是可能的。
2. 父母在任何时候都会尽其所能地做到最好。
3. 我们每个人都拥有一切所需的内在资源，以成功地应对压力及成长。
4. 我们有很多选择，特别是在对压力而非对情境作出适当反应时。
5. 治疗需要关注健康及正向积极的方面，而非病理、负向的方面。
6. "希望"是"改变"的一个极为重要的因素或成分。
7. 人们因相同而有所联结，因相异而有所成长。
8. 治疗的主要目标是成为我们自己的决策者。
9. 我们都是相同生命力量的展示。
10. 大多数人倾向于选择熟悉的而非舒适的应对方式，尤其在压力下。
11. 问题本身并不是问题，如何应对才是问题。
12. 感受是属于我们的，我们都拥有它们。
13. 人性本善。我们需要找寻自己的内部财富，以便联结及确认我们的自我价值。
14. 父母通常会重复其在成长过程中熟悉的家庭模式，即使这种模式是功能不良的。
15. 人们无法改变过去曾发生的事情，但是可以改变事情对他们的影响。
16. 欣赏并接受过去可以提高我们管理现在的能力。
17. 迈向整合统一的目标就是接纳父母也是普通人。在他们本身具有的个性

水平上与他们交往，而不是仅仅与他们的父母角色沟通。

18. 应对是自我价值层次的显现。人们的自我价值越高，则应对的方式越健康。

19. 人类的过程具有普遍性和共通性，因此适用于一切情境、文化及环境。

20. 过程是通向改变的途径。内容形成了改变得以发生的情境。

21. 萨提亚模式最主要的目标是达到表里一致及高自尊水平。

22. 健康的人际关系建立在价值平等的基础上。

上述萨提亚的治疗信念在其治疗方法和技巧中都有所体现。可以说，这些治疗信念本身就可成为治疗的一个部分。我们可以对照上述的治疗信念，特别是家庭治疗中改变是如何发生的信念对自己进行评估，这有助于我们对人、对关系、对事件、对改变有更深入的理解，从而促进自我的和谐和家庭的和谐。

三、萨提亚模式家庭疗法的基本理论

（一）萨提亚生存姿态

生存姿态是由萨提亚总结出来的，主要是指在压力情境下，个体对他人、环境和自己的应对方式，反映了个体的低自我价值感和不平衡的状态。在这种状态下，个体将属于自己的权利拱手让给他人。萨提亚认为，个体有四种基本的生存姿态：讨好型、指责型、超理智型、打岔型（见表6-1）。她认为任何一种沟通都涉及自我、他人和情境三个层面。

表6-1　萨提亚四种基本生存姿态

生存姿态	姿态雕塑	言语与行为	情感及内心体验	心理与生理影响	资源
讨好	讨好	同意： 这全是我的错，没有你我什么也不是；我在这儿就是为了让你高兴。 依赖型的受难者："好得过分"的行为操守、乞求、屈服。	乞求：我很无助、恳求的表情和声音、虚弱的身体姿势； 觉得自己无足轻重，毫无价值。	神经质、抑郁、自杀； 消化道疾病、肠胃问题，如恶心、糖尿病、偏头痛、便秘。	关心、敏感
指责	指责	否定： 你从来没做对过一件事。你怎么回事？这全是你的错。 攻击： 批判、命令、寻找错误	责备： 在这里我是头儿。强有力的身体姿势、僵硬紧绷。 孤立： 我是孤独而且不成功的。	偏执狂、违法、杀人； 肌肉紧张和背部问题、血液循环问题和高血压、关节炎、惊恐、哮喘。	自信

(续表)

生存姿态	姿态雕塑	言语与行为	情感及内心体验	心理与生理影响	资源
超理智	超理智	极度客观：经常提到准则和"正确的"事物；抽象的语言和冗长的解释。独裁主义：僵化的、原则的、理性化的行为；操纵的，强迫性的。	严厉、冷淡："一个人必须冷静、镇定——不惜任何代价。"僵硬的身体姿势；如果要表达，就一定要做到最好。感到脆弱和孤立；不能表现出任何感受。	强迫性、社会退缩、紧张症等；干燥性疾病，包括黏液、淋巴液以及其他分泌液干涸，癌症，单核细胞增多症，心脏病，背痛。	才智
打岔	打岔	无关的：毫无意义，脱离重点；常常在对话当中离题千里。心烦意乱：不合时宜的行为；打断别人。	混乱：我并不真的在这里；有持续活动的特点；生硬和松散的身体姿势。没人关心这个；没有属于我的地方；缺乏平衡；通过打断来获得别人的注意。	迷茫、不合时宜；中枢神经系统问题，肠胃疾病，恶心等，糖尿病，偏头痛。	有趣、自发、创造力

1. 讨好

讨好是感到生存受到威胁的个体的主要应对方式。讨好者的特点是忽视自己的价值与真实感受，极为重视他人和情境。他们对所有的事情点头称是，往往展现出令人愉快的面目，因此得到大部分文化和家庭的高度接纳。值得注意的是，讨好与对人亲切和善是截然不同的，后者是表里一致的，而前者是以牺牲自我价值为代价的，讨好者向他人传递出这样的信息：我是不重要的。这样的人内心缺乏安全感，害怕别人不喜欢自己、不接纳自己。讨好时的内心独白有"我不值得一提，我不值得被爱"，"我应该永远对别人和颜悦色"，"这全是我的错"，"我不可以冒犯任何人"，"我决不能让别人生气"。

2. 指责

指责是一种与讨好截然相反的生存姿态。指责者不断责备他人、烦扰他人，认为只有自己和情境是需要考虑的，自己决不可以表现得软弱。这样的人其实内心缺乏安全感，他们觉得外界的威胁很多，因而习惯于通过将责任推给他人，攻击和批判他人的方式来自我保护。他们常用的口头语有"都是你的错"，"你到底怎么搞的"。指责者因其爆发性的特点，常会影响亲密关系的建立，内心经常体验到孤独、不成功。

3. 超理智

其显著特征就是忽视自己和他人的感受和价值，仅仅关注环境背景，保持非人性的理性与客观分析，排斥感受，不允许自己也不允许其他人关注自己的感受。重视数据和逻辑水平，凡事都力求完美，常常使用复杂的术语及详尽的描述，传递出这样一个信息，即"我的生存取决于别人佩服我理性的能力，情感是多余和危险的，我必须用理性来克制自己和别人的感受"，自己永远是正确的。我们一般将这类人看做是严厉的、原则性的、令人烦闷的，或是强迫性的。

4. 打岔

这种姿态常与搞笑或滑稽相混淆，与超理智姿态相对立。与沉默而稳定的超理智的人相比，处于打岔姿态的个体似乎一刻也不能保持静止，其姿态和动作总是显得不合时宜且毫无目的。他们不断变换想法，使人很难了解他们的真实想法和感受，他们似乎什么都不在乎也很难承担责任。打岔者坚信，只要他们能够将注意力从引起压力的话题上转移开，就可以生存下去。自我、他人以及环境对于打岔者来说不具有任何价值。他们缺乏平衡，通过打断来获得别人的注意，内心体验是"没人关心这个"，"没有属于我的地方"。

萨提亚认为，个体使用这些生存姿态，主要是为了保护其自我价值避免受到言语或非言语的、知觉到或假定存在的威胁。实际上，个体在学龄前就通过人际互动和阐释形成了自己典型的生存姿态。当然人们并不是所有时候都只处于某一种典型的沟通姿态，在不同情境中，人们可能会采用不同的应对方式，当一个人长时间讨好他人而内心压抑了太多的愤怒时，就开始转化为强烈地指责他人，然后又从指责变为超理智或打岔。这些生存姿态都是不健康的，是在不了解其他生存方式的基础上形成的。这些不健康的生存姿态是家庭系统功能失调的特征。

萨提亚指出，不要局限地认为这些只是生存姿态，而应将这些姿态视为一种信息，象征来访者生活在他们冰山的不同层面，然后利用这些信息和来访者建立联结。治疗师应该看到，每一种应对姿态都包含着达到完善的种子。讨好中隐藏着关怀的种子，我们给讨好者增加一些自我感怀的资源，他们就可以恰当地关怀自己和他人；指责中隐藏着果断的种子，如果为指责者增加一些对他人的肯定，就可以同时达到表里一致和自信的效果；超理智中有才智的种子，需要增加一些对于自己和他人的承认；打岔中存在的则是创造和变通的种子，需要将自我、他人和情境多个方面都接纳和整合，才能够利用自身的创造力、自发性以及恰当的幽默感来实现表里一致的目标。

良好的生存姿态是表里一致。一致性是指一种要使用一致性的言语和一致性的情感的沟通方式，它是我们追求达到的一种完满的生存状态，也是萨提亚模式治疗的重要目标之一。在家庭治疗中,主要是帮助人们在三个层次上建立一致性沟通:第一个层次主要关注与我们的感受保持接触,倾听我们的感受与身体信息,继而接纳和承认,并能处理这种感受;第二个层次主要是在知觉上和自尊上的处理,即改变我们的知觉,放弃我们曾经投射在他人身上的未实现的预期,重新巩固我们的自尊,从而实现我们自己与我们的沟通方式和内心体验达到和谐一致的状态,能够表里一致地表达自己;第三个层次主要是实现我们与自己的灵性精华,即萨提亚称之为普遍生命力的力量保持和谐一致。所谓生命力,是指我们在整个生命过程中,在身体上、情绪上及灵性上的积极动力。我们与生俱来的生命力,具备独特性,具备自我价值[①]。这体现了萨提亚整体的哲学观,这种哲学观承认人类个体内部生命力量的存在,同时,这也是萨提亚治疗模式努力追求的目标。

(二) 家庭规则

规则是家庭结构和功能中的一个重要部分。在萨提亚模式中,家庭规则是指家庭成员学习而来的家庭中的一些期待,也就是"应该"如何与人打交道,如何处理现状,它们通常都包含一些像"应该"、"必须"和"绝不"这样的词汇。每个家庭都有一些说出来或没有说出来的规则来界定每个家庭成员的角色,规范其言行举止。其中,那些没有说出来的家庭规则,因为没有界定清楚,过于隐讳含糊,可能会带来家庭成员的理解和期待不一,使得家庭无所适从,造成矛盾和冲突。有些家庭规则规范的是个体内心的感受和情绪,它往往导致家庭成员长期的压抑。如有的家庭限制家庭成员表达愤怒和悲伤;有的家庭只能间接地表达亲密和爱;有的家庭"性"是不能公开谈论的。还有些家庭的规则是多代传承下来的,但随着情境的变化,并未进行修正或改进,这样就限制家庭成员个体的和整个家庭的成长发展。

萨提亚认为家庭规则应成为人们的生活指引。适当的家庭规则有益于培养良好的家庭关系,从而促进家庭及其成员健康成长。家庭规则如果过于绝对、僵化,或者非人性化,甚至规则之间相互矛盾,就会影响家庭成员个性的发展,妨碍家庭关系的良性发展。如果一个家庭的规则能够允许自由地对所有的事情作出评论,不管这件事是痛苦的、欢乐的还是罪恶的,那么这个家庭将会有最好的机会发展为成长型家庭。这样的家庭其规则是人性化、富有弹性、可以公开的,是允许家庭成员根据具体情况作出不同选择的,是要随着时代变化不断修正和完善的。

(三) 冰山理论

冰山理论实际上是一个隐喻,它指个体的自我就像一座冰山,冰山露在水面

---

① 吴燕霞. 萨提亚治疗模式在改善大学生自尊和人际关系中的应用探索 [D]. 上海:华东师范大学教育科学学院, 2007.

上的很小的一部分，是我们所看到的行为表现或应对方式，而在水面之下很大的部分，则是长期压抑并被我们忽略的内在世界，不为人所见，恰如冰山。水平线上的冰山，是能够观察到的行为，它是自我价值的表现，只是自我很小的部分。萨提亚将冰山下的内在体验分为多个层次或水平，由上至下包括六个部分依次是：应对方式、感受、观点、期待、渴望和自我（见图6-1）。

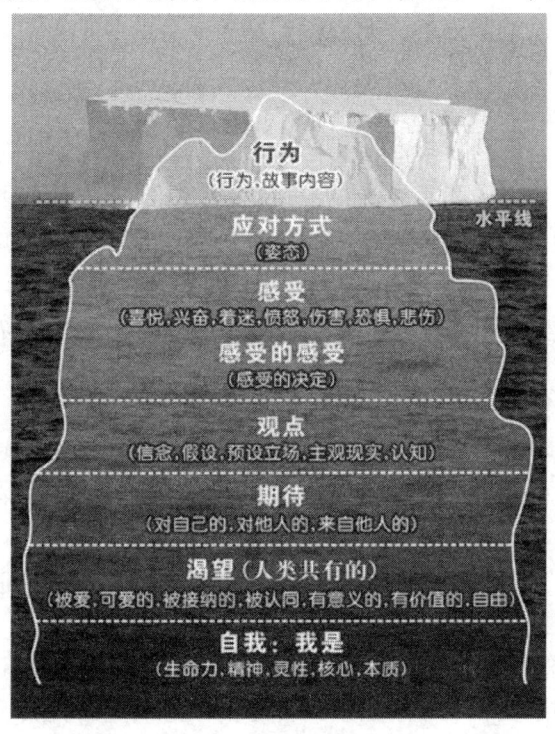

图6-1　个体内在冰山图

应对方式，是指较难分辨的沟通姿态，讨好、指责、超理智、打岔以及表里一致。感受，我们无法直接观察到的喜悦、兴奋、着迷、愤怒、伤害、恐惧、忧伤等感受。观点，主要是对自我、他人及情境的观点与想法，包括个体信念、假设、预设立场、主观现实、认知等。期待，是个人的期待与要求，是每个人想要的东西，主要包括对自己的、对他人的期待，以及来自他人的期待。更深一层是渴望，反映的是人类的普遍需要，如被爱、被认可、被接纳、有意义、自由等，这表明每个人都和他人、情境处于持续的关系当中，无法脱离他人和情境独自生活。冰山最深层的自我，就是萨提亚所说的"我是"。萨提亚认为，自我是个体内在冰山最核心、最本质的部分，它是个体的生命能量或生命力，也是个体外在行为表现最深层的动因。例如，老师因为学生王某着奇装异服在班级同学面前对其给予了严厉批评。我们分析一下王某的内在冰山：

应对方式：立即反驳顶撞老师（他可能是一个有个性有主见的孩子，自觉不自觉地运用他熟悉的惯性的应对方式）。

感受：委屈、愤怒、羞愧和无能。

观点：穿着是他的私事，老师的批评言过其实并让他当众出丑；哭是懦弱、没出息的表现。

期待：期望自己是坚强的，期望得到别人充分的尊重等。

渴望：被认可，被接纳，有自我价值。

自我：低自尊（自我价值低）。

萨提亚认为，这些组成部分适用于任何人，与人们所处的文化、种族或传统无关。尽管如此，每个人的自我都是很独特的，因为每个人学到的内在与外在的表现方式是不同的。萨提亚模式借由冰山理论的观点，提供了理解个体的内在体验的架构，揭示了因人类行为内在经验与外在历程的不一致而引起的种种困扰。萨提亚模式倡导对个体的每个内在体验水平开展工作。她的发展模式处理冰山的所有层面，并强调各个体验水平之间的相互依存。当个体面临压力时，不管是真实还是想象的压力，都需要进入内在过程，把它们带入觉察中，并转化这些隐藏的观点、信念、感受与期待，使之成为正面的能量。因此，治疗师需要做的工作往往是透过来访者的表面行为，满怀好奇地去探索来访者的内在冰山，并从中寻找出解决之道。

在操作层面，通常以系统的而非线性的方式探索冰山。下面是在家庭治疗中探索冰山不同层次的例子：

探索感受："看见你的儿子和先生用这种方式说话时，你有什么感受？"

探索感受到的感受："当你觉察到自己的愤怒时，你允许自己愤怒吗？如果不允许，你会有什么样的感受呢？"

探索观点："对你儿子的症状，你是如何理解的呢？"

探索渴望："你是说，你渴望父亲能够接纳你、肯定你吗？"

探索期待："当你妈妈对你做什么，你就认为她是爱你的？"

四、萨提亚模式家庭疗法的基本核心治疗元素

综观萨提亚对"世界"，尤其是对"人"的基本观念、基本假设，以及对家庭治疗的基本信念与基本理论，我们将萨提亚模式家庭疗法的基本核心治疗元素主要归纳为以下几点[①]。

1. 体验式。治疗必须是体验式的，这意味着来访者体验过去事件对于现在

---

① 贝曼. 当我遇见一个人 [M]. 宗敏, 梁凌寒, 牛勇, 等, 译. 太原: 希望出版社, 2011: 11.

的影响。同时，来访者也会体验到当下自己积极的生命能量。通常，身体记忆是帮助他们体验所受影响的方式之一。只有当来访者同时体验到事件影响的负性能量和他们生命力的积极能量时，积极的转化才会发生。

2. 系统性。治疗必须在内在和互动的系统中工作，来访者在其中体验自己的生命力。内在的系统包括情绪、观点、期待、渴望和个人的灵性能量，所有这些方面以系统的方式相互作用。外在互动系统包括和其他人的关系，在过去和现在生命中经历的关系。内在心理和外在互动系统相互作用，一个系统中的变化会影响另一个系统。转化性的改变一定是内在系统的能量转化，然后人际互动系统跟着改变。

3. 正向导向。在萨提亚的成长模式中，治疗师积极主动地与来访者在一起，帮助他们重新建构观点、创造新的可能性、倾听普遍性渴望发出的正面积极信息，并帮助来访者与他的内在、积极的生命力联结。治疗并非聚焦于病理学和问题解决，而是重视个体的健康及各种可能性，欣赏其内在资源并促进其成长。

4. 聚焦于改变。萨提亚指出，与外在条件或环境无关，改变永远都是可能的，每个人都可以从内在发生改变。萨提亚模式的家庭治疗强调转化性的改变，整个治疗进程都是以转变和改变为基础的。治疗中所提的问题，如"你需要哪些改变才能原谅你自己？"等，都是为来访者创设机会，引导其去探索内在心理系统中未知的领域，以促进其自身的转变与成长。

5. 运用治疗师自己。在家庭治疗中，治疗师需要同时在不同的层面上开展工作，既置身于整个家庭系统之中，用人性的部分与家庭成员产生联结，又置身于这个系统之外。治疗师需要始终保持敏锐的自我觉察，必须觉察到自己的身体姿态、语调、能量水平，还必须对自己的沟通模式有深入的觉察，并且能够随着治疗的进程作出适宜的改变。治疗师对自己的运用要做到开放、真诚、好奇、关爱，能够与自己、他人及情境保持一致，这对于治疗具有重要的意义。治疗师的一致性可以促进来访者启动自己的生命能量，接触他们自己的灵性生命力，并体验到关怀、接纳、希望、兴趣、真实、可信和积极参与。治疗师富有创造性的生命力，让他们可以自如地运用隐喻、幽默、自我暴露、雕塑以及一些其他创造性的干预方法。总之，治疗师在治疗中运用自我，将人性、个人特质与所拥有的专业知识和技能结合起来，这样才能够真正帮助家庭看到希望，让家庭成员找到自我价值及相互联结的方式。

第二节 萨提亚模式家庭疗法的目标与改变过程

一、治疗目标

萨提亚最早提出在人际关系及治疗关系中"人人平等，人皆有价值"，其治疗目标不是消除症状，而是促进健康，提高个体的自尊，改善沟通及帮助人活得更"人性化"。治疗的终极目标旨在促进个体的自我成长、自我完善，即实现"身心整合，内外一致"。

萨提亚提出了适用于家庭治疗的四个普遍性总目标。这些目标都是积极正向改变过程的焦点，具体如下。

（一）提升家庭成员的自尊

萨提亚认为，自尊是珍视自我，并用尊严、爱和现实对待自我的能力。自尊总是存在于人们内心，每个人都渴望得到承认、认可和证实。简言之，自尊是个体对自我的判断，或是自我价值的体验。低自尊和高自尊都是个体自我形成过程中的产物。在面对危机或困难时，高自尊的个体高度尊重生命中所有的部分，能很好地运用自身的资源，为自己和他人建设性地运用自己的生命力。而低自尊的个体过度在意别人对自己的评价与看法，常常会经受强烈的焦虑与不安，严重影响其生活。在家庭治疗中，大多数家庭带进治疗中的问题，本质上都与低自尊有关。

（二）帮助家庭成员为自己作出选择

萨提亚提倡用三个或更多的可能性来看待情境，并鼓励个体在任何情境中至少考虑三种或三种以上的选择。选择不仅包括关于一个人行为的决定，而且还包括对未满足期待的不同回应。在家庭治疗中，家庭成员用机械、退缩的观点来看待人性时，他们往往在对或错、好或坏的两难选择中被困住，固着在某种无效的应对方式上，或者他们在对与错的两种应对方式中左右为难。因此，治疗师的一个重要目标就是引导家庭学会在自我与他人——心灵内部和交互的环境中，为自己及家庭成员作出更积极的、更有价值的选择。

（三）鼓励家庭成员对自己负责任

自我责任感是个体成熟的一个重要要素。个体对自己负责任主要包括两个方面，一是对自身的行为负责；二是对内在体验负责。因此，治疗师需要帮助家庭成员学会对自己外在行为与内在的感受负责，成为对自身行为、感受、想法和期待更加负责的人，并且更有能力实现内心的愿望。

（四）促进家庭成员和谐一致

和谐一致是个体内在与外在的和谐。它是一种觉察、接纳、开放、完整的状态，是一种赋予能力的感觉，是生命的能量在人的身体、心理、感受和灵性的经验维度的各个层面之间和谐流动的表现。家庭成员不是受外在世界控制，而是从内在保持与深层自己以及他人、情境相和谐的状态。家庭成员越能做到内外和谐一致，他们所组成的家庭系统也就越和谐。萨提亚称之为自我内在的和谐、人际的和睦与世界的和平。

在家庭治疗中，萨提亚的治疗目标、治疗艺术是将每个家庭成员独立成长的需求和家庭系统的整体统一起来。基本目标是帮助家庭唤起希望，发展应对技巧，使家庭成员以积极的态度接受治疗。具体来说，一方面是使家庭产生新的希望，帮助其重新唤起曾经的梦想，或者产生新的梦想。前来接受治疗的家庭一般都是因为有一个让他们沮丧、绝望和痛苦的问题，而他们自己无法处理。在治疗初期，如果治疗师以问题为基本导向，家庭成员会更加消极、痛苦，找不到改变所需的积极能量。因此，家庭治疗师在治疗之初应强调家庭仍有很多希望，从而使家庭成员带着积极的情感进入治疗过程。另一方面是引导家庭成员用新的方式来看待和处理问题，强化和提高其应对技能。治疗的焦点在于应对的过程，而不是具体的问题。在成长过程中，每个人都会遇到各种问题，这些问题都是对个体应对能力的挑战。不能有效地处理自己问题的人通常认为问题本身是造成困扰的原因。萨提亚指出，问题本身并不是问题，如何应对问题才是问题。问题的出现只是表明我们缺乏应对能力。因此，治疗师的任务就是帮助家庭成员运用自己的应对技巧，从而确定对自己最有效的措施。

二、评估与干预

一般情况下，萨提亚模式家庭疗法的资料收集、评估和干预是同时进行的。家庭是一个系统，家庭中的成员彼此之间互相联系，互相影响，可以说牵一发而动全身。在评估家庭时，萨提亚模式需要了解家庭系统是如何运作的，评估家庭系统是否健康。那么，什么是健康的家庭，健康家庭应具备哪些特点，这是我们进行家庭评估前必须掌握的前提知识。一般来说，家庭成员身体健康、心智机敏、可信、富有创造力，彼此独立，能够互相关爱、支持、接纳、包容，有效地沟通，并且能处理好自己的坚强与脆弱，由这些成员组成的家庭就是一个滋养的、健康的家庭。萨提亚认为，健康家庭应有以下特点[①]：

1. 所有家庭成员都接纳彼此，在价值上是平等的，自我价值感很高；
2. 注重彼此之间的信任、诚实及开放；
3. 家庭成员彼此互相支持；
4. 沟通是直接、清晰、具体和诚实的，运用一致性的沟通模式；
5. 家庭成员接纳彼此的差异，同时尊重每个人拥有的独特性；
6. 家庭成员尊重彼此的空间与隐私；
7. 任何感受都被接纳与处理；
8. 家人相聚时有说有笑，兴味盎然；
9. 家庭成员共同承担责任；
10. 重视家庭传统及仪式；
11. 家庭是有弹性、人性化和恰当的，并且可以根据变化作出调整；

---

① 中国 NLP 学院：萨提亚频道. http://www.satir.nlp.cn.

12. 鼓励家庭成员尝试新事物，并从错误与失败中学习和成长；

13. 家庭与社会的联系是开放而充满希望的。

在评估过程中，萨提亚为使不健康的家庭系统转化为健康的家庭系统，主要从家庭系统开放程度、沟通模式、自尊水平、家庭规则这四个方面收集资料和进行评估。

（一）家庭系统开放程度

从开放性的角度看，家庭系统的基本类型可划分为开放式与封闭式两种。在开放的家庭系统中，反应与互动会随着环境的变化而不断调整。封闭的家庭系统与外在世界的交流非常有限，对环境的反应是较为固定的，不会随着环境的改变而调整反应。当然，封闭与开放是相对的，没有绝对封闭的家庭系统，因为任何家庭系统的存在都受外界环境的影响，且都需要与环境进行一定的交换；也没有绝对开放的家庭系统，因为任何家庭系统都有一定的界限。

开放式的家庭系统是具有灵活性、选择性及改变性的。萨提亚认为，家庭中的所有系统都是为了保护和管理其成员。在开放式家庭系统中，管理通过爱和理解进行，资源被认为是一直存在的。人们自信、真实、乐观和灵活地生活在完整的人性中。在开放式系统中，个体的自我价值感是首要的，家庭成员都感到能够控制自己的命运。它接受每一个家庭成员的独特性，允许成员充分自由地展现自己，真诚地表达自己，表达自己的渴望、爱、恐惧、愤怒和沮丧等。同时，家庭成员内在深层的渴望得到满足，觉得自己是有价值、被爱、被接纳的，是安全和自由的。

封闭的家庭系统以僵化、固定的规则来运作，遵守规则似乎要比满足家庭成员的需要更加重要。在封闭系统中，主要是通过恐吓、惩罚、内疚和控制来管理，因此，家庭成员感受到的资源是有限的。成员以环型和自动的方式应对问题，并且忽视现实环境中的任何改变。他们一直处在被忽略、受限制和控制的状态，无法体验到自我的价值，因而需要不断地通过外界的强化来证明自身的价值。随着时间推移、个体压力的累积，系统中的某些成员会逐渐丧失应对能力，一个或更多的成员可能产生症状，这样的系统迟早会出现问题甚至是崩解。

（二）沟通模式

良好的沟通是健康家庭生活非常重要的因素。治疗师在进行家庭治疗工作时，就需要评估家庭的日常沟通模式，如家庭成员是如何接受与传达信息，以何种方式体验相互关系，恰当使用言语的能力、表达亲密感的能力如何，以及家庭成员如何赋予沟通的意义等。功能不良的家庭，其沟通是间接、模糊的，而且很少得到澄清。通常来说，功能不良的沟通过程主要有四种。一是在沟通时，家庭成员可能表达得不完整、歪曲，或者进行了不恰当的概括。二是"名词化"，即用静态的词语来表现一个体验的动态成分。三是对等关系，即将个体行为的一部分等同于整个沟通过程,然后将其标定为自己的内部体验。例如,当某个家庭成员看向别处,四处张望时,另一个成员觉得他没有注意自己,感到受伤害。四是主要表征系统的差异。研究发现,个体的体验可以通过听觉、视觉和运动觉三种感觉通道来表征。大多数人倾向于偏好其中一种。比如,上例中四处张望的这个人很可能是听觉型的,而对方可能是一个视觉型的人。治疗师评估家庭处理沟通的不良方式,可以更好地了解家庭系统不和谐和功能失调的根源所在。萨提亚认为,不一致或功能不良的沟通姿态有四种:讨好、指责、超理智和打岔。个体通常偏爱某一种模式,但大多数的人能够用这四种方式进行沟通。治疗师对家庭沟通模式与沟通不畅的因素进行评估,可为进一步的干预提供方向,从而帮助家庭成员学会一致性的沟通。

(三)自尊水平

萨提亚认为,积极的自我价值感是个体和家庭保持心理健康的基础。高自尊或自我价值感的个体热爱生活,尊重生活的各个方面,能够建设性地运用自己的能量与资源。低自尊的个体对自己不确定,过度关注别人的看法,对其他人的依赖损害了自身的生活。并且低自尊会在家庭中蔓延开来。一般来说,一个低自尊的人常会选择另一个低自尊的人结婚,他们的关系是以忽视内在感觉为基础的,现实情境中的任何压力均会增加他们的低自尊、低自我价值感。在这种环境下成长起来的孩子,他们的自我价值通常也是偏低的。低自尊一直是最具破坏性、毁灭性的人性因素之一。在家庭治疗中,大多数个人和家庭的问题,本质上都与低自尊有关。基于此,治疗师对家庭成员自我价值的评估是非常重要的。此外,提升家庭成员的自尊水平也是萨提亚模式家庭治疗实施干预的重点之一。

(四)家庭规则

家庭规则是家庭系统至关重要的,具有动力性的力量。家庭规则影响了一个人如何看待自己,如何看待自己与他人的关系,以及如何看待自己与外在情境的关系。它既可以促进家庭成员的成长,也可能会阻碍家庭成员前进的脚步。一般来说,在不健康的家庭系统中,家庭规则是非人性化的、僵硬的,会致使家庭成员感到孤单,缺乏亲密感,最终导致他们不断降低自我价值感。因此,在家庭治疗中,强调对家庭规则的评估是非常重要的。治疗师的任务就是要与家庭成员一起去了解评估家庭有哪些规则,包括外显的和内在的规则。如家庭在分享信息、表达感受、行为表现、家庭角色及对待差异与改变方面的规则等。同时,治疗师还需要评估这些家庭的规则是否人性化,是否与时俱进,随环境改变而变化;哪些规则是恰当的,哪些规则过于僵化了;那些不恰当的规则是用什么方法来维持的;家庭规则如何影响家庭成员自我成长,如何破坏他们之间的关系,又如何导致他们使用无效的应对方式。通过对上述家庭规则的评估,治疗师可以帮助家庭意识到家庭规则的存在,并适当地修改那些干扰和束缚家庭成员成长发展的家庭规则，从而帮助家庭形成良好的沟通氛围，提高家庭成员的自我价值感，促进家庭健康成长。

三、家庭改变的过程

萨提亚认为，改变对于每个人来说都是可能的，即便外部环境的改变不可行，我们的内部世界仍然存在着改变的可能。改变是自发而且恒久的。治疗性的改变不仅仅反映在个体的行为上，还会提供个体内部加工过程中更强的表里一致性，更多的选择自由，以及更强的责任感。在家庭治疗中，治疗师建立起一种接纳、信任、积极的环境，就可以帮助来访家庭开始改变的过程。根据萨提亚的理论，家庭改变的整个过程可分为六个阶段：现状、引入一个外部因素、混乱、整合、实践、新的状态。后来，为了强调发生的变化，贝曼将转化的概念加入到萨提亚模式中，即在混乱与整合两个阶段之间加入了转化这一阶段。萨提亚所说的变化是指信念的内在转变，它会带来外在的改变。当人们认识到自己拥有的资源，感觉到变化是有可能的时候，信念就会转化。下面简要介绍家庭转化性改变的七个阶段。

（一）现状

这是一个平衡的阶段。平衡有两方面的含义：一方面，在一个健康的家庭系统中，平衡可能是人们能够清楚表达期望、鼓励冒险的系统；另一方面，在一个不健康的家庭系统中，平衡可能需要家庭系统中某人或很多人付出很高的代价来维持。保持熟悉和习惯的力量在维持家庭现状中起着重要的作用。惯有的模式常常会一直持续，直到某些相对急剧的事件发生，或者是家庭中的某个或某些人不能接受和容忍危机中的某些行为，这时家庭中的某个人开始寻求帮助。在家庭治疗中，我们就可以看到许多保护性模式出现。例如，在一个父母矛盾冲突不断的家庭系统中，孩子常常会成为家庭的"代罪羔羊"，为维持父母婚姻关系付出很高的代价，呈现了逃学、厌食等行为问题。当家庭系统中的痛苦到了让人无法忍受需要寻求治疗的程度时，孩子的行为问题常常会成为关注的焦点，而最初的家庭痛苦则被隐秘地掩盖在底层。家庭通过这样一种保护性模式转移人们对于夫妻问题的关注，同时也将关注点从功能不良的家庭系统上引开了。萨提亚模式中的一个重要概念是：人们可以在他们的知觉和理解范围内，做到他们可以做到的最好。家庭的这种防御，对于大多数非健康系统中的成员来说是一种生存的资源。理解这一点，家庭治疗师可以更好地接纳家庭的立场，并以此为起点，将家庭成员重新带回到家庭危机的起点。

（二）引入一个外部因素

外部因素是来自系统之外的、改变过程中的一个重要方面。这一阶段主要是指系统或个体明确地向另一个人——朋友、治疗师，或是系统之外的某个人表达改变的需要。在家庭治疗中，外部因素就是家庭治疗师。建立让改变发生的安全情境，这是家庭治疗工作中重要的基础工作。没有安全，就创造不了改变的机会。因此，为了让治疗发挥作用，治疗师需要在治疗初期建立一个安全、信任的情境，以被家庭系统中的绝大多数成员所接受。表里一致的沟通方法在家庭工作中非常有影响力，效果也很好。它鼓励人们从家庭系统现状的安全出发，尝试分享当下的真实感受。为此，治疗师需要与家庭保持良好的接触，并以真诚、接纳、同感的态度迅速地与家庭中的每一个成员进行联系，保持接触，强化每个成员的个性，并且在动力学的应对模式和生存姿态的表象下，与家庭成员形成深层的联结。

治疗师在与家庭建立联结的过程中，可能会遇到的障碍一般包括觉得"太多"或是"不够"的态度，出现在智力、年龄、能量、教育程度、经验、恐惧、信心或是自我价值等多个方面。两个重要的障碍是：任何要求个体否定自己感受的规则；任何使个体相信自己无法改变的感觉。这些规则一般是以家庭为基础建立起来的，会让人感觉到不完整、无趣、空虚、总觉得自己不够好以及被赶入死胡同。为了让我们的生命能量更流畅，我们需要识别并转化这些阻碍我们的规则。治疗师要帮助家庭成员探索阻碍他们成长的规则，与家庭建立安全信任的关系，这样，家庭系统就会开始软化，变得更有接纳性。当家庭成员意识到事情发生的模式，开放自己，让自己进入探索期待和信念的过程中，这时，他们对过程就有了更多的觉察。这一阶段将家庭系统从熟悉的现状推进到一个不可避免的混乱阶段。

（三）混乱

在混乱的阶段，家庭系统被打开，脱离了原有维持的现状，系统不再以原来可预测的模式运行，这时，混乱状态就不可避免地产生了。这一阶段的特征是困难、绝望和进退两难。一方面，混乱意味着家庭被卡住了，感觉到无望，无法继续前行。当家庭成员更开放地表达感受，说出尚未满足的期待，而且开始发自内心地沟通时，他们旧有的行为已不再适合，而新的应对方式还没形成，就会产生受伤、愤怒、恐惧和焦虑等感受，这时家庭系统的张力非常大，家庭成员的焦虑水平会达到最高。另一方面，混乱也意味着家庭开始进入改变过程。混乱阶段恰恰是治愈的开始。没有混乱，就不能转化旧有的、求生存的应对模式。人们要想迈向更健康、更有功效的应对方式，经历混乱是改变旅程中最关键的环节。家庭成员在敏锐地感受到自己脆弱性的同时，也开始了对安全的探寻，这是冒险向一套新的动力系统转变的探索。家庭成员经过努力从那些已经不再适合，或是代价太大的立场或知觉中解脱出来，开始对自己及他人的知觉进行重新思考。

在此阶段，治疗师的技术水平直接影响家庭改变过程的深度。此阶段，治疗师和来访者的关系必须强而有力，这样才可以给来访家庭提供一种稳定的感觉。

过去的事可以以安全的方式呈现在当下，进行转化和治愈。治疗师需要保持稳定、精神集中、积极关注，与家庭一起承受这种混乱的状态，并且对整个过程有所掌控。同时治疗师要表里一致，通过身体接触、目光接触、正向情绪支持、肯定认同、接纳同理来提供支持和灌注希望。

重新认识并利用混乱阶段，是萨提亚为"改变过程"的概念化作出的最主要贡献。由于这个阶段接纳了人们对于未知事物的恐惧、焦虑、不确定感和担忧，它的意义就显得格外重大。另外，它还以一种积极和富有创造性的方式来利用这些感受，并由此将个体和系统从功能不良的现状，转变为一种崭新的、功能良好的存在状态。

在混乱阶段应采取的步骤：

1. 与家庭保持接触。
2. 建立契约。
3. 为改变的发生建立情境。
4. 与每个家庭成员的内心过程建立联结。
5. 如果某个"事件"是问题所在：塑造出一个场景（提高觉察）；识别预期（努力形成接纳）；确认感受（从而人们可以体验到它们）；区分过去和现在（要通过循序渐进的方式达到这一目标，特别是对那些存在于家庭成员之间的知觉、期望以及感受）；重新看待内心的渴望，并触碰内心的资源；不带任何期望地接纳存在于我们记忆当中的过去；回到现在，重新建构当前的知觉和期望，并致力于改变。
6. 提供支持、接纳、希望和多种可能。

（四）转化

在转化阶段，家庭成员的情绪得到认可，体验到比以往经历更深层次的感受，成员与内在的、核心的自己更接近，可以满足自己的也是人类普遍性的渴望——被爱、被认可、被接纳。转化阶段是家庭改变的核心阶段。萨提亚通过冰山隐喻来解释转化过程，将人性的内在体验当做引导人内在过程的向导。人与事件的关系得到转化。人们基于过去的期待，曾经让人执着并且止步不前，对发生的事情总是归咎于外部原因，现在转化为掌控生活中的事件，认可感受、信念和深层渴望。当人们掌握他们的感受、观点和深层渴望并为其负责时，人的内在就产生了转化。在萨提亚模式中，解决未满足的期待和未满足渴望的机会就是发生转化的地方。这一过程也被治疗师称做第二次转化。治疗师带着家庭走过这个转化阶段，就意味着引导家庭对期待、观点和未满足的需要的探索，意味着可以作出一致性的选择，那就是："是的，我是值得的。"在此阶段，治疗师可以运用给家庭希望的方法，引导家庭重建自我，并迈向一个更深层的自我理解和自我接纳。

(五) 整合

这个阶段会聚焦于冰山每个层面的改变并整合改变，将改变落实在现实生活中。整合主要是指发展新的可能性，利用潜在的资源，整合家庭的各个部分，重新评估家庭的过去和现在的期望。这个阶段是以充满希望，愿意尝试新的行为方式为特征的。家庭的改变开始发生，这种改变是朝向正向的目标，解决尚未满足的期待、将负向的冲击中性化，并将家庭成员的负向体验转化成内在力量及系统的资源。这时家庭成员通常会对自己及成员之间的关系有不同的体验，因此治疗师需要将注意力放在每次增加一点点上，让改变成为新的一部分。每一个家庭成员的内在改变和他们的关系的培育都需要时间与支持，以便整合新的希望、新的应对、新的观点及新的回馈。

(六) 实践

这是一个练习的阶段，是将改变落实到现实生活中不同情境的阶段。过去的模式仍然拥有强大的力量，要维持并实践新的选择，需要发展出强大的支持系统。如果家庭能够很好地做到这一点，就可以在建立起健康、新状态的同时，获得一种更加着眼于现在的生命能量。在此阶段，治疗师需要根据家庭成员的状况、家庭的资源及他们作出的承诺设计作业，开展各种形式的练习，如学习利用语言、触碰、面部表情与语音语调，积极强化改变等，以便家庭成员能够练习新的改变，体验由改变带来的新的感觉。在经过这样一些实践之后，家庭系统会再次发展出可预测的行为和存在模式，家庭成员也会提升自己的自尊和自我价值。

(七) 新的现状

这种新的状态是一种更加健康的平衡阶段，也是一种一致和谐的阶段，个体能更充分和更完整地被倾听、被认可，家庭关系的功能更加完善。新的控制的感觉取代了过去的熟悉感，关于系统如何运作的新的预期发展起来了，新的自我形象、新的希望开始呈现，更多的自主性和创造性得到解放。不论是内在存在还是外在存在上，家庭都有了对自由的新的觉察。

在萨提亚模式家庭疗法中，改变的过程包括七个阶段，每一个阶段都建立在前一阶段的基础之上，改变的过程将贯穿我们的生命。家庭每经历一遍这些改变阶段，就变得更自由，更快乐，也注入更多的希望。

第三节 萨提亚模式家庭疗法的治疗技术

萨提亚本人并未将她所发展出来的技术概念化，她的学生在接受其培养和训练后将她的治疗理论和技巧概念化，并进一步完善她的理论和技术。例如，玛莉亚·葛莫莉（Maria Gomori）完善了她的家庭重塑技术。这里，我们主要介绍沟通姿态、家庭雕塑、家庭重塑、模拟家庭、个性部分舞会、冥想和温度读取技术。

一、沟通姿态

沟通姿态是家庭治疗中常用的一种技术。它可以单独使用,也可以与家庭雕塑、家庭重塑、模拟家庭等其他技术联合使用。基本的沟通姿态包括讨好、指责、超理智、打岔和表里一致。在家庭治疗中,家庭成员将自己摆成各种姿势来表示其在家庭中经常使用的沟通和交流模式。治疗师让成员运用一些幽默夸张的方式扮演这些姿态,例如,讨好者以一种笨拙、不平衡的姿势跪在地上,头向上看,耷拉着肩膀,好像在乞求别人来拯救他,并成为他继续活下去的理由;指责者以控诉的姿态出现,一根手指伸向前方。这一技术可帮助家庭成员觉察自己平时的沟通姿态,以及这种姿态对自己及其他人的含义,同时给他们一个学习和练习的机会,让他们学习运用一致性的方式去表达和回应,而不再使用讨好、指责、超理智、打岔的姿态去表达和沟通。

二、家庭雕塑

家庭雕塑,是在治疗师的引导下,外化个体的内在资源或将家庭成员的关系呈现出来。这时家庭成员通过不同的外在动作和表情代表自己所体验到的观点和感受,借助这种形象的演示,有时还会加上关键的言语,呈现出家庭动力。由于每个人的观点不同,所以每个家庭成员塑造出来的家庭图像会有很大差别。通过雕塑这样一种很直观的形式可以让每个成员看到别人是如何看这个家庭的,进而帮助家庭成员将功能不良的场景转换为被大家所渴望和具有支持性的关系系统。雕塑技术是自我在空间中的非言语运用。身体语言的真实性有利于发掘家庭成员问题的敏感地带,一些在意识层面难以捕捉的信息会暴露出来,能够避免来访者使用言语作为防御措施。此外,家庭雕塑技术塑造鲜明的家庭内部互动模式,可以让家庭成员获得深刻体验,促使其产生改变的意识和行为[1]。

三、家庭重塑

家庭重塑,是萨提亚在治疗中实现改变的典型技术。家庭重塑能够帮助个体重新整合进入原生家庭的历史和心理矩阵中属于自己的位置。在家庭治疗中,治疗师一般通过创设情境、发展演员、雕塑、结束等过程生动地呈现个体在家庭中曾经经历的情境,并陪伴个体重新面对情境,引导个体以新的视角看待过去的事物,以新的方式对待源自家庭的影响。家庭重塑主要有三个基本目标:一是揭示个体在过去的成长过程中蕴藏着哪些资源;二是帮助个体认识自己父母的人格;三是为探寻自己的人格铺设道路。

---

[1] 贺庆莉. 萨提亚家庭治疗模式的个案研究及其在中国本土化发展的价值探讨 [D]. 西安:陕西师范大学,2010.

萨提亚最初创立的经典的家庭重塑是在一个由几十人到上百人组成的大团体中进行，需要1—3天的时间。通常遵循四幕的形式：雕塑原生家庭，雕塑主角父母的原生家庭，雕塑主角父母的相遇、相恋和婚礼，重塑主角的原生家庭。家庭最近三代的动力关系以戏剧化的形式得以展现，主角有机会去实现治疗的个人目标及普遍性目标。

1988年之后，萨提亚发展了经典家庭重塑技术的简化版本，这一版本被称为"关键影响重塑技术"。这一简化版本更加强调转化的过程，并且通常将治疗的焦点放在某一事件的关键影响或未完成的期待上。这一方法所需时间要短很多，只需2—3小时。虽然它可以在主角生命中不同的时间段内进行并可以在较短的时间内完成，但重塑仍然是以经典的形式及其取向为基础的。与经典范式一样，简化版本采用相同的改变过程，并拥有相同的普遍目标，使用相同的工具与方法。重塑工作首先是辨别现有的问题，然后使用重塑的手法找出个人被"卡住"的缘由，理解所发生的事件，进而能够原谅、放下，实现成长和转化。简化版的重塑可以处理许多问题，如重要他人的突然离世、悲惨的经历或创伤性的暴力、压抑的愤怒等。

家庭重塑为我们提供了一个灵性的、情感的、物理的、哲学的，以及宇宙般无限的体验。它是一种重新获得和承认我们完整性的方式。这一技术可以单独使用，也可以与其他改变方法一同使用。其核心特点体现在两方面：一是系统性，该技术包括目标设定、工具使用、治疗开展等内容，可发展为独立的治疗体系；二是整合性，体现在该技术整合了一般系统理论、沟通理论、团体治疗理论、心理剧和精神分析等其他理论流派的观点，形成了独特有效的治疗体系。

四、模拟家庭

1962年在科罗拉多州的一个福利会议上，萨提亚准备进行面谈的家庭拒绝在大会上露面，得知这一突然的消息，她平复随之而来的恐慌后对自己说："没什么，如果你对家庭系统了如指掌的话，你就应该有能力对家庭进行模拟。"她第一次运用模拟家庭技术解决了这一突发事件。模拟家庭就是当家庭成员不在场时，让无关的成员扮演假想的家庭成员角色，这样一个模拟的家庭就形成了。借助这一模拟的家庭情境，让家庭成员了解每个人的内在过程及互动模式，明白家庭成员之间共同的渴望和不同的期待、感受、观点、应对姿态和外在行为，促进家庭的成长。例如，治疗师可以让家庭将他们平时互动的情境演出来，使他们觉察到每个人的真正意图，了解是什么造成了家庭关系中的某些症结；治疗师还可以让家庭成员扮演另一个人的角色，去了解其他家庭成员的感受和经验；也可以让他们尝试一种新的互动方式，然后分享与旧经验的不同之处。模拟家庭技术建立在具有普遍意义的沟通姿态上，因而在治疗中，使用这些沟通姿态的现实家庭中的压力和困境,很快就会出现在模拟家庭中。有模拟家庭经历的个体可以更好地理解家庭系统的力量和它的普遍意义。

模拟家庭是一种非常有效的治疗技术,它可运用在很多情境中,如教育演示或是工作坊当中。有时候,这一技术也以一种"金鱼缸"的形式被使用。让处于"金鱼缸"外的成员有机会分享他们对所观察到的家庭沟通与互动的反应。

五、个性部分舞会

个性部分舞会是萨提亚众多技术当中的一种。人们的个性可以分解成为各个部分,犹如孙悟空可以分身变成多个不同的"自己",人的个性也由很多部分组成。每个部分都渴望得到实现和满足。然而,这些部分中,有的是个体喜爱的,有的则是个体不想接受的,还有的是我们从来没有意识到的。个性部分舞会技术,帮助个体意识到自己是由多个不同的部分组成的,并为个体提供了一个机会去观察这些部分,进而熟悉和理解它们,学会以协调统合的方式运用它们,从而使自己变得更加完善和一致。可以说,个性部分舞会技术是一个鉴别、转化并整合我们内部资源的过程。整个过程可分为五个部分:一是准备好"主体";二是描述出主体的各个部分是怎样行动的;三是探讨各个部分之间怎样发展出不可避免的冲突与矛盾;四是对这些部分加以转化,以使冲突得到解决;五是完成最后的整合仪式。

个性部分舞会的一个重要特点就是在治疗中采用表演的方式,这样能更好地反映个体内在的、潜意识层面的东西,当自己以及重要人物发现了"自己"潜在的渴望、愤怒、怨恨以及焦虑等元素以后,很多自己也难以解释的行为以及冲动就变得清晰明了,接下来解决问题也会相对容易。这一技术可以在许多不同的情境下应用。

六、冥想

冥想是帮助个体进入和使用自己的大脑右半球的方法之一。萨提亚常常以冥想作为治疗工作的开始或结束。在家庭治疗中,冥想的作用体现在,它能够聚焦家庭成员的能量,开放情感和直觉的大脑右半球,平息内部对话,更加充分地活在当下,开创新的选择和可能性,并整合成员的各个部分和资源。早期的冥想主要关注个体的呼吸、感觉和凝神,认为这三个方面是通往我们直觉的途径。后期的冥想技术在深度和重要性方面都有进一步的发展,更加专注于强化肯定、积极的知觉、合适的选择、新的可能性及自我接纳。冥想技术能够提升我们灵魂的高度——内在且宝贵的自我,将我们的智力与直觉、情感部分相联结,有助于我们创造一个完整、统一的自我①。约翰·贝曼（John Banmen）著的《萨提亚冥想：内在和谐、人际和睦与世界和平》一书汇集了萨提亚冥想的精髓。阅读此书对于我们掌握萨提亚冥想技术将会大有帮助。下面，让我们以"成为更加完整的我"体验一下萨提亚冥想技术是如何对个体自我价值感予以生动的肯定和说明的。

成为更加完整的我

我需要记住一点，

我就是我。

我走遍天涯海角，没有一个人和我一样。

我给予自己一个机会，

能够满怀爱意地发现并使用我自己。

我望着自己，

看到的是一件美妙的作品，

而在我的目光当中，它会变成事实。

我爱我自己；

我欣赏我自己；

我珍视我自己。

七、温度读取

温度读取技术，是萨提亚在帮助小组成员改进沟通技巧和提高自尊的过程中开发出的一种方法。温度读取是指帮助小组成员从内部和外部来体验他们所处的人类环境，从而改变个体内部、两人之间，以及多人之间"温度"的方法。这一技术为我们提供了一种可操作的表里一致的沟通模式，可以帮助个体变得对自己和他人更具责任感。这一练习直接聚焦于加工过程，包括下面五个环节。

1. 欣赏。即去寻找、承认并分享彼此的积极成分。欣赏不仅可以增强成员之间的信任和亲密感，促进成员更积极、更具建设性地应对问题，也可以促进成员建立合作的关系。表达对他人的欣赏时，要使用第一人称"我"，并尽可能地做到具体化、细节化，关注当下。例如，"我喜欢你画的画"是一个概括性语句，可转化为更具体的信息，"我喜欢你今天画的这幅春天的画，特别是画中的蝴蝶栩栩如生。"

2. 忧虑。它包括担心和迷惑。鼓励人们用第一人称"我"进行陈述，来表达他们不满的感觉，并用问题来表达忧虑或困扰。一般以"什么"、"怎样"、"何时"、"何地"以及"为什么"作为开头，这样的提问可以在不引起他人防卫

---

① 贺庆莉. 萨提亚家庭治疗模式的个案研究及其在中国本土化发展的价值探讨 [D]. 西安：陕西师范大学，2010.

心理的前提下，澄清个体因忧虑而产生的流言和假设，同时也可弥补成员的不确定性，并且能够更深入地了解自己、他人和世界。

3. 抱怨和建议。说出抱怨可以揭示潜在的愤怒感。成员通过向别人承认这种感受，做愤怒情绪的主人，从而有助于自己正确应对和处理愤怒。萨提亚的意图就是帮助人们通过分享他们内心的忧虑和担心，继而从他人那里获得更加直率、坦诚和支持性的反馈，来为这些忧虑和担心承担更多的责任。温度读取的目的并不是要讨论或解决自己的所有担心，而是要学会倾听，学会沟通，还要学会接受彼此的差异。

4. 新的信息。分享更多的个人信息，如新的决策、成就和活动等，是促进家庭成员沟通的重要方面。它可确保每个成员都能获得相同的信息，没有成员被排除在外或被人忽视，可以带给我们被认同的感觉，并提升我们的自尊。

5. 希望和梦想。一个没有用言语表达出来的希望几乎没有机会实现，一个清晰说出的希望则有很多达成的机会。家庭成员将自己的希望用言语表达出来的时候，就可以与他人一起以开放的态度面对他们的希望和梦想，并将能量和资源调配到实现它们的方向上。家庭生活因成员的希望和梦想也会变得更加富有创意。

温度读取的操作过程十分简单，只要半个小时就可以完成。它不仅适用于个体之间的沟通，也非常适合于家庭沟通。此外，这一技术也适合于中小学教师在班级或团队建设中使用，以帮助学生提升自尊，建立亲密关系。

上述这些技术本身是多种技巧的整合，可以被完整地或部分地运用于各种不同的情境。家庭治疗师在运用这些技术时，需要注意两个方面。一方面，治疗师在治疗过程中不仅要注重技术的运用，更需要注重治疗师自身的素质和自我运用。正如萨提亚所说的"运用自我"，这是治疗师最重要的工具。治疗师的个人品质、治疗师的治疗信念、治疗师的专注与敏锐的直觉都比治疗技巧更为重要，是影响治疗效果的最重要因素。另一方面，在运用技术时，家庭治疗师要更加关注技术背后的基本原理，而不是如何操作这些技术的精确信息。治疗师如果能够根据治疗目标和实际需要灵活恰当地运用技术，那么这些技术是可以更好地发挥作用的。

【建议参考资料】

1. 萨提亚, 贝曼, 格伯, 等. 萨提亚家庭治疗模式 [M]. 聂晶, 译. 北京：世界图书出版公司, 2007.

2. 萨提亚. 新家庭如何塑造人 [M]. 易春丽, 叶冬梅, 译. 北京：世界图书出版公司, 2006.

3. 萨提亚, 鲍德温. 萨提亚治疗实录 [M]. 章晓云, 聂晶, 译. 北京：世界图书出版公司, 2006.

4. 贝曼. 萨提亚转化式系统治疗 [M]. 钟谷兰, 宫一栋, 卫丽莉, 等, 译. 北京：中国轻工业出版社, 2009.

5. 贝曼. 当我遇见一个人 [M]. 宗敏，梁凌寒，牛勇，等，译. 太原：希望出版社，2011.

6. 陈海芹. 运用萨提亚治疗模式干预初中生亲子冲突研究 [D]. 太原：山西大学教育科学学院，2008.

7. 杨明娟. 萨提亚治疗模式简介 [J]. 社会心理科学，2008（1）：112-115.

【问题与思考】

1. 萨提亚模式家庭疗法的理论基础是什么？
2. 萨提亚模式家庭疗法的基本信念有哪些？你是如何理解的？
3. 萨提亚模式家庭疗法的基本核心治疗元素是什么？
4. 萨提亚模式家庭疗法的基本过程包括哪些环节？
5. 萨提亚模式家庭疗法的主要技术有哪些？
6. 谈谈你将如何把萨提亚模式家庭疗法的基本理念及主要技术运用到现实生活中。

第七章　焦点解决家庭疗法

【本章提要】

　　解决当代人的心理问题，离不开诞生于当代的心理疗法，焦点解决家庭疗法正是这样的疗法之一。焦点解决家庭疗法是国外兴起的、越来越被广泛使用的一种治疗方法。它强调用正向的、朝向未来的、朝向目标解决问题的积极观点，来促使改变的发生，避免局限于探求原因或是问题取向的讨论。本章主要介绍了焦点解决家庭疗法的基本理论、治疗的基本流程和常用技术。在基本理论部分，着重阐释了焦点解决家庭疗法的理论基础、基本理念和基本假设；在流程部分系统介绍了焦点解决家庭疗法的基本流程，主要包括建构解决对话、休息和回馈三个阶段；在技术部分重点介绍了焦点解决家庭疗法的核心技术：咨询前改变询问、刻度化询问、振奋性鼓舞、赞许、奇迹问题、未来取向询问、例外问题、EARS询问、家庭作业等。焦点解决家庭疗法虽然有一定的局限性，但它所特有的咨询理念和咨询技术已经受到越来越多的治疗师和来访者的青睐。

【学习重点】

1. 了解焦点解决家庭疗法的理论基础并理解其基本理念。
2. 掌握焦点解决家庭疗法的基本流程。
3. 熟悉焦点解决家庭疗法的主要技术。

【重要术语】

　　咨询前改变询问　刻度化询问　振奋性鼓舞　赞许　奇迹提问　未来取向询问　例外问题　EARS询问

史蒂夫·德·沙泽尔（Steve de Shazer），社会工作学硕士，是焦点解决短期治疗的创始人之一，他发表了很多篇学术文章，出版了5本具有开创性意义的书籍，包括《短期家庭治疗的模式》、《短期治疗中解决方法的关键因素》、《线索：短期治疗中解决方法的探究》、《将改变带入工作》及《语言本来就是魔术》。他的著作被翻译成14种语言，在世界上有着广泛的影响，2005年9月他逝世于奥地利维也纳。

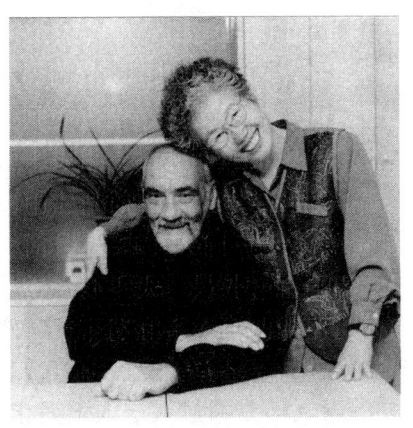

史蒂夫·德·沙泽尔（Steve de Shazer）
茵素·金·柏格（Insoo Kim Berg）

茵素·金·柏格，在韩国出生、成长，赴美进修后，逐步成为治疗师、咨询工作者、作家等。焦点解决短期心理咨询创始人之一，现任美国密尔瓦基短期家族咨询中心总监。出版了多本关于焦点解决短期咨询的书籍，包括《焦点解决咨询案例精选：激励人心的治疗故事》、《Interviewing for Solutions》、《Solutions Step by Step》、《Building Solutions in Child Protective Services》等著作。

第一节　焦点解决家庭疗法的基本理论

当代社会，困扰着人们的家庭问题层出不穷，生活节奏却越来越快，费时较长的传统家庭治疗越来越不能满足人们的需要，在这样的形势下，具有简洁精练特点并被誉为"当今时代的疗法"的焦点解决家庭疗法应运而生，这种强调时效的短期家庭治疗逐步走入人们的视野。焦点解决家庭疗法是一种与来访者个人及家庭一起合作，指向帮助来访者解决发展历程中所遇到的问题的短期咨询模式，它强调关注未来，明确目标，讲求实效，充分尊重来访者，并相信其自身资源和潜能。焦点解决家庭疗法认为每个来访者并不是带着问题来寻求协助，而是已经带着解决方法，只是需要有表达的机会。它源起于美国密尔沃基市的短期家庭治疗中心，由史蒂夫·德·沙泽尔（Steve de Shazer）和茵素·金·柏格（Insoo Kim Berg）研发，并推广到全世界。焦点解决家庭疗法的代表人物还包括：利普奇科（E. Lipchik），她最早把此种疗法应用于虐妻病的治疗中（Lipchik & Kubicki, 1996）；韦纳-戴维斯（M. Weiner-Davis），运用该模式进行婚姻问题的家庭治疗；米勒（S. Miller）主要从事酗酒和吸毒病患的治疗①。目前，焦点解决家庭疗法的理论与实践发展日益成熟，已经被广泛而深入地运用到临床治疗。本节着重介绍焦点解决家庭疗法的理论基础、基本理念、基本假设三个方面的内容。

---

① 汪新建. 西方家庭治疗理论的新进展研究［M］. 天津：南开大学出版社，2009：90.

一、焦点解决家庭疗法的理论基础

受后现代思潮哲学观的影响，心理咨询逐步由重工具和技术转向人本化和言语化的方向发展。在这样的转换背景下，一些重要的理论为焦点解决家庭疗法的提出奠定了基础，诸如建构主义、积极心理学等相关理论。

（一）建构主义

建构主义认为，人类的知识不是对客观世界的直接反映，而是人类自身或社会通过语言建构出来的，在这种建构过程中，要受到时间、地点、环境及个人主观因素的影响。也就是说，人们对于这个世界的认识是通过社会互动建立的，现实的意义即是通过人与人之间相互作用建构起来的。建构主义认为，因为知识和真理都是人创造出来的，而知识和真理要受历史现状和人们的思想认识限制，为人类的语言文化所表现，并体现了一定的历史条件和价值观念，因此知识和真理是主观的、相对的。焦点解决家庭疗法借鉴了建构主义观点，认为所谓的"事实"是通过我们和他人之间的沟通建立的，而使用的语言就是创造意义的工具，沙泽尔和柏格甚至认为，"语言组成了人类世界，人类世界组成全世界。"所以，对于同一事件，不同的人有不同的解读，每个想法都有主观成分，从而导致了事实的真相变得多元化。也正因为如此，焦点解决家庭疗法强调对每个来访者的尊重，相信来访者是其问题的解决专家。治疗师扮演的并不是指导来访者生活的"专家"，而是一个共同治疗过程的陪伴者与发现者，引导来访者对现实问题重新进行解读、体验观察问题的不同视角，通过与治疗师、环境的互动进行积极创造，并运用相应技巧使来访者从"谈论问题"转向"谈论解决之道"，为来访者选择其他可取的反应或行为提供帮助。

（二）积极心理学

积极心理学产生于20世纪末的美国。传统心理学关注问题，将重心放在消极因素上，如对障碍、病理心理等的探讨，与此不同，积极心理学强调对心理生活中积极因素的研究，如主观幸福感、美德、力量等。积极心理学的创始人美国心理学家塞利格曼（M. Seligman）认为："传统的消极的心理学确实为社会发展作出了贡献，但实践也证明了我们不能靠对问题的修补来为人类谋取幸福（患心理疾病的人仍出现成倍增长），心理学必须转向研究人类的积极品质，通过大力提倡积极心理学来谋取人类幸福。"[①] 一般来说，积极心理学主要研究三个方面的内容，分别是：积极的情感体验，积极的人格特征和人格品质，积极的社会制度系统。

在这个基础上，焦点解决家庭疗法主要的含义更倾向于其正向的哲学观点，从积极的方面去了解来访者所遇到的问题，重视来访者原本所具有的天分与能

---

① 刘香东. 美国积极青少年发展理论刍议 [J]. 教育探索，2009（1）：138.

力。它不去挖掘来访者哪里做错了，哪里出现了障碍，而后去修复它；相反的，焦点解决家庭疗法的重点在于找出来访者所拥有的一切资源与处理相关问题的成功经验，通过协助来访者寻找自己做过或正在做的有助于问题解决的事情，或者协助来访者换个角度做一些不同的事情，引导来访者发挥其自身的优势与能力，使其展现出问题解决的成就与自信，鼓励并塑造来访者积极的自我应验预言（positive self-fulfilling prophecies），从而创造出问题解决的可能性。

（三）系统平衡理论

焦点解决家庭疗法的创始人之一茵素·金·柏格女士，借用了我国的阴阳统一观，用阴阳太极图来说明其系统平衡的观点。她认为，人的心理系统是平衡的，心理及行为的改变可以由黑的部分着手，去修改问题的结构，也可以由白的部分扩展，探讨问题不出现时的状态。就像阴阳太极图一样，一旦白的部分扩大，黑的部分就会减少；白的部分增加到一定程度，整个系统也就发生改变。所以，焦点解决短期心理疗法着重探讨来访者问题不发生时的状况，而不像通常的咨询那样把重点放在问题的修正上，是针对白的方向去努力，引导来访者看到自己身上已经存在的白，并运用他们已有的资源去改变。这是一个非常积极正向和乐观的咨询角度①。

二、焦点解决家庭疗法的基本理念

焦点解决家庭疗法和其他任何一种心理咨询或治疗的理论及方法一样，有着自身的基本理念。基本理念是心理疗法的核心思想，统管心理治疗的本质与方向，是掌握一个心理治疗方法的关键。焦点解决家庭疗法的基本理念是用正向的、朝向未来的、朝向目标解决问题的积极观点来促使改变的发生，避免局限于探求问题的原因或问题取向的讨论，即把治疗的焦点放在朝向目标导向的谈话上，而非问题导向的谈话上。具体观点如下。

（一）事出有因，解决并不必查因

在过去心理咨询与治疗的研究和实践中，人们信奉的都是科学的决定论和因果观，普遍认为，所有的心理问题或心理疾病都有一定的原因，只有寻找到原因，并且有针对性地采取补救措施，问题才会迎刃而解。但沙泽尔在家庭临床治疗过程中却发现，很多问题的原因其实是相当复杂的，而且每个人有每个人的视角，每个人有每个人的思维方式，用中国的俗语那就是"公说公有理，婆说婆有理"，每个人都认为自己的看法是正确的，更何况生活中的琐事有时就像一团麻，剪不断，理还乱，这就给寻找问题的原因制造了重重迷雾，所以古人感叹"清官

---

① 沈之菲. 让心理咨询更有效——焦点解决短期心理疗法探究 [J]. 思想·理论·教育，2005（1）：57.

难断家务事"。因此，焦点解决家庭疗法认为，原因与结果之间的关系往往是错综复杂的，很难认定，问题的产生往往是多种因素互动的结果，并不是每件事情都可以找到确切的原因，即使找到原因，也不能确切地说一定是正确的原因，因此，一味纠结于原因是没有意义的。所以，在焦点解决家庭疗法看来，能不能找到事情的原因并不重要，重要的是要帮助来访者使问题不再继续下去；应重点考虑的不是过去曾经发生过什么，而是此时此地应该做什么。在焦点解决短期治疗的过程中，"了解原因"并不是必要的，重要的是"解决问题"，因此，治疗师不再采用探讨过去事情原因的问句，而是用探究此时此刻能够做些什么的问句。

（二）"问题症状"同样具有正向功能

问题的存在，并不是只呈现出病症或弱点，它可能同时具有正向的功能。许维素老师曾说："缺点是有功能的，要不它就不会存在，重点在于找到替代法。"这种观点提醒我们，虽然从常理看，一个人的缺点是负面的，但是缺点也有正向的一面，我们需要改变角度来看待缺点，这样得到的结果很可能会大不相同。举例来说，"冲动"可能是一个人的缺点，但是如果换一个角度来看，这个人还可能是个率真、不拘小节的人；一个人也许具有做事慢的缺点，但是换一个角度来看，这个人还可能是个做事认真、一丝不苟的人。又比如，曾经表现还不错的学生，突然开始在学校不断惹是生非、让老师头痛不已，表面上看该学生学坏了，变成了问题学生。但是如果对这名学生的家庭进行深入的调查，也许就会发现，这名学生的家庭可能发生了变故，常见的情况是父母不合甚至准备离异，而只有当孩子出事时，父母双方才能一同来到学校，在孩子的幻想中，他希望能通过自己惹事来换取父母的重归于好。学生惹是生非的背后还可能隐藏着这样的期待。因此，在处理这样的案例的过程中，不应只看到问题的症状，还应该挖掘问题背后隐藏的正向功能，以寻求更好的解决问题的方法。沙泽尔认为，将个体的某种行为贴上某一症状的标签，这是非常武断的，因为同样的行为在其他情境下被赋予不同的积极意义，它们可能就是适宜的和正常的。因此，焦点解决家庭疗法在面对和处理每一个问题时，都尽可能地考虑到问题的多面性、复杂性和特殊性，寻找问题的正向功能，努力寻找弹性的解决问题的方法，并且要相信来访者拥有解决自身问题的资源，相信来访者有能力、有责任发展出适宜的解决方法，最终克服困境。

（三）强调正向导向

焦点解决家庭疗法的重要理念之一是希望每一个走出咨询室的来访者都能忘记自己的治疗师是谁，只觉得自己很棒。焦点解决家庭疗法关注来访者的正向力量，而不是他们的缺陷；强调来访者的成功经验，而不是失败的经历；强调来访者的可能性，而不是他们的局限性。焦点解决家庭疗法强调正向导向，引导来访者关注做什么才能够积极有效地解决问题。治疗师要相信来访者是解决自身问题的专家，强调来访者自身所拥有的解决问题的资源，更强调尊重来访者自身解决问题的能力,治疗师只是"引导"来访者运用自己的能力及经验去改变,而不是"制造"改变。

(四)凡事都有例外,有例外就能解决

焦点解决家庭疗法认为,凡事都有例外,只要有例外就能从中找出解决方法,来访者只是由于身陷困境而难以看到这些例外。在咨询中,咨询者应首先引导来访者发现诸多糟糕状况或问题中的例外(exceptions),也就是在状况或问题还不是那么糟糕、严重的时候,表现出正向的、积极的一面,并从这些例外入手,把来访者向正向的、积极的方向引导,重新架构,解决实际问题。例外架构是未察觉的既有资源。在治疗中,治疗师经常运用"例外问句",首先接纳来访者的情绪,然后转化情绪,寻找正向循环的可能性与要素。例如,"你被别人排斥,但是你还坚持来上学,是什么支撑你坚持来上学?"这即是例外问句。又如治疗师提问:"在你的生活中,你想得到什么?"这样的问句可以使来访者停止抱怨转而去思考过去未曾触及的一些方面,并且正视问题的解决,从而指向其行动的目标。

(五)滚雪球效应

在心理学中,所谓的滚雪球效应就是指一旦获得了起始的优势,像雪球会越滚越大一样,优势会越来越明显。焦点解决家庭疗法基于系统观的考虑,认为个体的改变可以引起其他个体甚至是整个系统的改变,即从比较小的改变着手,事情往往比较容易成功。焦点解决家庭疗法比较看重小的改变,小改变不断发生,就会产生滚雪球般的效果,最终积累成大改变,产生显著效果。因此,小改变实际上具有大价值。在实际案例中,来访者往往带着许多复杂的问题前来咨询,希望能使问题得到快速的解决,对于小改变缺乏耐心。然而,当来访者想要一次性解决众多复杂问题时,常常会手忙脚乱,使问题更加复杂。这时候不如关注小的改变,从简单的小问题着手开始解决,也许会收到意想不到的效果。例如,夫妻双方矛盾重重,经常一开口就吵架,他们前来咨询,希望使双方的问题迅速得到解决。这时候治疗师不如让他们从不批评对方开始练习,先从小的改变着手,一步一步进行,逐渐改善彼此的关系。从小的改变入手,来访者比较容易建立自信和采取下一步的行动,因为这种改变在来访者的控制范围之内。治疗师应该注重小改变的存在,看重小改变的价值,并且着意促进小改变的发生。

三、焦点解决家庭疗法的基本假设

目前,在焦点解决家庭疗法领域内,被公认的是沃尔特和佩勒(Walter & Peller,1992)总结的12项基本假设[①]:

---

① WALTER J L, PELLER J E. Becoming solution-focused in brief therapy [M]. New York: Brunner/Mazel Inc, 1992.

1. 越把焦点放在正向、已有的成功解决方法并迁移运用到未来类似情境上，则越能使得改变朝着所预期的方向发生；

2. 任何人都不可能每时每刻处在问题的情境中，总有问题不发生的时候，这就是所谓的例外，这些存在于当事人身上原有的例外情形，常常可以作为问题解决的指引；

3. 改变随时都在发生，没有一件事是一成不变的；

4. 小的改变会带来大的改变，最后可以导致整个系统的改变；

5. 合作是必然的，没有当事人会抗拒，不同的当事人会以不同的方式与治疗师合作，若治疗师仔细了解他们的思维及行为的意义，便会发现当事人努力地向自己展示了他们要改变的必需的独特方式；

6. 人们拥有解决自己问题所需的能力与资源，治疗师的责任是协助当事人发现自己所拥有的资源；

7. 意义并非由外在世界所引起，而是与经验的交互建构，是个体透过本身的经验对外在世界的解释，因此，焦点解决模式并不重视探究事件本身，而更重视当事人对事件的解释，以及在事件中采取的行动与反应；

8. 每个人对某一问题或目标的描述与其行动是相互循环的，因此可以借由改变个体看问题的观点，达到改变行为，也可以借由改变行为，达到改变看问题的观点；

9. 沟通的意义可以从收到的反应中来判断，对治疗师而言，会谈过程中沟通的意义要视自己所收到的反应而定；

10. 当事人是他们自己问题的专家，设定什么样的改变目标，应由当事人自己决定；

11. 当事人的任何改变，都会影响其与所在系统中每个人的互动，也就会带来其他成员的改变；

12. 凡是有共同目标的人，都是解决方案中的成员，治疗师主要是协助团体成员协商出问题的解决目标，并找出个人可以做到的行动。

第二节　焦点解决家庭疗法的治疗过程

一、焦点解决家庭疗法的治疗目标

焦点解决家庭疗法的治疗目标在于通过帮助来访者采用与以往不同的方式行动或者思考，以使其对生活更为满意，从而克服在生活中所遇到的种种问题。治疗师相信所有人都拥有解决他们问题的技巧和资源，但由于他们过度地看重所面临的问题或被面临的问题所遮掩，使得他们无法看到自己的优势。有时只需要治疗师将焦点从无效的行为，简单地转移到他们曾经实施过的有效的行为，便能提醒和拓展他们曾经使用过的资源。另外一些时候，人们也许需要找寻他们目前不具备的能力，激发处于休眠状态的技巧，来解决问题。从另外一个角度来看，焦点解决家庭疗法的治疗目标不过是帮助来访者将谈论问题本身转变为谈论解决问题的办法。一旦人们开始谈到他们能够有效地采取行动，他们拥有的资源，他们曾经采取的行得通的行为，焦点解决家庭疗法便已经达到了最初的治疗目标。从这一点来看，焦点解决家庭疗法是从来访者关于问题的谈话中，发现来访者解决问题的办法。

焦点解决家庭疗法不需要重组人格或家庭结构，他们更倾向于设立较容易实现的目标或是较为容易使来访者得到满足的目标。例如，一个无家可归的妇女也许只不过需要找到一个住处，一个单身男人也许只是需要勇气去找人约会。如果某个来访者的目标模糊不清——"我想觉得更幸福"，或者是乌托邦式的空想——"我再也不愿意这样悲哀"，治疗师便会通过询问某些具体的问题，让来访者将目标变得清晰起来。帮助来访者设定清晰而且可以达到的目标，设定和寻找目标的过程本身就是一个主要的干预措施，而这也是焦点解决家庭疗法要做的主要工作①。

二、焦点解决家庭疗法的基本流程

整体上来说，焦点解决家庭疗法的一次完整会谈大约需要 60 分钟，其基本流程（见图 7-1）可以分为三个阶段：建构解决的对话阶段、休息阶段和正向回馈阶段。其中，建构解决的对话阶段是重点，它又可以大致分为三个区块，即设定目标会谈区块、寻找例外会谈区块、发展未来想象区块②。

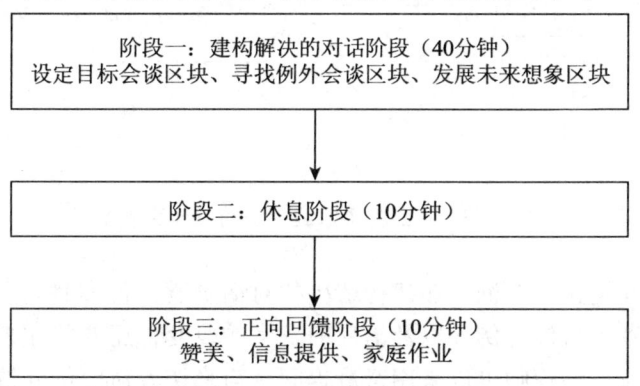

图 7-1 焦点解决家庭疗法治疗的三个阶段

---

① 尼科尔斯，施瓦茨. 家庭治疗：理论与方法 [M]. 王曦影，胡赤怡，译. 上海：华东理工大学出版社，2005：378.

② 刘宣文，何伟强. 焦点解决短期心理咨询原理与技术述评 [J]. 心理与行为研究，2004，2（2）：453.

家庭治疗开始前，治疗师应当向来访者介绍整个咨询过程，如："我将会和你先谈 40 分钟左右，谈的内容是有关你个人的情况以及你想要达到的目标。40 分钟后，我们会暂停几分钟，在这个时候，我会离开这个治疗室一下，你可以仔细思考你所说的一切，然后我会再回来。再回来的时候，我会告诉你我的一些想法，也会给你一些回馈和建议。"具体流程如图 7-2 所示①。

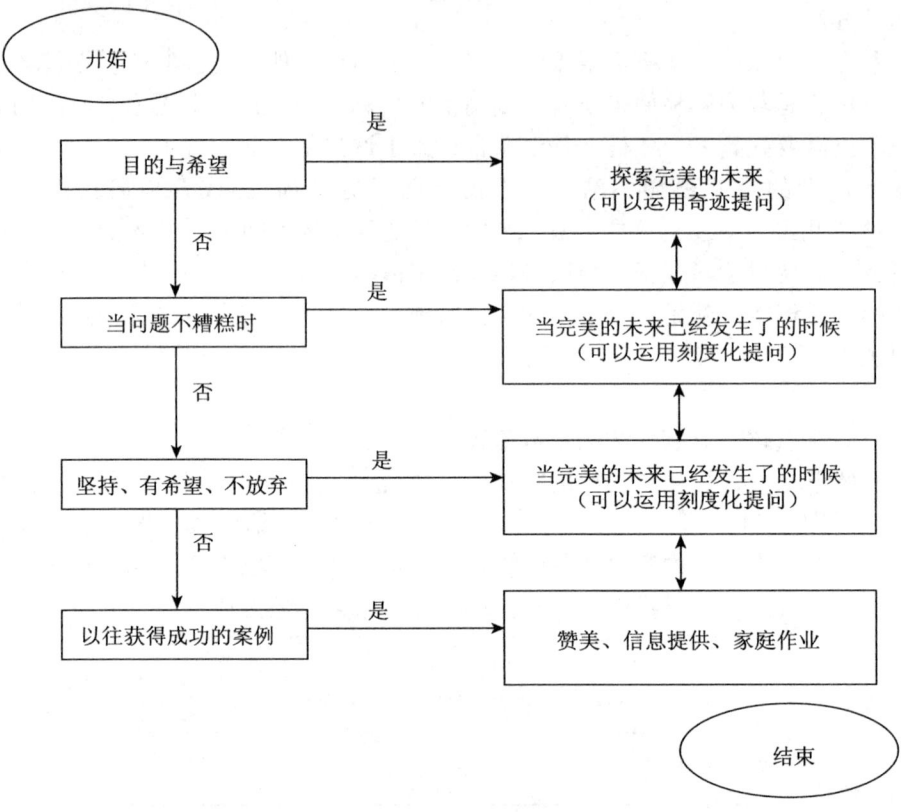

图 7-2　焦点解决家庭疗法的具体流程图

接下来，开始正式咨询。在建构解决的对话阶段，咨询时间大约为 40 分钟，主要关注来访者的目标、例外以及治疗前发生的改变，还要关注来访者的各种资源。在这个阶段，治疗师可以采用奇迹提问、与来访者讨论例外情况以及进行治疗前改变探查，包括采用一些应对策略问题以及刻度化提问，运用来访者的语言，把来访者的问题转化成一个个具体的、可实现的、积极的行动目标。

这一阶段又可以大致分为三个区块。一是设定目标会谈区块，在这一区块，

---

① IVESON C. Solution-focused brief therapy [J]. Advances in Psychiatric Treatment, 2002 (8): 149-156.

治疗师的主要任务是帮助来访者理清他想要实现的目标，引导来访者设定积极可行的具体目标，并建立治疗的工作目标。这一区块典型的问话方式是："你来这里的目的是……"。第二个区块是寻找例外会谈区块，在这一区块，治疗师的主要任务是引导来访者看到过去问题未发生时有哪些成功经验，请来访者回忆问题未发生时的情景，引领来访者区分"问题发生时"和"问题未发生时"的情况，并且更关注后者的存在与意义。当我们关注没有发生问题的情形，就能够使没有问题发生的情形再次出现并继续发挥作用。这一区块的典型提问方式是："这样的问题何时没有发生？""没有发生问题时有关成员都在做什么？""你希望达到的目标什么时候发生过？"等等。第三个区块是发展未来想象区块。在这个区块，治疗师的主要任务是引导来访者想象问题已经解决时他会是什么样子、跟现在比会有什么样的不同，从而开阔来访者的视野，从"问题可以解决"的认知中鼓舞来访者的信心，并从中找到现在就可以开始行动的步骤，鼓励来访者去做目前就可以做到的一小部分改变。这一区块的典型提问方式是："假如解决了这个问题，你的行为会有什么样的变化？"

焦点解决家庭疗法的第二个阶段是休息阶段，大约10分钟。在前一个阶段结束后，治疗师要暂停、休息几分钟。在休息阶段，治疗师离开治疗情境，冷静地回顾对话过程，客观地思考、分析来访者的问题，整理出需要给予来访者反馈的内容，同时，在这个阶段，来访者能够深入思考治疗师所询问的一些问题，有助于其发现新的体验和感受。

焦点解决治疗的第三个阶段是正向回馈阶段，时间大约10分钟。这一阶段包括赞美、信息提供、家庭作业三个部分。首先，赞美。治疗师应当根据会谈内容作总结并给予来访者应有的称赞，给来访者以正向的反馈。对来访者进行赞美，目的是引导来访者改变原有思维模式，从积极的、正向的角度看问题，赞美可以使来访者发现自身资源的存在，促使其自发地寻找，回忆起例外的存在，从而让来访者发现自己并不是"什么也没有做"或者"什么都没有做好"，而是也"做了一点有用的事"，能够鼓舞来访者继续行动，使来访者远离被批评的恐惧。其次，信息提供。信息提供是为来访者提供专业知识的参考，包括专家的观点、理论研究结果或专业技术说明等，目的是引导来访者从新的角度分析问题、反思情境，或者为家庭作业提供架构。再次，家庭作业。家庭作业将治疗师的工作延伸到来访者的生活中，有利于来访者巩固会谈的成果，并鼓励来访者将改变融入生活，进而将这种改变常态化。

在一次会谈结束时，治疗师还应当与来访者一起协商下次会谈的安排和计划。

另外，在焦点解决家庭疗法的整个过程中，核心成分起着关键的作用，它也是焦点解决家庭疗法的重要标志。如果治疗师运用了由史蒂夫·德·沙泽尔和茵素·金·柏格提出并发展的焦点解决心理治疗，则必须包含如下的内容，否则该咨询将无法视为焦点解决治疗。

在第一次会谈中，治疗师应当主要解决三个问题：
1. 采用奇迹提问进行目标的探查；
2. 采用刻度化提问来评估来访者的进步；
3. 在每次治疗结束时，给予来访者肯定。

在第二次以及随后的会谈中，治疗师除了要解决第一次会谈中的后两个问题，还应在会谈开始时采用"哪些方面有所改善"类的问题来引导治疗。当然，对于上面的这些内容，治疗师可以根据实际会谈情况来调整语言表达方式，但缺少了上述成分的心理治疗就不能被视为焦点解决治疗。

第三节 焦点解决家庭疗法的主要技术

采用合理的技术是心理治疗顺利开展并取得成效的关键所在。目前，焦点解决家庭疗法的技术很多，主要包括三大类技术：倾听技术、赋能技术和解决建构技术。倾听技术在前文已经介绍，这里，我们主要介绍赋能技术和解决建构技术。

一、赋能技术

（一）咨询前改变询问

咨询前改变询问是咨询师在咨询之前通过询问来发现、提醒来访者其自身所具有的解决问题的力量与资源。因为焦点解决家庭疗法相信，任何人在遇到困难时都不是无所作为的，在接受咨询之前，每一位来访者都采取了一定的办法来解决自己所面临的问题，不管有效与否。但是来访者可能被自己的负性情绪所困扰，而忽视了那些自己曾经做过的有益的改变。通常情况下，咨询师在咨询开始时，可以使用咨询前改变询问，但是要让询问自然、顺畅地进行。在第一次会谈的时候，治疗师询问当事人在之前的改变情形，通过确认已经发生的小改变来提升当事人的自我效能与自尊。例如："在最近你做过什么而让结果不一样？""听起来真的很麻烦，你有没有做过什么事让事情比较顺利？"下面我们举一个例子来说明这种技术的运用①。

治疗师：今天来这里，你想要有什么样的改变？

来访者：嗯，我不确定。当我打电话和你预约的时候，我刚好走出糟糕的情况，我可能被自己吓到了，我知道我酒喝太多了。所以，总之我就是少喝一些，目前已经有四天了，而且看来似乎是到目前为止我所做的事。

---

① 刘宣文. 心理咨询技术与应用［M］. 宁波：宁波出版社，2006.

治疗师：所以，你是怎么做的？

来访者：你知道，我就是喝酒太多，而我必须做点什么。

治疗师：所以，你是怎样设法四天不喝酒的？

来访者：我做的一件事就是打电话到这里，然后我决定，如果我打算正视这件事，我最好当场立刻开始。所以，我就停止喝酒。

治疗师：那对你来说有什么不一样吗？

来访者：有，那真是不一样。我是相信自己能解决自己问题的那种人。但是这是第一次我觉得需要帮助。对我来说，接受任何一个人的帮助真的是一件很困难的事，这就是我不愿意去匿名的戒酒团体的原因。我不想听到关于其他人的问题，而我也不想去向陌生人泄露自己的秘密。

治疗师：所以，你现在是怎么样设法让自己四天不喝酒的？

来访者：不容易，我会告诉你。但是我感觉又比较容易一些了。

治疗师：你是怎么有这个想法的？这次咨询要从头开始，有一些人当他们准备接受咨询的时候，他们喝得更多。你的行为让我觉得你像是另一种人，不畏艰险、毅然果断，并会坚决地去实行，是吗？

来访者：嗯，我从来没有想过自己像那种人。但是，我总是知道关于我喝酒的事，我必须做点什么，所以，我就决定现在应该是开始的时候。

(二) 刻度化询问

刻度化询问技术有时也被称为度量问题 (scaling questions)、评分技术，是焦点解决家庭疗法的重要组成部分。这种询问技术被在形式上类似于心理测量中的量表法，常用数值（如 0 到 10）将来访者抽象的概念以比较具体的方式呈现出来，如治疗师可以这样询问来访者："假设有一个尺度，数值为 0 至 10，0 代表你给我打电话预约咨询时的感觉（而不是他们情况最糟糕的时候的感觉），10 代表发生奇迹后你的感觉。那么，现在你的感觉可以用数值几来表示呢？"这种询问技术被十分广泛地运用于咨询过程的每个阶段，其目的在于激励来访者自我改变的同时，把一些看起来遥不可及的目标分解成一个个操作性强、实现可能性大的小目标，从而能够直接发现来访者的变化。下面我们以同学之间由于误会而产生矛盾为例来说明这个技术的具体运用。

来访者：（描述案例的发生经过）

治疗师：听起来，这次矛盾的发生，也是一次意外，你对此有点后悔。

来访者：是的，这个同学平时也蛮好的，虽然性格比较内向，话不多，但家庭不好，身体也不太好……

治疗师：你觉得你吵醒了他，而且还对他发火，很不应该，你觉得很内疚？

来访者：是的，我很内疚，很想缓和现在的关系。

治疗师：我们尝试运用一下刻度技术，假如 10 分代表很内疚，1 分代表不内疚，你觉得你现在应该是几分？

来访者：大概8分的样子。

治疗师：如果要让这个8分降低为7分，你想第一个作出的改变是什么？

来访者：我能主动为缓和我们之间的关系采取行动，但又怕他说我是窝囊废。

治疗师：你觉得可以做哪些事情缓和关系而不会被他看成是孬种呢？

来访者：也许我可以主动和他点个头表达善意，或者找机会跟他说话，比如提醒他交作业之类的。

（三）振奋性鼓舞

焦点解决家庭疗法非常看重激发来访者的自信心以及他们解决问题的潜能，因此，通过振奋性鼓舞的技术，可以促进来访者把问题解决看成是可能的、可实现的，更有助于咨询的顺利开展。振奋性鼓舞就是指来访者开展行动或改变自己去解决问题时，治疗师以一种非常兴奋、喜悦的态度给予来访者支持与鼓励。通常的话语为"你的这个想法很好，这么好的办法你是怎么想到的？""太棒了！你曾经有过成功解决的时候！""你真是太不容易了，不是每个人都能做到这么好的！"等等。例如，来访者滔滔不绝地讲了很多关于孩子的事情，这时治疗师可以这样回应："好，让我慢慢消化一下你刚才说的这些信息……哇，这么短的时间里，我就已经得到了这么多关于孩子的信息。你作为父亲，能够这么理解和关心孩子，真的是太棒了！"

（四）赞许

赞许技术是焦点解决家庭疗法咨询技术的重要组成部分，是针对来访者的特质给予直接、正面的反馈，营造积极的气氛，提升来访者为自己负责任的态度和意愿。赞许技术可以在咨询的休息阶段之后使用，也可以在整个咨询过程中的任何适当时机使用。但是需要注意的是，治疗师在使用赞许技术的时候，要有一定的依据，不能为了赞许而赞许，拿目标当手段，如果一味称赞来访者，进行不属实、无根据的赞许，反而会适得其反，让来访者产生不信任感。下面的案例①是一位有三个孩子的母亲打电话来预约咨询，因为她丈夫在全家一起登山远足时意外去世，当母亲下山求援时，孩子们眼睁睁看着父亲死亡，内心受到极大的创伤，甚至很多天都难以入睡，对孩子的这种状况母亲不知如何是好。让我们看看治疗师是如何运用赞许技术的。

来访者：有人告诉我，我的孩子应该把看到的事情说出来，他们必须表达自己的情绪，才会有帮助。我希望你能告诉我们，这个治疗有没有必要，因为我的

---

① 柏格，史丹纳. 儿童与青少年焦点解决短期心理咨询［M］. 黄汉耀，译. 成都：四川大学出版社，2005：168.

孩子都不想讨论这件事情，他们也不想来见你。

治疗师：我知道，你很重视别人对你说的事情，也很尊重孩子的愿望。在告诉我你的故事之前，因为你最了解自己的孩子，如果他们能来这里，而且说出他们看到的事情，你觉得会有什么不一样吗？

来访者：我担心再度勾起他们痛苦的回忆，让他们难以入睡。现在他们才刚开始晚上可以睡得安稳一点，以前他们一天的睡眠时间不超过两小时，这是很难克服的问题。

治疗师：所以，听起来在睡眠方面好像有了一点改善。你觉得这种改善是如何发生的？

来访者：我们开始一起睡在同一个房间，虽然有人告诉我，不应该常常这样做。然后，我们不管做什么事都在一起。我们互相讲有趣的故事、说笑话、分享今天发生的愉快事情……

治疗师：太好了！有效吗？

二、解决建构技术

（一）奇迹问题

焦点解决家庭疗法向来访者传递这样的信息：未来是可以创造的。因此，运用奇迹问题技术的时候，重点应该放在"问题已经解决了的未来"上面。在对夫妻、家庭的治疗中，治疗师可以单独向一个人提出这个问题，也可以向来咨询的整个群体提出。沙泽尔最先使用奇迹问句的询问方式，例如："假如一天晚上，你已经睡着了，奇迹发生，你的问题解决了。你是怎么知道的？有什么将从此不同？如果你不跟丈夫说这件事的话，他将如何知道？"[1] 这样的询问使来访者的目标形象化，从而激发他们探寻问题解决的方式。同时，来访者也会自然而然地意识到，他们所希望实现的事情也就是那些被当前问题所阻碍了的事情。这里我们引用哈里·科尔曼（Harry Konman）的治疗案例来说明奇迹问题的运用[2]。

卡伦今年45岁左右。她很晚才生小孩，目前独自带着两个孩子生活。治疗师认为卡伦的日子并不好过，猜测她也许过去曾有酗酒的问题。她目前正处于失业中，靠救济金生活，而且社会福利机构建议她去治疗，因为他们很担心她的孩子。在会谈的开始阶段，卡伦一直在抱怨孩子的父亲，他最近刚出狱，就开始骚扰她了。

治疗师（哈里·科尔曼）问她："这次会谈后需要发生什么变化，才能让你

---

[1] 史蒂夫·德·沙泽尔，伊冯·多兰. 超越奇迹：焦点解决短期治疗 [M]. 雷秀雅，刘愫，杨振，译. 重庆：重庆大学出版社，2011：41.

[2] 史蒂夫·德·沙泽尔，伊冯·多兰. 超越奇迹：焦点解决短期治疗 [M]. 雷秀雅，刘愫，杨振，译. 重庆：重庆大学出版社，2011：57.

觉得来这里和我谈话是个不错的主意,尽管这个主意不是你自己的?"她回答说她会感觉平静一些,接着治疗师就开始提出奇迹问句。

卡伦:孩子们将不再对我不尊敬。

治疗师:那么,假如那成了现实,你对他们会有什么不同吗?

卡伦:早上我不会那么频繁地冲他们喊叫了。我不会再感到那么疲倦和烦恼。

治疗师:不再那么烦恼——还有其他方面吗?

卡伦:我不会整个早晨都对他们喋喋不休了。

治疗师:那你会做些什么其他的事呢?

卡伦:我不会再发牢骚或生气了。

治疗师:如果你不说话的话,孩子们中的任何一个最先注意到什么事情,使他们发现奇迹发生了?

卡伦:皮埃尔会。

治疗师:皮埃尔会发现什么?

卡伦:他会发现我不再站在门口大声喊他起床。他会睡一整个早晨,但是晚上让他睡觉是不可能的事,他一直坐在那儿看电视。

治疗师:我知道了……所以……奇迹发生后的早晨,他会发现你没有站在那儿冲他大喊……嗯……你认为他会发现你取而代之做了什么事情呢?

(二)未来取向询问

事件或情境愈容易想象,我们对它的感触就愈深刻,思考时也更习以为常。运用未来取向问句,治疗师可以与家庭共同描绘关于未来的美好图像。这里我们引用马修·瑟莱克曼(Matthew D. Selekman)所记录的案例来说明未来取向问句如何运用①。

九岁的豆子很不情愿地被父母带来接受咨询,因为他"偷东西"、"殴打"八岁的妹妹、喜欢争斗、"不够规矩"、"在学校有行为上的问题"。父母对豆子长期的行为问题非常悲观、沮丧。先前豆子做过三次心理治疗,都没有用,因此父母对这次咨询也不抱任何期望。在会谈过程中,豆子跟父亲丹明显有许多矛盾。会谈时丹两度训诫豆子,因为豆子故意与妹妹唱反调。治疗师提出了"奇迹问句",但是他们的回应更加悲观。治疗中,治疗师越希望转变他们的悲观倾向,越适得其反。这时治疗师决定用"未来取向问句",希望转移整个家庭和自己的方向。参与会谈的人包括豆子、妹妹、父亲丹及母亲瑞秋。

治疗师:假设整个咨询非常成功,六个月后我遇见你们,如果我问你们采取

---

① 马修·瑟莱克曼. 克服逆境的孩子:焦点解决咨询的家庭策略 [M]. 黄汉耀,译. 成都:四川大学出版社,2008:89.

了什么措施而不必再接受咨询，你们会怎么说？

瑞秋：我会告诉你，豆子很合作，我们不再争吵，他也能跟妹妹一起玩，态度很好。

治疗师：这些改变对你们跟豆子的关系有什么影响？

瑞秋：我们相处得更好。我会常常带他去大卖场，让他做他喜欢做的事情。

治疗师：你们有没有做出其他不一样的事情，帮助你们跟豆子改善关系？

丹：避免争吵。对豆子犯的一些小错误，不再过度指责。

治疗师：做这些事后，情况跟以前有什么不同？

丹：争执少了，压力少了。

瑞秋：如果他不是那么不听话，我会更喜欢他。

治疗师：你呢，豆子，当我再遇见你，你会告诉我为什么你跟父母的关系改善了吗？

豆子：他们不再对我大声吼叫，我们不再争吵，爸爸跟我一起玩游戏机。

治疗师：豆子，如果遇到你的老师，她会告诉我，你在班上有什么良好的表现吗？

豆子：我会专心听课，不再打架……把功课写完。

治疗师：她会告诉我，她桌上的东西不再消失了吗？

豆子：会，我不会再乱拿东西了。

善用未来取向问句，我们就能打开各种可能性的大门，并在第一次会谈时，就让家庭成员开始分享有创意的问题解决策略，使他们相信这样做能够改善问题。在分享个人的独特解决方式时，他们谈到在"过去"自己作出的改变，好像问题已经得到了解决一样。未来取向问句让"未来"变成了"现在"，让整个家庭目前存在的问题展露无疑。

（三）例外问题

例外就是当问题不存在或者没那么严重的时刻。焦点解决家庭疗法相信，凡事都有例外，重要的是发现这些例外，并且努力采取行动来扩大例外。当来访者对自己的问题有一定了解的时候，治疗师可以使用例外问题技术来进一步寻求问题解决的途径。使用例外问题技术，可以帮助来访者找到遇到类似问题时的例外，让来访者看到自己的能力与资源，帮助来访者找到问题不发生时的成功经验，进而找到解决当前问题的办法，更能让来访者建立信心和自尊。治疗师可以采用这样的提问方式："过去你有过的最自信的时候是发生什么事情的时候？""你与丈夫好好相处是什么时候？即使时间很短。""刚才你告诉我你会经常感觉到很郁闷，那么你有没有不郁闷的时候？当时你是什么样的状况？"使用例外问题技术的时候应该注意，让来访者找到问题的例外是很困难的，因此治疗师不要在第一次没有探寻出例外之后就放弃继续询问；当问出一些蛛丝马迹之后，治疗师要保持好奇继续询问与倾听，以期得到更多的信息；治疗师要提升例外的价值，让来访者明白例外中其实蕴涵着解决问题的办法。

下面举一个运用例外问题技术咨询的例子（来访者抱怨她与丈夫经常吵架）。

治疗师：你说你跟丈夫总是吵架，那么有没有不吵架的时候呢？

来访者：没有。

治疗师：难道你们总是这样，没有一刻不吵架吗？

来访者：那倒也不是。

治疗师：那么你仔细想一想，最近你们哪天没有吵架。

来访者：好像是上个星期日。

治疗师：哦？那天发生了什么不一样的事情吗？或者你做了什么不一样的事情吗？

来访者：我也不确定是因为什么，那天我刚刚完成了一项工作，心情特别好，就准备了一顿丰盛的晚饭，他吃得很开心。

从治疗师与来访者的互动中就可以看到，当来访者作出改变（心情特别好，准备了一顿丰盛的晚饭）时，她的丈夫也有了改变（吃得很开心）。而来访者一开始并没有注意到例外。

（四）EARS 询问

EARS 是 eliciting、amplifying、reinforcing、start again 的首字母缩写，EARS 询问技术是在会谈过程中先引发当事人有改变、例外的行为，然后请当事人详述这个行为，并且给当事人肯定和支持，最后请当事人分享更多的改变、例外。EARS 询问技术通常被用于第二次治疗及后续的治疗中。E（eliciting）引出已有的改变：引导来访者讲出发生了什么好的改变。A（amplifying）扩大：详述改变，说明改变发生时与问题发生时二者有何不同。R（reinforcing）增强：赞许来访者在有效改变发生时所呈现的成功和力量。S（start again）再次询问：还有什么是比较好的。EARS 询问常用的问句如："自从上次见面之后，有没有什么不同，即使只有一点点？""还有没有什么不一样的地方？你是如何办到的？""听起来很简单，但我保证做起来一定不简单！你常常用到自己的某项技巧与尝试吗？"下面举一个运用 EARS 询问技术咨询的例子①。

治疗师：自上次见面之后，你觉得有没有什么不同，即使仅有一点点？

来访者：我对所谓的朋友感到更加失望。我们见了面，她连招呼都不打！

治疗师：太恐怖了！还有没有什么不一样的地方？

来访者：昨天诊所比平常忙碌，晚上老板说我做得很好，他说我的熟练程度好像是已经工作很久了。

---

① 黄丽，骆宏．焦点解决模式：理论和应用［M］．北京：人民卫生出版社，2010：45．

治疗师：好现象！你是如何办到的？

来访者：我只是用常识还有观察技巧，就这么简单。

治疗师：听起来简单，可是我相信，做起来不一定简单！你常常用到观察技巧与常识吗？

来访者：我可以快速思考，同事因此讥笑我没有感情。可是有时候保持头脑清醒很好，可以知道等一下会发生什么事。

治疗师：当然，还有没有什么不一样？或者，比我们上次见面时改善一点的？

来访者：想不出来了。

（五）家庭作业

家庭作业是治疗师在每次会谈结束时，为了强化来访者的改变而让其采取的行动方案，能够让来访者在会谈结束后的日常生活中继续采取有效的行动。治疗师应根据来访者的不同情况布置相应的作业。一般来说，焦点解决家庭疗法的治疗师在布置家庭作业时可遵循如下原则。

1. 针对还没有明确目标的来访者，请其观察自己在生活中最想达到的目标。

2. 针对已经确定目标但还没有采取具体行动的来访者，请其观察生活中较为接近目标的行为，或观察学习他人的类似行为。

3. 针对打算采取行动但又犹豫不决的来访者，请其观察自己什么时候比较想采取行动。

4. 针对因接受咨询时间较短或还没有想到有无例外或其他信息的来访者，考察其所能接受的程度，并据此鼓励其去"实验"或"假想"问题已经解决或问题正在解决，然后在下一次面谈中请来访者告诉治疗师这样做所带来的不一样的情况。

5. 针对认为例外的发生是超出他们控制范围的、偶发的、无法解释的来访者，请其多尝试这些例外行为，同时，在某段时间里"假装"自己能做到或正在做这些行为，看看会发生什么情况。

6. 针对已经清楚叙述自己的能力范围内所能进行的例外或正向行为的来访者，请其多做一些正向的或例外的行为。

通过上面对焦点解决家庭疗法的理念、技术等方面的介绍，我们知道它一直坚持正向、积极的哲学观点，引导我们关注那些也许被忽视掉的积极面。焦点解决家庭疗法有其广泛的应用价值，主要体现在三个方面：一是目标指向明确，且重点放在解决问题上。与一般的咨询疗法不同，焦点解决家庭疗法更注重将其咨询目标设定为帮助来访者运用现在所拥有的可行性资源，来处理来访者需要立即解决的问题，就事论事，明确目标，不过于讨论早期经验，不过于纠结问题的深层原因，不把问题复杂化。二是过程简洁。焦点解决家庭疗法强调语言在建构现实中的作用，咨询主要是以"通过做些什么事情能够让你所遇到的问题不再继续下去"这样的问句，取代"问题发生的原因是什么"的问句。由于焦点解决短期咨询专注于朝向问题解决的历程，而非探索原因的历程，所以能够节省很多时间和精力，非常简洁，也简便易行。三是在交谈技巧上富于激励性。焦点解决家庭疗法在引导目标描述的时候，治疗师会鼓励来访者用"会"去做、"会"去想的说法，以合作的姿态邀请来访者共同寻找好的、有用的、有资源的例外，并随时给予鼓励与赞赏，为来访者的"小进步"和"小改变"给予肯定、喝彩、加油和支持，尤其是在来访者找到"例外"发生的解决方法时，这种富于激励性的交谈显得尤为重要。

焦点解决家庭疗法也存在一定的不足：一是引导性过强。焦点解决家庭疗法虽然也强调要倾听来访者所谈的内容，但是与以来访者为中心的咨询理念还是有些冲突，它也强调发展来访者自身的资源，但这种发展是在治疗师的直接指导下进行的，它更注重使来访者认识到例外的情况，并通过奇迹提问、刻度化提问等，直接引导来访者进行问题的解决。这很可能会忽略一些来访者倾诉的机会，对于那些长期受困于不良情绪、急于宣泄自己情绪情感的来访者来说，会因为治疗师只关注例外的情况，而不能充分倾听来访者的倾诉，这显然会产生不良效果。二是咨询过程过于流程化。焦点解决家庭疗法的咨询过程分为三个阶段，虽然很清晰明确，但不一定适用于所有的来访者，10 分钟的休息时间虽然能够让治疗师充分思考和商量对策，但对于来访者来说可能会压缩了他的倾诉、表达的时间，也可能使来访者感觉不知所措，这种流程化过于强调理论与技术方面的策略模式。

总之，焦点解决家庭疗法所蕴涵的思想和理念需要我们在今后的工作中不断实践探索，相关问句、技巧等问题也需要我们不断练习和总结，才能发挥它应有的效果，继续扩大它的应用范围，把咨询与治疗工作做得更好。

【建议参考资料】

1. 史蒂夫·德·沙泽尔，伊冯·多兰. 超越奇迹：焦点解决短期治疗［M］. 雷秀雅，刘愫，杨振，译. 重庆：重庆大学出版社，2011.

2. 黄丽，骆宏. 焦点解决模式：理论与应用［M］. 北京：人民卫生出版社，2010.

3. 许维素. 焦点解决短期心理治疗的应用［M］. 北京：世界图书出版公司，2009.

4. 柏格，史丹纳. 儿童与青少年焦点解决短期心理咨询［M］. 黄汉耀，译. 成都：四川大学出版社，2005.

5. 汪新建. 西方家庭治疗理论的新进展研究［M］. 天津：南开大学出版社，2009.

6. 沈之菲. 让心理咨询更有效——焦点解决短期心理疗法探究［J］. 思想·理论·教育，2005（11）：57-60.

7. 戴艳，高翔，郑日昌. 焦点解决短期治疗（SFBT）的理论述评［J］. 心理科学，2004，

27（6）：1442-1445.

8. 刘宣文，何伟强. 焦点解决短期心理咨询原理与技术述评 [J]. 心理与行为研究，2004，2（2）：451-455.

【问题与思考】

1. 焦点解决家庭疗法的创始人是谁？他们发展焦点解决家庭疗法的理论基础是什么？
2. 焦点解决家庭疗法的基本理念与基本流程是什么？
3. 焦点解决家庭疗法有哪些主要的治疗技术？
4. 请举例说明在日常生活中如何运用奇迹提问和刻度化提问等焦点解决家庭疗法的常用技术。

第八章 叙事家庭疗法

【本章提要】

叙事家庭疗法是当今家庭治疗理论与实践的前沿。本章主要对叙事家庭疗法的理论渊源、代表人物和基本理念进行论述。叙事家庭疗法对传统的治疗观中将人视为问题的观点提出了质疑,主张把人和问题分离开对待,将问题拟人化,以问题故事的方式对其进行解构。本章在阐释基本假设基础上,着重介绍了叙事家庭疗法的治疗过程,以及该疗法的独特治疗技术,如故事叙述、问题外化、由薄到厚、界定仪式及反思团体。叙事家庭疗法以故事的形式进行治疗,促进来访者或家庭对问题故事的解构,减少个体的心理冲突,使其更加自主,丰富了新的生命故事,从而改变认知与增强自我认同。这不仅是对传统治疗的一个发展,更吸取了各家理论之所长;不仅提供了广阔的发展空间,还可以使来访者建构出创造性的新故事。

【学习重点】

1. 了解叙事家庭疗法的理论基础及其基本特征。
2. 理解叙事家庭疗法的基本观点、基本假设。
3. 掌握叙事家庭疗法治疗过程的三个基本阶段及常用技术。

【重要术语】

故事叙述　问题外化　独特结果　寻找例外　由薄到厚　界定仪式　反思团体

迈克尔·怀特,1948 年出生于澳大利亚一个工人家庭。怀特最初是一名电工技师,但是他发现他并不喜欢与这些机器打交道。1967 年他接受了社会工作的专业培训并在阿德莱德的皇家儿童医院找到一份社会工作者的工作。在此期间,他因为发现了很多不平等的现象而心存不满,并开始对法国后现代思想家福柯(M. Foucault)和美国社会学家戈夫曼(E. Goffman)的著作有了兴趣。最后在阿德莱德郡的杜维曲中心任副主任,进行心理治疗与社会活动。20 世纪 80 年代末,怀特与妻子谢里尔·怀特(Cheryl White)及合作者艾普斯顿接触到了叙事隐

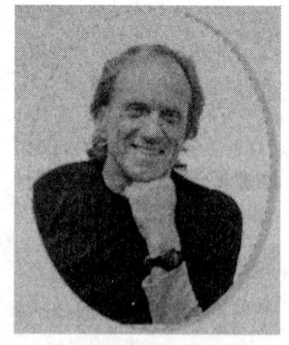

迈克尔·怀特
(Michael White)

喻，帮助其理解在咨询工作中的一系列担忧、困境和问题。其著作包括《论文集》、《重写生命》、《治疗者的生活叙述》、《叙事疗法实践地图》，并和戴维·艾普斯顿合著《故事、知识、权力：叙事治疗的力量》、《经验、矛盾、叙事和想象》。

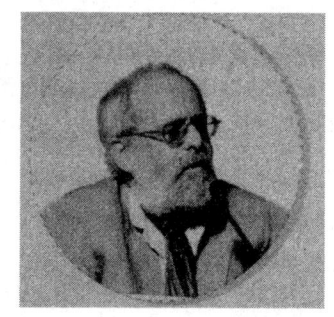

戴维·艾普斯顿
(David Epston)

戴维·艾普斯顿，出生于加拿大，后来移居到新西兰奥克兰市。艾普斯顿不仅是家庭治疗师，而且还具有人类学的背景。他曾在一家公立医院工作，研究的是儿童与青少年的问题。后来跳槽到一家私人机构工作。这些工作中的经验与他的人类学背景，使其更关注文化对个人的影响。叙事心理治疗中"界定仪式"的使用就来源于他的这些理念，也正是他的引导，使怀特更多地关注了叙事隐喻。艾普斯顿还发展出了一系列的提问方式，通过解构原有的主流故事，来重新建构来访者新的生命故事。他还开创了通信的方法，以邮寄信件的形式，使来访者在离开治疗室以后也可以接受治疗师的鼓励与引导，以巩固来访者重新建构新的生命故事。

叙事家庭疗法是家庭治疗领域中的新方法，在西方家庭治疗领域中，越来越受到重视。随着后现代主义思潮的流行，叙事家庭疗法在20世纪80年代开始出现，代表人物是澳大利亚的临床心理学家迈克尔·怀特（Michael White）和新西兰心理学家戴维·艾普斯顿（David Epston）。他们于1990年合著《故事、知识、权力：叙事治疗的力量》一书，系统阐述了他们有关叙事家庭治疗的基本观点和技术。叙事家庭治疗学派着眼于家庭解决问题的内在能力建设，而不是将家庭制造出来的问题作为治疗的重点；它改变了传统心理治疗中"人就是问题"，治疗就是针对来访者病症的理念①，强调将问题和人分开，并且在治疗中对于这种问题外化的技术进行了充分的利用。叙事家庭疗法是以后现代主义为基础，在来访者叙事的过程中不断创造新的生命故事、不断主动地选择与创造，将后现代主义思潮中的"多元化"、"去中心化"、"反权威主义"等思想充分地表现出来。从家庭治疗中发展出来的叙事家庭治疗是一种秉承着"以人为本"理念的新兴的心理治疗，它主张对来访者及其家庭多样性的尊重与理解，在此基础上去接受他们，是一种"以人为中心"的心理治疗模式。

当前，叙事家庭疗法在许多国家得到了广泛的发展，尤其是在欧美、澳大利

---

① 方必基，张樱樱，童辉杰. 叙事心理治疗述评 [J]. 神经疾病与精神卫生，2006，6（1）：76-78.

亚、新西兰、日本等国家和地区备受关注。在我国，台湾和香港等地较早从事叙事治疗的相关研究，叙事家庭疗法已经成为了重要的课程之一。内地的叙事理论研究也在逐渐兴起，如李明、杨广学等学者都曾写书、发表文章，对叙事家庭疗法进行系统的论述。

第一节 叙事家庭疗法的理论概述

一、叙事家庭疗法的理论渊源

叙事家庭疗法的哲学基础源于后现代主义，对语言及文化十分重视，不再将语言视为工具，而是强调语言的建构性、主体性。后现代主义认为"自我"并不是一个抽象的存在，而是叙事的建构过程。叙事心理学在其影响下，认为自我是一种连续性的关联。怀特在福柯的权力理论影响下，也同意社会建构的一个理念，即没有绝对真理的存在。通过布鲁纳等学者关于叙事思维的论著，叙事的建构与解构过程得到明确。叙事家庭疗法强调语言对于自我建构的重大影响，在叙事的过程中重新改写，构筑自我的连续性，把来访者的生活通过语言的叙事重新联系起来，构成完整的个体。

（一）社会建构论

社会建构论是后现代主义中的一门主要代表理论，它强调理性主义，反对科学主义、基础主义、本质主义和个体主义，对这些特征进行了严厉的批判和解构。社会建构论的主旨包含四部分，即现实是社会建构出来的；现实是经由语言构成的精神产物；现实是诉诸叙事组成并得以维持的；绝对的真理是不存在的[①]。

社会建构论强调知识是建构的，相对于具体的历史和文化，正确与否没有一个绝对的标准。人格、情绪和自我等不存在于人的内部，而是历史文化的产物，存在于人的社会互动中，这也是社会建构出来的。社会建构论还强调语言也是文化的产物，并不具有确定的意义，而是一种建构世界的工具。通过话语的表现形式建构现实、叙事人的心理及生活。社会建构论为叙事心理治疗提供了一个基本理论框架，通过语言叙事的建构过程形成对自我的一种认识，在社会互动和历史文化影响中叙述自我的生活故事，通过语言叙事建构起主流故事，构建一种全新的连续自我的观点。

（二）福柯关于知识与权力的思想

米歇尔·福柯（Michel Foucault，1926—1984）是法国著名的哲学家和思想家。怀特深受福柯思想的影响，福柯关于知识、权力、话语之间关系的思想对叙

[①] 弗里德曼，库姆斯. 叙事治疗：解构并重写生命的故事 [M]. 易之新，译. 台北：张老师文化事业股份有限公司，2000.

事心理治疗的形成有着极大影响。福柯认为权力和知识是密不可分的,"话语"不再是纯粹的语言意义,而是一个具有政治性色彩的历史文化概念。福柯思想强调,话语即权力,社会中拥有权力的人占据话语主导权,并决定知识的真实、正确和适当,因此控制了话语就控制了知识。所以,权力即知识,知识即权力。福柯强调权力是实践的,而非占有的,因此权力不仅仅是压制性的,也具有生产性。这暗示知识和权力是可以转换的,因为反抗使人可以在生活中拥有并要求超越主流叙事范围的很多可能性①。这样,人们就有机会从原来的话语体系中解构出来,从而建构新的话语体系,发展出新的叙事故事。

(三) 布鲁纳关于叙事思维模式的论述

美国著名的心理学家杰罗米·布鲁纳(Jerome S. Bruner)于 1974 年曾指出"价值观"和"需要"是组织知觉的因素,后来反复探讨叙事的真实和科学的真实②。他在其著作《意义的行动》中指出人有"范式思维"和"叙事思维"两种思维模式,并对这两种模式进行了区分,最后提出两者都是基本的,不可相互替代的。怀特借用布鲁纳的人性化叙事思维模式,将其引入到了叙事家庭治疗中。布鲁纳强调叙事是个人的认同,故事描述的是人生活的内在与外部世界,故事塑造和建构着叙事者的人格和现实。一个故事通过生活而得以创造、叙说、修改和再叙说。我们通过我们所说的故事了解和发现自己,并把自己向他人展示③。叙事模式是叙事生活故事的主观的过程,因此不要求语言的一致性,每个人都有不同的个性特点,对生活的叙事也是不尽相同的,这种人性化的模式为叙事故事带来各种可能性,有利于寻找故事中的独特结果(unique outcome)或例外以发展新的生命故事。布鲁纳的"叙事思维"取代了传统家庭治疗中的控制论隐喻,是对传统家庭治疗的一次超越。

二、叙事家庭疗法的基本观点

(一) 基本理念

叙事家庭疗法的核心理念是强调"人不是问题,问题才是问题",即人本身并不是问题,问题本身才是问题。这样将人与问题分开来看,使来访者能够形象而具体地解决问题。叙事隐喻认为,人们将各种经验组织成有意义的故事,但故事覆盖并不是全面的,所叙述的是相对主流叙事的故事,而一些例外的故事就被忽略了。通过提问的方式,治疗师要帮助来访者在被忽略的故事中找到实际上对

---

① 何雪松. 叙事治疗:社会工作实践的新范式 [J]. 华东理工大学学报(社会科学版), 2006 (3): 9.

② 李明, 杨广学. 叙事心理治疗导论 [M]. 济南:山东人民出版社, 2005.

③ LIEBLICH A, TUVAL-MASHIACH R, ZILBER T. Narrative research: reading, analysis and interpretation [M]. London: Sage Publications, 1998: 7.

来访者非常有意义的事件或经历，逐步发展丰富新的生命故事。治疗师用心聆听来访者的生命故事，与其一同在故事中成长，找到例外并将其放大，使来访者重新获得力量与勇气。概言之，叙事家庭疗法旨在通过与主流叙事相矛盾的、对其重要的叙事，来拓宽来访者的视野，使其重塑自我叙事的对话，创造新的线索，赋予新的意义。对所遇到的"问题"进行改写与重建，建构出新的隐喻，这也包括对叙事中的文化理念的解构。

叙事治疗师认为自己并不是专家，而是倾听和帮助来访者叙述他的故事的人。来访者才是自己的专家，治疗师只是在倾听与提问的过程中发现被来访者忽略的支线故事，通过对这些例外事件或经历的改写并重新建构，使来访者能够以新的叙述方式来描述自己。治疗师的职责就是倾听并表现出对来访者故事的极大兴趣，视家庭成员为拥有独特个人历史的人类成员[1]。

（二）基本原理

叙事家庭疗法认为，人们日常生活中所经历的事件都可以通过故事的形式联系起来，并赋予其意义。在描述这些故事的同时，故事也在影响着我们，也反映着我们的认知、生活方式、人际交往等特点。所以，故事使我们的生活形象化、清晰化，改变对故事的叙述也就等于重构生活。

来访者所描述的故事是多种多样的，每个故事对人的影响也是不同的。在社会主流文化的背景下，人们习惯于服从这种大趋势，通过这样的主流话语来叙述身边的世界和自身，而不是从自我所接受的视角去叙事，因此造成了各种各样的矛盾。对人们自身很有意义与价值的故事被忽视在主流故事之外，人们选择忽略它们，使得人们的经验变得"单薄"而固定。

叙事治疗师就是要通过倾听与提问，给来访者创设一个适合的情境，找到其蕴涵于故事背后的文化及习惯，对来访者有着负面影响的认知进行解构，发现来访者哪怕一次微小的成功抵抗问题，通过发展这个例外的故事，对其进行"厚描述"，重塑这种对生活的认知对话，丰富新的故事，从而使来访者通过对重新建构的故事的叙述，形成一种新的认知方式，重新建构自己的生活。

值得注意的是，在通过解构故事重构生活的治疗过程中，治疗师并不是将重构的故事强加给来访者，而是和来访者一起发现并重新建构故事。治疗师仅仅是在恰当的时机，通过提问的方式，让来访者自己去发现并明晰关于生活、世界的思想，巩固来访者的自信心，使其成为自己的专家。

三、叙事家庭疗法的基本假设

人在生活中都有自己的经验，人们都有将其以故事的形式叙述出来的能力，

---

[1] WHITE M. Re-authoring lives: interviews and essays [M]. Adelaide: Dulwich Centre Publications, 1995.

并知道选取哪些经验作为主流故事赋予其意义。每个人所形成的都是自己独特的生命故事。这就形成了其基本的假设：话语所描绘出的叙事都是独特的生命故事，所产生的问题故事与人是分开的，即问题作为一种实体存在而被叙述出来，这些问题故事深深地影响着来访者，来访者都希望能够从中解脱出来。当对主流故事解构，并建构新的故事，来访者的认知将发生改变，从而能够发展出与原来不同的、被自身所接纳的生命故事，形成积极的自我观念。

叙事治疗非常重视社会脉络对人的影响，其重要的基本假设主要包括以下几个方面①。

1. "问题"才是问题，人不是问题，人和问题是分开的。

2. 每个人都是自己生命的"专家"、问题的专家，没有人比自己更了解自己。

3. 自己才是自己生命的作者，每个人都有能力依照自己的偏好，重写自己的生命故事。

4. 许多问题都是由种族、阶级、性取向、性别等文化环境所营造出来的，因此看问题不是看这个"人"出了什么问题，而是去看这个人背后的文化脉络。

5. 只要人能发现自我资源，就能取得生命主权，进而有能力脱离被害者的角色。

6. 问题不会百分之百地操纵人，人的一生中，总有几次不被问题影响的例外经验。因此治疗师会把焦点放在"独特结果"的问话上。

第二节　叙事家庭疗法的治疗过程

一、叙事家庭疗法的基本特征与目标

（一）基本特征

在家庭治疗领域中，叙事家庭疗法独具特色。下面，我们将通过与传统家庭疗法的比较，来介绍叙事家庭疗法的主要特点。

1. "问题外化"的治疗思想

叙事家庭疗法的一个核心思维就是将"问题外化"。来访者在接受咨询的时候，都带着自己或他人的问题，这些问题导致了现在的不良状态，他们想找出其中的原因。但是怀特强调"个人或是家庭不是问题，问题本身才是问题"这一观点。即在咨询中，不寻找症状，也不寻找隐藏于症状之后的原因，而是将来访者所叙述的"问题"与人或家庭分离开，将其视为一种具体而形象的实体，站在来访者的角度上，共同面对这个被分离出来的问题，通过叙事寻找来访者生命

---

① 怀特，艾普斯顿. 故事、知识、权力：叙事治疗的力量 [M]. 廖世德，译. 台北：心灵工坊文化事业股份有限公司，2001：4.

的潜能，改变认知，重塑生活。

2. 提问"对话"的治疗方式

传统家庭治疗师关注的是家庭对所遭遇问题的影响，通常是提供一套传统而固定的治疗程序对来访者家庭进行指导和帮助；叙事治疗师关注的则是问题对家庭的影响，主要工作方式则是一系列的提问、对话。

治疗师以提问的方式进行对话，以对话的方式来完成治疗是叙事家庭疗法的另一重要特征。"现实经由叙事谈话和故事组织并维持，它们构成不同的话语体系；语言是用来凸现来访者的优势的，并非是用来纠正病理学或认知失调的。这样，治疗的对白变成了动态的谈话，被动的介入变成了共同的建构。"[1] 叙事对话主张的是让来访者由茫然、矛盾的独白转变为更自由、主动的对话。在倾听、提问与对话的过程中，家庭治疗师通过内在的和外界的对话将来访者主观现存问题的熟悉的谈话扩展到新的、未知的领域，以便消解阻碍来访者与家庭成员或他人进行有效沟通的误解或有限理解，其目标是为先前未曾说出的经历和新意识的产生创造一个安全的环境[2]。

叙事家庭疗法中的提问、对话方式与传统心理治疗模式不同，叙事治疗师主要是倾听并对来访者的叙事给予回应，通过提问、对话等谈话技术，对来访者的自我认知进行解构，使其主动地意识到自己曾经的生活经验故事是可以被挑战、被改变的。治疗师使用解构的提问对话来开启新的生命故事的空间，并找到故事中的例外或独特结果来发展并扩展新的故事；而后让来访者以"生活协会"的社交方式与其他人进一步接触和沟通，叙述自己的生命故事，从而展现出一个新的自我。叙事家庭治疗师在叙事对话、改变故事的治疗中，一直是以参与者和促进者的身份进行治疗的。

3. 合作取向的治疗立场

合作是叙事家庭疗法的重要特征之一，在叙事治疗的整个过程中，对来访者及其家庭的自我认知的改变，以及治疗的对话提问等方式中都充分体现了其合作思想。这与传统的家庭治疗有着很大的不同，传统的家庭治疗师在治疗中一直是专家的身份，以找到家庭中存在的问题并解决问题为目的，而叙事家庭疗法深受福柯的影响，治疗师不以某种权威自居，而是以合作的、倾听的姿态进入家庭，寻找来访者或家庭曾经坚强或资源丰富的时段。治疗师与家庭的关系是相互支持的，家庭成员作为合法的共同参与者，有权共同决定治疗方向[3]，并一起为新的生命故事献出自己的一份力量。例如，在谈话中，运用合作的方式，治疗师和来

---

[1] 何雪松. 社会工作理论 [M]. 上海：上海人民出版社，2007：180.

[2][3] 克莱格·史密斯，大卫·奈仑德. 儿童青少年叙事治疗 [M]. 朱眉华，吴播，译. 上海：同济大学出版社，2007.

访者，孩童和成年人，都是平等的、对治疗对话有着积极贡献的人。使用这种合作的形式进行治疗的治疗师需要运用提问的技术，并能够回答各种各样的故事、可以进行描述及解释。不同的观点、意见和防卫的心态都会在合作中消融，这些差异会引发人们深思、询问、探查，而不会使大家的关系变得紧张。当有不同的意见时，每个人都说出自己的那一部分内容，其他的人则在倾听，内在与外在对话同时进行并交叠，从而形成每个人的新的生命故事。当这些想法在清晰的表达、充分的整理与拓展后，就产生了新的意义。

4. 具有一定的政治色彩

与精神分析学派和传统家庭治疗流派认为问题源自于个人或家庭不同，叙事家庭疗法不将问题归咎于个人或者家庭，而将其归咎于文化，质疑那些社会普遍认同却属真理特权的文化主流。这使叙事家庭疗法被赋予了浓厚的政治色彩。叙事家庭治疗师的治疗中往往带有政治性的色彩，他们认为来访者一直被社会主流文化压制着，治疗师有义务帮助来访者从这样的文化假设中获取自由，从压抑中解放出来，促使来访者增加自己的实际权力，提高主观能动性，获得对自我的主控权。治疗师不在来访者身上探求根源所在，而是考虑我们生活的文化叙事，不断地反思文化对个体的影响。叙事家庭疗法不是医学的检查，不对来访者的问题进行分类，只是帮助来访者从主流文化话语中解脱出来，发展新的更广阔的叙事空间。

（二）治疗目标

叙事家庭疗法的基本治疗目标是通过帮助来访者解构对其有负面认知影响的故事，找到曾经应对成功的例外，重新改写对话，重构来访者的过去和未来，开阔他们的思维空间，共同丰富新的故事，赋予新的意义和认知。在这个过程中咨询的目标并不是预先设定好的，而是在对话中使来访者通过问题外化、由薄到厚等技术的辅助，形成自我有能力改变的坚定信心，使其得以继续成长。这一过程也是治疗师不断自我反省与审视的过程。治疗的目标是在这样的一个过程中自然而然形成的，并不是预定好的轨迹。

然而，叙事家庭疗法的目标并不局限于用丰富的新故事代替原有问题故事，帮助来访家庭解决问题。在治疗过程中，治疗师通过帮助来访者在解构旧故事、建构新故事的过程中，唤醒被主流文化麻痹的民众，促使来访者及其家庭意识到生命故事可以有很多的选择，并不是只有一种版本，一个可能性，自己也可以有更多选择。用叙事治疗师自我的理解，即治疗的过程是与来访者一起合作创造新的生命故事，凸显出来访者自己所偏好的对待自身及主流文化的方式。同时，治疗师使来访家庭成员能够渐渐理解不同立场不同环境下的人们所建构的不同的话语，理解那些本来认为是理所当然的社会文化观念后面的潜台词，促使来访家庭成员在今后的生活中与他人、与社会和谐相处，这才是叙事治疗的最终目标。

二、叙事家庭疗法的治疗过程

在家庭治疗过程中，家庭治疗师并不是以专家的身份出现，而是积极地倾听家庭成员的故事，协助他们建构一个不同的、更具积极意义的新的叙事。在整个过程中，治疗师只是家庭新故事的协商者或者共同建构者，家庭成员是自我家庭生活的主人、家庭故事的叙事者和缔造者。叙事治疗师的工作是跟随着家庭生活故事的展开而逐步展开的，所以叙事家庭治疗很难指出一个明确的目标，提供一个详尽、具体的指引。怀特使用"工作地图"一词来隐喻他的治疗过程。他认为治疗过程就是一次目的不明确、路线也不确定的旅程。治疗师通过一个个的提问，使来访家庭在旅程中经历对自己及家庭生活的不断探索。尽管如此，学者还是对叙事家庭治疗的过程进行了概括总结。

怀特指出，叙事心理治疗的过程是由八个方面组成的：一是采取一个合作性的、共同书写故事的立场；二是经由故事的外在化而实现个人与问题的分离；三是经由发现独特结果而帮助家庭成员辨识生活中没有遭受压制的时期；四是以行动图景和意识图景技术浓缩来访者对独特结果的叙事；五是将独特结果与过去和现在的其他事件联系在一起，从而形成一个关于自我或家庭的新的叙事；六是邀请重要他人的进入来见证新的自我叙事；七是用文字的形式记录下那些支持新的叙事的知识和实践；八是以回应的方式与他人分享，促使他人摆脱同样的压制性叙事[1]。

弗里曼（E. M. Freeman）等人认为，叙事心理治疗的过程有七个方面：一是倾听和了解来访家庭成员的故事；二是协助家庭成员以叙事的方式定义他们的挑战；三是共同致力于寻求意义；四是提升家庭成员对权力和宰制关系的认知水平；五是帮助家庭成员将他们的挑战和议题外化；六是帮助家庭成员重构具有能力和优势的故事；七是确认家庭成员具有重构其生活故事和建构替代性故事的特权；八是分享治疗师的故事[2]。

综上所述，一般来说，叙事家庭治疗可以划分为三个阶段：来访家庭所面对问题的外化、寻找例外或独特结果和重新编写故事、强化并巩固新故事。

（一）外化问题阶段

问题外化阶段一直强调问题自身才是问题，即是说"问题"并不是来访者内部的问题，也不是来访家庭成员中存在的问题。叙事家庭疗法将问题与个人或者家庭区分开，把问题看做是个人之外的一个具体而形象的实体存在，即问题才是问题，人不是问题。当来访者以新的视角来看待问题时，就可以站在问题之外

---

[1] WHITE C M. Narrative therapy [J]. Contemporary Family Therapy, 1998, 20 (4): 485 – 503.

[2] FREEMAN E M, COUCHONNAL G. Narrative and culturally based approaches in practice with families [J]. Families in Society, 2006, 87 (2): 198 – 208.

的区域审视问题。由此人们可以作的选择就增多了，这样一种自我认同关系的改变，为之后面对问题所作的新选择带来了更多的可能性。

问题在运作时对来访者和家庭有着很大的影响。通过提问、对话，运用问题外化的技术，促使反思逐步深入，这一过程被称为"重新赋义"。一般来说，叙事治疗师在叙事治疗过程中通过再创造的方法将问题外化或者解构故事，或是运用叙事隐喻将问题拟人化，对问题进行解构和分析，使家庭可以重新论证、评估问题对他们产生的影响，从而创造新的生命故事。正如克莱格·史密斯等指出的："那些运用解构、外化和再创作工作方法的治疗师通常特别注意帮助来访者重新审视他们的社会文化信息，以便找出哪些思想是真正适合他们的，哪些是不适合他们的。"①

此阶段，治疗师主要有三个任务：一是与来访者或家庭就所困扰的问题达成彼此共同的定义；二是将问题拟人化，并由此与当事人一起描述问题为何及如何压迫来访者或其家庭；三是进一步探讨问题如何干扰、支配或阻挠当事人与家庭完成他们的意愿。

外化问题使人和问题的关系区分开来，并且通过问题对话，使来访者更加自我肯定，坚定信心，与他人的关系也得到重新的定位，形成自我认同感。

(二) 重新编写故事阶段

这一阶段是叙事家庭疗法的关键和重心，其主要目的是帮助来访家庭成员找出生命中的独特结果或例外，强调改变来访者负向的认知方式，挑战其对自我生活经历的叙事，发展出新的生命故事，重新塑造对话，使来访者的过去、现在和未来形成一个完整、连续的故事，从而增强来访者的自我认同感。

哲学家萨特认为，"人类一直是一个说故事者，总是活在自身与他人的故事中，也总是透过这些故事来看一切的事物，并且以好像在不断地重新述说这些故事的方式生活下去。"叙事家庭治疗师认为，人天生具有用故事的方式来呈现世界的倾向，并把来访者的故事看成是有用的资源②。它强调在尊重、接受来访者原有故事的基础上，运用叙事治疗师的言语、非言语等形式的表达，来帮助来访者形成新的有价值和意义的生命故事，从而使来访者叙事的视角产生变化。具体来说，此阶段主要包括两个任务。

一是探寻独特结果或例外。这是新故事的着手点和起始，也是来访者可以实现领悟的关键，独特结果或例外可以使来访者看到叙事的不同视角，把自我从原来经验的受限制的故事空间中解脱出来，去寻找更宽广、更美好的世界。独特结

---

① 史密斯，奈仑德. 儿童青少年叙事治疗 [M]. 朱眉华，吴播，译. 上海：同济大学出版社，2007：8.

② GUIGNON C. Narrative explanation in psychotherapy [J]. American Behavioral Scientist, 1998, 41 (4)：558–577.

果或例外包括任何一个与占主导地位的故事不相符的事例或事件，它们可以是计划、行动、陈述、品质、愿望、梦想、想法、信念、能力或决心①。

在治疗过程中，治疗师可通过对来访者叙事的"行为蓝图"和"认同蓝图"进行分析，从而找到独特结果，发展新的故事。所谓"行为蓝图"，主要是指在提问的对话中总结出的事件、环境、结果、时间及情节。这些是在最初对话中涉及的初始信息，经过对这些信息中例外的关注，治疗师的提问会逐渐向认同蓝图发展。"认同蓝图"包括知识、学习、认识、内在性理解、对赋值对象的理解及意向性理解等逐步递进发展的转变。在认同蓝图阶段的提问可以展现来访者的主体性、态度、知识、表现以及预见性等反思活动。这些问题可包括提问来访者对例外事件的理解，有什么感受，通过这个特定的事件学到了什么样的知识，有怎样的认识，生活中会有什么表现，对其将来有什么样的启示，等等。这些问题促使来访者对独特结果或例外的生命故事进行发展与拓展，从而为完善新故事提供基础。

二是重构替代性故事。寻找独特结果不是目标，叙事家庭治疗的目标是通过寻找独特结果打开通向新故事的大门。在此阶段，叙事治疗的核心工作就是治疗师与来访者一起在独特结果基础上，解构那些限制了来访者生活的原故事，重新构建并用更多的例外事件丰富一个新故事。这个新故事与原故事相比，较少压迫性，较多解放性，可为来访者或家庭提供新的选择，为新的生命经验铺路②。叙事治疗师认为，故事不是描述生活而是建构生活，我们不仅可以在重新叙述自己的生命故事中，也可以在重新叙述一个不是自己的生命故事中，找到新的视角，发展新的态度，建构出一种新的力量。简言之，有良好价值或意义的故事不仅产生了洞察力，并且凸显出了一些原本模糊不清的感觉和生命力。

（三）强化新故事阶段

这一阶段的核心是帮助来访家庭寻求社会支持，通过界定仪式强化新的故事，放大独特结果的影响，丰富发展并巩固重构的新故事、新生活，使改变真实化。具体来说，治疗师可从以下三个方面促进来访者巩固新故事：一是找出过去的证据来支持新观点，显示来访者与家庭有足够的能力站起来打击或对抗问题的压迫；二是引导来访者与家庭思考在有上述能力之下，未来应过何种生活；三是找出一群听众听取来访者如何宣告新的认同感和认识。

一般来说，治疗师可以运用界定仪式和外部见证人等治疗技术使治疗效果得以巩固，还可以把这种治疗效果推广到治疗室以外。界定仪式可以邀请来访者的

---

① 戈登堡 I，戈登堡 H. 家庭治疗概论 [M]. 李正云，译. 6版. 西安：陕西师范大学出版社，2005：10.

② 杨莉萍. 社会建构论心理学思想与理论研究 [D]. 南京：南京师范大学教育科学学院，2004.

亲朋好友，这对来访者寻求社会支持有所帮助，还可以在治疗过程之中使家庭的力量凝聚，起到增加生活监督力度等作用。告别仪式主要针对来访者过去，而寻找外部见证人则是针对来访者的现在和未来，鼓励来访者的良好改变，帮助来访者达到把握当下、展望未来的领悟。

以上这三个阶段是叙事治疗的一个基本过程，但是发展丰富新故事并不是完全按照这样的步骤进行的。叙事家庭疗法特别强调要时刻保持解构和解放精神的重要性。因此，在实际的治疗过程中，治疗师要随来访家庭的故事而变，视情况而定。

第三节 叙事家庭疗法的常用技术

叙事家庭疗法在咨询的过程中经常会用到故事叙述、问题外化、寻找例外、由薄到厚、界定仪式、反思团体等技术。在咨询的过程中，为了提高来访者的自主性，治疗师都是以一种陪伴的角色而存在的，因为该疗法认为来访者才是自己的专家，治疗师只是帮助来访者在叙事的过程中增强自信心，来访者是有能力解决问题的。下面介绍叙事家庭疗法的一些基本技术。

一、故事叙述

在咨询的初始阶段，治疗师会给来访者营造一个良好的咨询氛围，与来访者首先建立好信任的关系，然后请来访者讲述他的经历，在这些故事中，来访者通常所说的都是问题产生的主流故事。来访者所讲述的故事都是他特别关注的事情、行为或者情感关系等，只是叙述的故事并不一定是连续的，很有可能是破碎的、不连贯的，有一些是他没有意识到而简要带过的故事。

在来访者叙事的过程中，可能存在对问题的叙事逐渐转向其他方面的情形，这时叙事家庭疗法的治疗师就会以提问的方式，让来访者重新回到问题故事的相关事情上。在来访者停止叙述后，治疗师便会开始整理问题并拓展故事，将来访者忽视的重要意义故事以提问的方式让其进行深入的叙述。

在来访者叙述他的原始故事后，治疗师鼓励来访者为这个问题命名。命名可以是一个词语，也可以是一句话。当来访者不能够自己说出问题的名字时，治疗师可以给予一些提示或者选择，比如治疗师的其他来访者也是这样的问题时，是用的什么名字，这个名字是否符合来访者想要表达的命名。但是这些提示或选择要经过来访者的同意才能最后确定。命名的过程是很重要的，可以更加感觉到问题的实体性，从而将来访者与问题分开。同时，对问题的命名也是来访者对问题的一个意向性理解。让我们看看下面的个案中治疗师是如何引导来访者进行问题命名的①。

苏珊和罗德带着7岁的史宾塞前来咨询，他们说史宾塞得了"遗屎症"。这个问题持续了很久，很多方法都无效。苏珊和罗德都很沮丧，他们认为史宾塞完全没有解决这个问题的热忱。治疗师从史宾塞的行为举止感受到他想放弃，因为他自己变成问题并觉得无法改变现状。治疗师问史宾塞对"遗屎症"有何理解，他很肯定地说他知道这件事。

治疗师：好，告诉我，你们住在"遗屎症"王国感觉如何？

苏珊：（因察觉这个双关语而笑）它有时会像倾盆大雨一样，真的很麻烦。

罗德：（也觉得治疗师的提问好玩）有时候我们被弄得很狼狈。它很狡猾，我们有时会四处奔逃。我这样描述还不错吧？

苏珊：嗯，我们的确无法掌控，想让事情顺利真的很困难，对不对，史宾塞？

史宾塞：（看起来比较放松）对。

治疗师：你会怎么形容"遗屎症"的本质或性格？它没有受到邀请，却到处破坏别人的生活。你们想对引起这些错误、让事情无法顺利的"遗屎症"说些什么？

苏珊：呃……我会说搞怪的是"遗屎症"。

罗德：我也会这么说。

治疗师：史宾塞，你会怎么说？

史宾塞：我想想，嗯，我会这么说。

治疗师：你会怎么说？

史宾塞：那是搞怪先生。

治疗师：好，那它就是搞怪先生！能弄清楚这件事真好。

史宾塞：的确是。

史宾塞通过自己定义的"搞怪先生"代替了原来的专业术语"遗屎症"，这样更贴近孩子，便于理解。来访者通过对故事的叙述，使自己的思路更加清晰，在治疗师的引导下，发现更多的新故事，通过隐喻来访者形成新的积极的生命故事，促进自我认同，使过去、现在和未来不再是断裂的，而是成为一个新的整体，也就是说通过故事叙述来访者可以自己创造出一个新的生命故事，在叙述中增强自信与自我认同。

二、问题外化

问题外化是叙事家庭疗法的一个核心思维，也是一项重要的治疗技术。这一

---

① 怀特. 叙事疗法实践地图 [M]. 李明，党静雯，曹杏娥，译. 重庆：重庆大学出版社，2011.

技术特别强调"个人和家庭不是问题,问题才是问题"。当我们把问题看做是人的一部分时,想要解决问题就等于是来访者自己与自己进行对抗,寻求这样的改变是特别艰难的。但是,当提出问题才是问题之后,来访者所叙述的问题故事就不再作为自己的一部分,而是将其抽离于外,即问题本身才是问题,来访者想要解决问题就不再是自我的对抗,而是可以积聚身心的全部力量,指向外界的一种对抗,来访者就可以看到自身强大的力量,也就有能力去解决问题。

问题外化主要包括四个阶段,具体如下。

(一)商讨一个独特而符合经验的问题定义

在对话的过程中,以提问的形式,对问题进行命名描述,将原始的、普遍的、专业的定义转换为来访者能够理解的接近他的生活经验的独特定义,这是来访者基于生活的理解而得出的。比如史宾塞的例子中将问题定义为"搞怪先生",指出了"搞怪先生"用的计策以及对人们生活的影响,通过对话将问题定义得更独特,更接近史宾塞的经验,将问题塑造得形象化,有利于来访者的理解。

(二)描述问题的影响

问题外化的第二个阶段是通过提问,明确问题对生活各个方面的影响。包括:家庭,单位,学校,同辈交往环境;家庭关系,自己和自己的关系,朋友关系;自我认同,包括问题对人的目的影响,希望,梦想,愿望,价值;一个人未来的可能性及人生的限度。这个信息的收集不一定要包括一切,但是应该包括对问题活动和操作的基本影响的措施。

(三)评价问题行为的效果

在这一阶段,治疗师要将在前一个阶段收集的信息归纳整理,并准备提问那些有影响性的问题。治疗师鼓励并支持人们评价问题的活动和行为,以及它们对生活的主要影响。怀特通常把这些归纳的信息称为"编者按",它为人们提供了回答评价问题的参考平台。

(四)论证评估

第四阶段的要点在于"为什么",人们为什么这样评估。一般以提问的方式,也可以让来访者以故事的方式来说明"为什么",并且这其中不包含道德评价。这种论证评估促使来访者对生活、意义、价值等的理解更加明晰,有助于在清楚地思维下形成积极的自我肯定,从而取代最初的负向认知的影响。而来访者无法回答"为什么"的时候,可让来访者回顾并丰富问题的影响,以及他是怎么评价的,通过对这些问题的反复提问让来访者找到答案。或者是列举别的来访者是怎么回答的,给予参考。当儿童说"不知道"的时候,可以通过做游戏来予以帮助。儿童感兴趣的游戏可以是想象的、象征性的、讲故事等形式。

综上所述,问题外化的一个核心就是解构,将问题拟人化,形成故事隐喻。

在解构的过程中明确来访者对于问题关系的理解，建立转变的契机。并且在解构的过程中，治疗师的提问不是对问题原因的提问，而是对结果影响的提问。比如："焦虑是如何影响了你？""它使用了什么诡计使你被控制了？"等等。问题外化的目的就是为了帮助来访者将自己与问题分离开，使他理解问题的发生不是由他自身产生，不要将问题故事进行内归因，从而使来访者更加肯定自我，坚定信心，与他人的关系也得到重新的定位，形成自我认同感。

叙事心理治疗的治疗师认为问题外化可以减轻失败感，减少人际冲突，寻找合作与支持，共同面对问题并找到新的可能性，轻松地看待问题，减轻压力，创造出新对话的可能①。他们还提出以角色扮演的方式来训练外化思维。即让受训者轮流扮演产生"问题"的人，与来访者进行提问与对话。治疗师也会使用意象、音乐、游戏等技术帮助来访者改变。

下面这个案例②描述了维吉妮亚与她父母的互动过程，通过问题外化，为丰富新故事提供了更好的切入点。

治疗师：维吉妮亚，你说你不喜欢这样的监视，认为那是没有用的，而且让人沮丧。

维吉妮亚：对。

治疗师：能否谈谈为什么你不喜欢这样？

维吉妮亚：我为什么不喜欢这样？不只是我不喜欢这样，而是我根本不需要！

治疗师：你为什么不需要？

维吉妮亚：我完全可以照顾自己的生活。

治疗师：一直都是这样吗？

维吉妮亚：不，当然不是。我小时候就不行。

治疗师：好的。你小时候不像现在可以照顾自己的生活，那么当时的情形是怎样的？

维吉妮亚：话先说在前面，我现在可以维护自己的安全了。

治疗师：是，对我来说这代表两件事。第一，你重视自己生活中的某些方面；第二，你已经发展出某些本领，可以维护自己的安全。这么说恰当吗？

维吉妮亚：对，就是这样，当然。

治疗师：可以再问几个问题，让我更了解这种发展吗？

维吉妮亚：当然可以，请继续。

---

① 李明，杨广学. 叙事心理治疗导论 [M]. 济南：山东人民出版社，2005.
② 怀特. 叙事疗法实践地图 [M]. 李明，党静雯，曹杏娥，译. 重庆：重庆大学出版社，2011.

三、寻找例外

在对来访者新发展的生命故事不断强化后，治疗师和来访者还需要一起去发现独特结果或者例外。这是指在来访者的对话叙事中描述的一些与他所叙述的主流故事不符合（out-of-phase）的经历，这些经历是对特殊事件的一种体验，比如对问题故事的一次成功抵制，哪怕是非常微小的一次，又或者是与问题故事不同的一次行为方式等。这些特殊的时刻因在主流故事之外而经常被忽略，但实际上它们却有着重要的意义，需要赋予其价值。

也就是说治疗师要帮助来访者关注到他曾经忽视的对其有重要意义的故事，这个故事可能是一次对问题故事微不足道的成功对抗，也可能是与问题故事完全不同的一个行为。这些故事不包括在来访者叙述的主流故事之中，而治疗师就是要关注这些独特结果或例外，同时也要引导来访者关注过去曾经经历过的这样的体验，利用这些特殊事件以提问的方式进行质疑，聚焦在例外事件之上，产生新的故事，从而改变来访者的认知与自我身份认同。

在对故事建构的过程中，让来访者关注到过去对故事是如何建构的才导致了这样的问题故事，通过对例外的关注，让来访者自己思考是否也会有其他的视角去理解，是否还会有其他的可能性，当来访者建立了强大的自信心后，会重新建构新的生命故事，使故事更加丰富。

大卫是一个11岁的经常制造"麻烦"的孩子，他的父母波琳和弗瑞德感到很绝望，通过与治疗师的会面，他们一起讨论了这种命名为"麻烦"的危机，并陈述其影响。在问题外化之后，对话中的提问逐渐转向了寻找例外。弗瑞德提出在一次全家海滩之旅中，大卫并没有惹任何麻烦。

弗瑞德：嗯，我已经快二十年没见到乔夫，他是我以前最好的朋友。我们能这么愉快地谈论过去，唯一的原因是大卫当时并没有惹麻烦，直到最后都是如此。

治疗师：大卫，你记得吗？在海滩的那一天？

大卫：记得。

治疗师：那对你来说呢？

大卫：不知道。

治疗师：你认为呢？弗瑞德？你猜想对大卫来说如何？

弗瑞德：或许那只是众多偶发事件之一。因为某种原因，大卫就是和每个人在一起，好像从忧郁中走出来，那当然是好事。

治疗师：波琳，你认为呢？

波琳：我不知道，当时我不在场。

治疗师：大卫，在沙滩那天，你待在那里是因为遇到麻烦，还是有其他原因？（大卫耸耸肩）

治疗师：（转向弗瑞德）你认为大卫在那里是因为遇到麻烦，还是有其他原因？

弗瑞德：我猜是有其他事！

治疗师：波琳？

波琳：嗯，我也这么认为，他待在那里应该是有其他事。

治疗师：（指出先前外化对话所衍生的理解）让我们回到我们所谈论的麻烦，它有什么目的。毁了和其他小孩的友谊，在每个人眼中描绘出大卫的负面形象，在他自己眼中也一样。树立大卫的坏名声，让大家远离他。在大卫和他父母间制造障碍。让大卫的父亲沮丧，让……

弗瑞德：嗯，很明显这次它并没有成功，这就很了不起了。当时不过是一天，其实连一天都不到，大概只有一两个小时。

治疗师：有多长时间？如果大卫不是因为麻烦待在那边，那他在那里做什么？

弗瑞德：呃，我猜事情的真相是，大卫只抵抗了麻烦一下子，他一定曾经试着抵抗麻烦。

治疗师：照你的猜想，这就是抵抗？

弗瑞德：这种情况下我会这么说，是，确实如此。不过我还想多看到这种事。

治疗师：大卫，这种说法对吗？你那天在海滩是在抵抗麻烦吗？（大卫点头同意）

治疗师：你知道"抵抗"这个词的意思吗？（大卫摇头）

治疗师：你能为大卫定义这件事吗？能替他决定一个说法吗？

弗瑞德：呃，这就好像大卫……①

治疗师通过大卫在海滩上一次成功的"抵抗"麻烦，将故事的叙事转向了这一次的例外，对其重视，并鼓励大卫自己去理解这次成功的抵抗，在随后的咨询中不再将这次事件作为一个单独的事件，而是通过丰富这次的例外，发展出了新的故事。

四、由薄到厚

所谓单薄的故事，就是对生活以一种简单而固定的模式进行叙述。这种单薄的故事往往会有一种偏见的影响，并且把不符合偏见的信息都排除在外。叙事家庭疗法的"由薄到厚"的技术就是对来访者新创造的故事进行不断丰富，形成并累积积极的自我观念，从而排除偏见的影响，减少它们对生命故事的消极作用。

"由薄到厚"就是在问题故事的消极自我认同中找到特殊事件，并不断丰富、放大它，形成积极的自我认同。让来访者经常被忽视的积极的自我认同被关

---

① 怀特. 叙事疗法实践地图［M］. 李明，党静雯，曹杏娥，译. 重庆：重庆大学出版社，2011.

注，加入到意识思考之中，维持巩固自我的积极观念。并且让这些相关的情绪、信念、行为，通过丰厚的描述融入新的生命故事之中，让来访者通过自己的描述，使其与过去、现在和未来形成一个连续的整体，从而丰富完善新的故事。下面是治疗师促进学生自我探索的一个例子：

学生：老师，我不知道我真正喜欢的是什么。

治疗师：你自己觉得你是个怎样的人？

学生：我不知道……

治疗师：同学怎么称赞你？

学生：（笑）他们说我很认真。

治疗师：怎么说？

学生：就是上次的义卖会……

治疗师：你可不可以谈一下那一次的经验？

学生：上次校庆举办的义卖会，只要我在场，就会硬拉很多人来，我们班级的摊子面前可真是人山人海。同学们都不知道我怎么把他们找来的。我有办法让他们掏出钱来，大家都说我们班的摊位没有我是不行的。

治疗师：在这件事里，你觉得你有哪些天分？

学生：我……好像……有推销的天分。

治疗师：过去是不是还有类似的经验？说来听听……

学生：我在初三的时候……老师，我在想，我好像的确有推销的天分，我妈妈也这样说我。初一的时候，妈妈在摆地摊。有一次她生病，身体不舒服，我刚好考完试，她要我替她一下。那一天我卖得比妈妈还多。好多逛街的人原来只是看看，并不想买，我好像有办法让他们买……老师，大学的哪些专业可以让我将来在这方面发展？

在上述对话中，学生的第一个"不知道"并不是真正的不知道，而是内在的经验没有被学生觉察到。当与推销的天分有关的事件被叙述出来的时候，随着故事的叙说，会带出许多有关的经验。怀特还形容这种策略为"打开行李箱"，即将行李箱里面丰富多彩的内容展现出来。

五、界定仪式

在对来访者叙述的新故事进行强化的过程中，怀特使用了各种界定仪式（definitional ceremonies）来为强化的新故事提供一种语境。界定仪式一词是梅耶贺夫在1982年对社区成员进行研究中所提出的一种表演形式，强调创设的一种情境，认为这种界定仪式是一种集体的自我界定，是一个以其他方式不可能获得的听众群面前宣布一种解释。怀特认为界定仪式接纳来访者的生活故事，对故事进行重新分类。同时，艾普斯顿还使用邮寄信件的方式来巩固治疗的效果，让来访者感觉治疗师的鼓励一直在身边。

在界定仪式应用的形成阶段会引入外部见证人。这些外部见证人可以是来访者的朋友、家人、玩偶以及其他任何来访者同意加入的物品，也可以是已经去世的人，通过想象的方式加入到见证人之中，而且治疗师会根据情况鼓励来访者做自己新的生命故事的见证人。

对于新故事的强化与丰富，仪式的使用是一个重要的技术。使用信件、证书、宣言或非文字形式等，同时举行一定的仪式授予来访者，邀请外部见证人来见证这一重要时刻，鼓励来访者确定他们的目标，认识到他们的成功，增强信心，帮助来访者寻找到生命的意义。在叙事心理治疗中通常有三个时期会运用到仪式。

1. 界定问题期。在最初开始治疗时通过对问题的叙事，将问题外化，使问题具体化、形象化地呈现出来，即问题的界定期。在这一阶段会使用仪式作为辅助，用以将问题清晰化，增强来访者和家庭成员之间的凝聚力量，建立合作式的治疗关系，并肯定这一合作的过程。在最初问题不明确不清晰的状况下，逐渐让来访者和家庭都感受到自己的力量，不再绝望，通过合作摆脱问题的影响。具体的操作过程是经过对问题外化阶段信息的收集整理，比如了解问题给家庭带来的影响，对来访者的影响，以及家庭曾经采用过的改变方法等信息。在了解这些信息后，治疗师可以和来访者家庭签署一个协议。例如，中学生刘明上网成瘾，其家庭成员感到无能为力，经过与治疗师最初的问题界定后，将问题命名为"网控先生"，治疗师与来访者及其家庭共同签订了录取证书（如图8-1所示）。

录取证书

刘明同学一家：

　　知悉贵家庭面临"网控先生"的困扰，在试图努力摆脱他的影响后没有取得成果，希望与本心理健康中心的治疗师合作，共同探索新的生活。经研究决定录取你们加入新生活之旅。

　　特发此证为鉴。

治疗师（签名）
年　月　日

图8-1

这样的治疗性文件经由大家的见证，为来访者及其家庭提供力量，为发展新故事作好准备和铺垫。

2. 阶段性转折期。进行叙事心理治疗的过程并不是一味的按部就班的，它更像是一次不知道目的的旅行，因此，治疗过程中目标总是根据来访者的实际情况不断变化，随着故事的发展，治疗目标也在不断调整变化。一旦到了一定的阶段，最初界定问题的目标已经改变了，就需要对这一阶段进行一个总结，为来访者及其家庭举行一次奖励的仪式。这样可以给家庭全体成员都带来一种成就感，形成正向的积极情绪，有利于新故事的丰富发展。对于上述刘明同学上网成瘾的案例，经过一段时间的治疗，他上网的时间明显减少了，他的父母也十分肯定孩子的进步，但是刘明还是不愿意学习，为了发展学习兴趣的新故事，治疗师在这个阶段性的转折期给来访者发了一张奖状（如图8-2所示）。

奖　状

　　刘明同学及其家庭成员经过一段时间的努力，在摆脱"网控先生"困扰的过程中取得了优异的成绩，而后共同致力于提高学习兴趣。

　　特发此证，以资鼓励。

治疗师（签名）
年　月　日

图 8-2

3. 治疗结束期。在叙事心理治疗的后期，当治疗师认为来访者及其家庭已经有能力独立发展对他们更有意义和价值的生命故事时，可能就会选择逐步结束治疗。而后，来访者及其家庭会在今后的生活中将生命故事发展得更加精彩。为了能够让治疗结束后，这个治疗的过程仍能对来访者有所帮助，治疗师们通常都会再举行一个仪式，或者以信件的方式，提醒来访者曾经成功应对的问题，帮助来访者巩固信心，自信地生活在新的故事中。例如，在网络成瘾的这个案例结束的时候，治疗师和来访者一家共同举行了一个结束聚会，在来访者同意的前提下邀请见证人，然后正式颁发一个治疗结束证书给来访者（如图8-3所示）。

通过各个阶段的仪式，来访者可以看到自己的成长，收到见证人的鼓励与祝福，并能分享自己在这一过程中的感受，对今后的生活形成了坚定的信念，找到了生活的目标。

毕业证书

　　刘明同学及其家庭成员在摆脱"网控先生"问题的过程中取得优异的成绩，而后共同致力于提高学习兴趣。现今已经成功地从网控先生困扰的问题中摆脱出来，提高了自己的学习兴趣，开始探索精彩生活的故事……

　　特发此证，以资鼓励。

治疗师（签名）
年　月　日

图 8-3

六、反思团体

反思团体（reflecting teamwork）和反思过程是挪威人汤姆·安德森（Tom Anderson）于 1987 年在《反思团体：临床工作中的对话和对话后面的对话》这篇文章中最早提出来的。安德森认为反思团体可以促使人们倾听和对话，进行反思与探究，对于让听众直接参与到对话有很大的启示。反思团体是由听众群组成的，叙事心理治疗鼓励来访者寻找或者组建听众群，以培育和强化新形成的自我认同。

反思团体可以是来访者的亲人、朋友或者不认识的人，很多曾经接受过咨询的来访者在自愿的情况下，也可以作为外部见证人在反思团体中出现。通常情况下，在引入反思团体前要先征求来访者的同意，使其了解这个方法的整体过程与结构，并且还要为来访者与以往参加过这种仪式的人直接对话提供机会。在治疗中，反思团体与来访者、治疗师可以通过单向玻璃隔开，也可以在同一室内，只是在同一室内时，听众的位置要靠后，不在来访者与治疗师的范围内，以免影响咨询的进行。并且有时这些听众群不一定都出现在咨询室内，可以使用录像的方式，进行界定仪式这一过程。这样，通过来访者与他们的复述和再次复述，相互影响，对来访者的自我认同、自信心等的增强，使来访者的咨询效果不断社会化、现实化。

反思的过程主要包括三个独立的阶段：讲述、复述、再次复述。

1. 讲述阶段。主要是指来访者讲述重要的生活故事。即治疗师和来访者进行故事叙事的对话阶段，这时听众不参与到对话中来。在这一段的对话中，治疗师提出的问题围绕着来访者叙述的故事，都是关于来访者的自我身份认同和关系认同的重要故事。反思团体此时需要做的是认真倾听这些故事，不要交流，以便在下一个阶段对故事进行复述。

2. 复述阶段。这是反思团体对第一阶段来访者叙事故事的复述阶段。在此阶段，来访者与听众互换位子，来访者要作为听众，对反思团体即将在对话中复述的故事进行认真的倾听。在这一阶段，治疗师要以提问的方式来主导整个复述阶段。

在这个阶段听众不是对来访者叙事进行肯定、褒奖等，也不进行任何的评判性的对话，而是复述出针对来访者的叙事故事，要告诉来访者，故事中的哪些部分吸引了自己？这样的故事让外部见证人想到了什么？与故事相关的自我经验是什么？听完叙事后生活可能会有什么变化？

这样的复述是对来访者叙事的一个回应，对吸引他们的部分的回答，使来访者可以透过他人的视角看待自我，丰富对自我身份及关系认同的描述。这对维持和延伸故事的发展有较强的影响力，同时让来访者意识到叙事故事中出现的文化、历史等影响因素的存在，了解别人与他的共鸣，从而获得更多的力量。

3. 再次复述阶段。在这个阶段反思团体回到听众的位置上，来访者也回到原来的位子。来访者需要根据刚刚听到的反思团体的复述进行再次的复述。这次关注的焦点是来访者。治疗师会问来访者，刚刚听众群在对他的生命故事进行复述时，在他的心中关于生活的比喻或心理受到了什么样的影响。来访者需要回答的问题一般有：听众的表达有哪些内容特别吸引他？那些表达唤起了来访者什么意象或者心理图景，反映了他们什么样的生活目标和核心价值观？这些表达触动了自己的哪些经历？听众的表达把思想带到了何处，对自己的生命有没有新的理解和感受，对未来的行动有没有产生深入的思考？

叙述、复述和再复述几个阶段的转换是非常明晰的。通常，在反思团体中还会有最后一个步骤，就是所有的人最后围坐在一起，对这一次咨询的过程进行整体的解构。治疗师、来访者、反思团体都表达在这次咨询中的感受与看法，对这次咨询对话的分析与总结，分享自己的感受。下面是一个反思团体对来访者叙事的一个复述的反思交流过程①。

队员 A：西蒙开始一步一步地挑战过去的一些比较顽固的习惯，我觉得这一点特别明显。在座的诸位对这一点感不感兴趣？我很想讨论一下这一点。

队员 B：我也觉得这是一些非常重要的步骤。我在思考的问题是究竟西蒙是怎么开始这么做的，因为我觉得这些做法的出现不是无缘无故的，大家有没有看到什么线索？

队员 C：可能，在前面我听到安说西蒙的锻炼时间开始多一点了，可能这是他开始为这些步骤作准备的表现吧。

队员 D：是的，我对安今天把这一点提出来很感兴趣。这一点好像对西蒙来说比较重要，我觉得安的做法对这种进步是一种贡献。

队员 B：你们觉得这些发展反映了西蒙希望如何改变生活呢？你们觉得他们怎么描述这种母子关系？

队员 A：可能西蒙希望生活中多一些选择，可能他想多照顾一下自己的生活，可能他希望自己的生活路线可以多些。

队员 B：什么是母子关系？

队员 D：这个问题非常好，安和西蒙正在听我们的对话，我不知道他们对这个问题怎么看？我猜测他们可能会讲一些他们过去的故事，可以清楚地描述什么是母子关系。

队员 C：我对这些特点是什么有一些想法。

这个案例中，反思团体的成员想帮助安和西蒙，让他们可以找到更多的选择与可能性，丰富他们生活中的例外，巩固这些新的生命故事。

---

① 李明，杨广学. 叙事心理治疗导论［M］. 济南：山东人民出版社，2005.

叙事家庭疗法在后现代主义的大背景下,通过对话、提问的形式,帮助人们改写生命故事,丰富新的生命故事,不再将人视做问题,从而促进了人们的自我认同,为将来更好的生活提供了很大的帮助。

【建议参考资料】

1. 怀特. 叙事疗法实践地图［M］. 李明,党静雯,曹杏娥,译. 重庆:重庆大学出版社,2011.
2. 李明,杨广学. 叙事心理治疗导论［M］. 济南:山东人民出版社,2005.
3. 佩恩. 叙事疗法［M］. 曾立芳,译. 北京:中国轻工业出版社,2012.
4. 严由伟. 心理咨询与治疗流派体系［M］. 北京:人民卫生出版社,2011.
5. 赫尔曼. 新叙事学［M］. 马海良,译. 北京:北京大学出版社,2002.
6. 汪新建. 西方家庭治疗理论的新进展研究［M］. 天津:南开大学出版社,2009.

【问题与思考】

1. 叙事家庭疗法的基本假设和理论是什么?
2. 叙事家庭疗法的技术对你有哪些帮助?
3. 读完本章,你此时此刻对叙事家庭疗法的感受和体会是什么?
4. 运用叙事家庭疗法的主要技术,与同学进行相互练习,并分享感受。

第九章 家庭治疗的经典案例分析

【本章提要】

家庭治疗，是处理学生的心理与行为问题的一种崭新、有效的心理治疗形式。本章采用五个典型案例介绍了家庭治疗在实践中的运用。这五个案例选取的是当前学校和家长极为关注的学生典型问题：上学恐慌、说谎、厌食症、注意力缺失症以及歇斯底里麻痹症。上学恐慌、说谎这两个案例主要采用的是焦点解决家庭疗法的方法与技术；厌食症、注意力缺失症这两个案例主要运用的是叙事家庭疗法；歇斯底里麻痹症主要运用的是结构式家庭治疗模式。从上述案例中，可以领略到家庭治疗大师对于家庭治疗理论的灵活运用和创新之处。同时，治疗大师在案例中体现的治疗理念，运用的独特的方法和技术，对于治疗师、教师、家长处理与解决当前儿童和青少年的心理与行为问题将会提供有益的参考。

【学习重点】

1. 把握主要家庭疗法的基本观点。
2. 熟悉主要家庭疗法的治疗过程。
3. 掌握主要家庭疗法的治疗技术。

【重要术语】

建构解决　正向回馈　到父母的乐园一游　厌食症　问题外化　治疗性的写信　注意力缺失症　家庭结构图　家庭界限　三角关系

家庭是儿童和青少年心理成长与发展的重要环境，与其行为的产生、发展及变化有着非常密切的关系。在解决学生的问题行为时，若仅仅关注学生个体，而不将学生的家庭因素考虑进去，咨询的效果往往难以迁移到儿童和青少年的正常生活中[①]。部分学生在心理咨询过程中取得了积极效果，但回到家庭环境或现实生活中后，他们的行为问题或症状又出现了明显的反复。家庭治疗师主张，儿童和青少年问题可以用更宽广的角度来审视。透过"问题"症状可以看出这个家庭的结构功能。因此，在处理学生心理与行为问题时，运用家庭治疗理论与方法

---

① 许小东. 青少年儿童行为障碍的家庭治疗 [J]. 四川教育学院学报, 2005, 21 (2): 5.

是十分必要的。家庭治疗的适应症较广，可用于儿童和青少年的行为问题，如学习问题、交友问题和神经症性问题，以及进食障碍和心身疾病等。

专栏：

心理医生对家庭的观察：逆反

请你想想，过渡期的孩子有什么特点？

《心理医生对家庭的观察：逆反》一文对此作了生动而又精辟的总结，具体如下：

1. 他们突然变得让父母百思不得其解，有时还敢冒天下之大不韪，好像老子天下第一。他们反抗权威，对父母不尊、不敬、不服，对父母的反应与批评极端敏感。事实上，与父母冲突越厉害的孩子对父母越依赖，冲突是为了挣脱依赖。从物理定理看，与父母联结紧密的孩子，分离出来的动能大，释放热量也较大。聪明的父母容忍孩子对抗与依赖的双重心理欲求，对孩子做事莽撞却得意忘形假装欣赏，以此来为他拓宽发展的路。愚钝的父母却会挥舞大棒，用不恰当的批评与"镇压"来引发孩子的心理退缩。

2. 他们突然有了一些古怪的行为问题，如缄默，关门独处，答非所问，胡思乱想。尤其多见的是强迫性倾向：对一些简单的问题，诸如"先有鸡还是先有蛋"一类无解的问题穷根究底。要么是为求结果的准确而耗费大量时间，要么是做事毫无计划，毛手毛脚，丢三落四。夫妻情感分离的孩子，古怪更多，仿佛是要拼命地吸引父母的关注，为家庭创造共同的话题。

3. 他们突然对家庭问题敏感，甘愿扮演家庭的替罪羊或者小大人。孩子们热心做父母之间的调解人，在父母之间玩跷跷板，要平衡。当"阴谋"难以得逞时，他们变得容易激惹，愤世嫉俗，仿佛是历尽沧桑的样子。有的孩子会把对父母的愤怒转向自己，头疼、发烧、拉肚子，严重时逃学出走，无所不用其极。对付这些"非法行为"的孩子，原本活得不轻松的父母犹如"屋漏偏逢连夜雨"，苦不堪言。

第一节 学生问题行为的家庭治疗案例

儿童和青少年的问题行为是社会、学校和家庭尤为关注的难点问题。所谓问题行为，主要是指在儿童和青少年中出现的那些妨碍个体的身心健康成长，同时，也给社会、学校和家庭带来某种不良后果的行为。当前，学生中主要存在逆反、厌学、说谎、胆怯、暴力倾向、学习困难、注意力不集中等问题行为，令许多老师、家长伤透脑筋。本节，我们主要选取了上学恐慌、注意力不集中、说谎等典型问题行为的家庭治疗案例。

一、上学恐慌问题的焦点解决家庭治疗案例

本案例是焦点解决治疗创始人之一茵素·金·柏格对一个受上学恐慌问题行为困扰的家庭所作的治疗。来访的家庭成员有三位：10岁的波波、母亲布鲁米太太和父亲。父亲在城外工作，每星期只有周末才回家。母亲表示，父亲对波波太严厉。母亲总是护着孩子，父子关系疏离。

（一）问题描述

布鲁米太太打电话预约来做家庭治疗，原因是儿子波波三天前拒绝上学，因为他觉得同学都在笑他。除了上学之外，波波在其他方面都没有问题。对于波波为什么不想上学，学校与父母都百思不得其解。学校强烈要求母亲一定要把波波带去上学。父亲只有周末才回家。母亲觉得儿子的力气很大，自己应付不来。

（二）治疗过程

1. 第一次治疗

电话预约的第二天，治疗师与波波及其母亲进行了第一次会面。

（1）开始建立关系阶段

在治疗开始阶段，没有治疗意愿，被家长强行带来接受治疗的来访者，尤其是儿童和青少年会存在着较强的阻抗。他们往往会把治疗师视为家长或老师的同盟，产生负移情。治疗师恰当地处理这一阻抗尤为关键。本案例中的波波也不例外，对治疗表现出强烈的阻抗，治疗师本着以来访者为本的思想，采取换位思考的方法，站在来访者的立场去思考波波的困扰，非常艺术地处理了波波的阻抗行为。

布鲁米太太费了很大的劲才把波波带来。波波在治疗室外面大哭，在母亲的不断阻止下才没有逃走。治疗师告诉波波，继续这样下去将很难处理问题，并用孩子的语言表达自己的想法，她认为"波波一定有非常好的理由才不想来看我"。由此，治疗师开始了与家庭的对话。

波波：当然，因为你会要我回到学校上课，可是我这辈子都不想再走进学校。

治疗师：那么你喜欢做什么？

波波：我想离开，就是现在。

治疗师：去做什么事呢？让我们用10岁的方式说话，以后你希望做什么？

波波（看着母亲）：我不知道。

母亲：他想成为古生物学家。

治疗师：是这样吗？你怎么知道自己想要成为古生物学家？

波波：我不知道。现在我只想离开。

治疗师：当然。我一直在想，我从来没有遇到过这么有趣的男孩，太好了！（对着母亲）真是太神奇了，你真是一个很有趣的男孩。

母亲：没错，他读过很多书，而且知道任何有关恐龙的事情。我认为，因为这样他才想成为古生物学家。侏罗纪公园的电影他都看过，他甚至可以指出哪种动物做得惟妙惟肖，哪一种动物做得很不自然。

治疗师：许多儿童都对恐龙感兴趣，但是他们认识不多，不像波波有这么深入的了解。

在上述对话中，波波一直以"想离开"、"不知道"回答治疗师的提问，母亲非常了解波波，代替波波回答。治疗师从孩子的立场，将谈话聚焦在孩子感兴趣的话题上，并及时以一种非常兴奋、喜悦的态度，用"太好了"、"太神奇了"这类的语句对波波的理想表示支持与鼓励。治疗师对波波给予了理解，尊重孩子的意愿，不强行要求他回答问题。治疗师的尊重、理解与积极关注，让波波平静下来。于是，治疗师建议波波与母亲进入诊疗室坐下来交谈。

（2）建构解决的对话阶段

在建构解决的对话阶段，治疗师主要关注来访者的目标、例外以及治疗前发生的改变，还有来访者的各种资源。在此阶段，治疗师一般运用奇迹提问、与来访者讨论例外情况，问一些应对策略问题以及刻度化问题，运用来访者的语言，把来访者的问题转化成一个个具体的、可行的行动目标。本案例中治疗师采用奇迹问题鼓励家庭成员发现解决问题的方向。

治疗师：我终于了解，你是非常聪明的男孩。我想问你一个问题，希望你能发挥想象力。假设有一天，你陷入了绵绵睡梦，醒来后发现你的问题竟然都解决了。那么解决之后的情形与解决之前的情形会有何不同呢？

波波与母亲对"奇迹问题"分别作出了回答。

波波：我长大以后想成为一流的古生物学家。我要走遍世界各地寻找恐龙的遗骸和足印。我会变得非常出名，很多人都想听我演讲，因为我是非常好的观察者，可以作出很明确的结论。因此，我就不必上体育课与音乐课，所有的同学都不会笑我，我也不会在学校跟别人打架。

母亲：我可以看到波波快乐起来，跟以前他讨论恐龙的时候一样，早晨也可以迅速起床，也许沐浴的时候会唱歌，然后，他会毫不犹豫地去上学。另外，波波的父亲会知道奇迹已经发生，因为波波会迷上足球。

治疗师把波波的回答摘要如下：其他小朋友会听他的话，他会有更多机会与其他的男生玩。他在四年级的时候感到最快乐，他的一些朋友对恐龙很感兴趣。可是现在没有人想跟他讲话，他们对恐龙不再有兴趣了。

治疗师：告诉我，如果你能让其他的孩子惊讶，我的意思是非常大的惊讶，你会说什么?

波波:我不知道……(停顿很久)也许我会做比萨请全班的人吃。我想他们不知道我很会做菜。

治疗师:哇,你还有什么本领?

波波:我不知道。

治疗师邀请来访家庭成员进行脑力激荡,假想问题已经解决或者目标已经达成时波波会是什么样子,跟现在有什么不同,并鼓励来访者去做目前可以做到的一小部分。这一阶段的任务是引导波波想象问题已经解决的远景,并且鼓舞波波拥有希望,从中找到现在就可以开始行动的步骤,帮助他发现与同学建立关系的新的兴趣点,增强其与同学交往的信心。

在治疗过程中,对于不愿表达或年龄较小的孩子,治疗师可以运用游戏、角色扮演的治疗方法。

治疗师把篮子里的动物玩具倒出来,请波波选择一个可以配合他目前情况的玩具,另外再选一个玩具代表奇迹发生以后的状况。波波选择了乌龟代表目前的情况,海豚代表奇迹。治疗师先跟乌龟讲话,提到有壳保护真好,可是想要听到别人说了些什么就比较困难。接下来跟海豚讲话,海豚非常有弹性,而且跟其他海豚在团体里非常快活地玩耍。对话的主题最后变成两只动物表现出它们的专长与兴趣,因此,能够受到保护,而且能在团体中快乐地生活。对话也提到,一直受到保护也不好玩,跟大家一起玩太久也不行,因为人有时候还是需要独处一下。

接下来,治疗师运用刻度化询问技术让波波评分(0 代表绝对不去学校,10 表示上学没有问题),波波的回答是 2 分。治疗师与其探讨,从 2 往上一点点应该怎么做?波波回答,要他上学可以,但是必须有 3—4 个同学可以定期和他讨论恐龙。治疗师问他这些可能的人选是谁,波波立刻举出三个人的名字。

(3)休息阶段

在前一个阶段结束后,治疗师要暂停、休息几分钟。这一阶段既可以为治疗师提供一个回顾对话过程、客观地思考、整理出对来访家庭反馈内容的机会,也给来访家庭提供思考治疗师所询问的一些问题的时间,可能有新的体验与发现的机会。

(4)正向回馈阶段

这一阶段包括赞美、信息提供、家庭作业三个部分。

首先,治疗师根据会谈内容作总结并给予家庭成员应有的称赞,目的是引发来访者从新的正向的角度看问题。

治疗师称赞波波能够那么认真,对恐龙有兴趣,也称赞他把学校的困难处境描述得非常详细。治疗师认为他不想上学很合理,因为每个人都希望学校很好玩，而且有说话的对象。对于波波想要做比萨请同学吃，的确印象深刻，也很好奇下一次见到他时，他对于上学的"评分"会是多少。治疗师也称赞母亲带波波来接受治疗，即使他不想来，母亲却不为所动。显然她很爱护波波，而且母子情深。

其次，布置家庭作业。鼓励来访家庭成员在生活中尝试一些改变，形成家庭、学校与治疗师三方共同努力的良好氛围。

治疗师告诉波波的母亲，一定要与父亲讨论从前他们如何帮助波波在其他孩子面前表现出自己的特长。并建议母亲告诉老师他们已经开始接受治疗，并说明"评分"，以及整个家庭正在努力提升"评分"。如果老师需要了解更多波波的资料，欢迎打电话给治疗师。

以上，是治疗师对波波家庭进行的第一次治疗。

2. 第一次治疗结束后第二次治疗前

学校是孩子成长的重要场所。在小学阶段，孩子非常在乎老师与同伴的评价。同伴与老师在他们心目中占有重要地位。因此，治疗师与学校老师、学生合作对于帮助有上学恐慌的学生克服困难尤为关键。本案例中，老师及同伴杰克对波波给予了很大的帮助。

老师确实打了电话给治疗师，她非常开明，而且已准备好做任何事情来帮助波波。她对波波的评估是：他非常聪明，但很害羞，社交技巧不足，黏妈妈太紧。治疗师告诉老师"评分问题"，并提供波波列出的名单。老师立刻表示，她可以把这四个孩子组织在一起，因为她经常让孩子用团体方式运作。

在第一次会谈结束后，波波在杰克的协助下，烘焙比萨给全班同学吃，杰克就是他之前提到的男孩中的一个。母亲协助他安排所有的事情，包括打电话给杰克，因为波波没有勇气打给他。母亲也打电话给老师，安排最恰当的时间送比萨到班上去。虽然是母亲准备一切，但是她却不打算出席，所以老师安排其他男生在最后一堂课帮忙把比萨带到学校。这一天，波波在学校待到最后一堂课。老师告诉波波一些让他在这一天可以留到放学的做法，而波波觉得那是自己可以做到的。

在第一次与第二次会谈中间，波波总共全程在校三天，对他来说这是很大的进步。

3. 第二次治疗

治疗开始，波波很自豪地诉说他取得的进步。治疗师对波波的进步给予了高度的关注与好奇，运用"改变最先出现的迹象"技术，询问波波通过何种协助而走进学校，以及做了什么事，让他愿意如之前安排的那样坐下来上课。

波波解释，他把两只塑料动物——一只乌龟和一只海豚放在口袋里，当他走进学校，便紧握右边口袋的海豚，告诉自己："你是一只很有弹性的海豚。"进入教室之前，他紧握着乌龟说："如果太难过的话，我会变成乌龟。"但当他一走进教室之后，就必须寻找杰克，因为看到杰克可以让他心情平静。他一走进教室就把乌龟忘得一干二净。对于保持心情平静的"评分问题"，波波说4分。

治疗师问波波该怎么做才能达到5分。波波回答，可以在学校整整待上4个小时。治疗师与波波继续讨论如何帮助他达到5分的标准，他说，如果他敢四处张望，而且知道如何与同学讲话，就可以达到。但是，他根本不知道该怎么做。治疗师问他，想学习这些技艺的意愿有多高？他立刻回答，10分。治疗师向他的母亲说明整个情形，让母亲了解，她"必须放松一点"，尽管整个家庭的大小事都是由她处理给她带来了较大的压力。不过母亲也体会到波波需要更多社交技巧，才能与更多同学交往，生活圈才不会只限于她。治疗师对母亲的看法表示赞同。

短暂的"思考休息"之后，治疗师称赞波波努力做到在上次会谈之后应该采取的步骤，也很感动于他愿意学习新事物，想与班上同学交朋友。接着，治疗师与波波商讨，还要经过几次会谈才能学习到他想学习的新事情，波波回答至少要四次，于是治疗师与家庭商定单独会见波波四次。然后，治疗师提议波波做一个观察的功课，告诉他要仔细地观察，因为他是一名很好的观察员，所以要仔细地观察其他小朋友如何沟通，而且注意什么样的话题会引起他们的兴趣。此外，治疗师称赞母亲可以在适当时机帮助波波，而且她的协助也恰到好处。也就是说，母亲帮波波安排很多事情，但是却知道不必太过介入，让儿子有发挥的空间，因为她希望儿子成长，而且学习必需的社交技巧。

之后，治疗师与波波单独进行了四次治疗。初期焦点是自我觉察，其中有一个练习是波波以不同的角色（电影明星、教授、小偷、足球队长）表演不同的心情，如高兴、悲伤、生气、犹豫，治疗师负责拍摄。在使用这个技巧时，重要的是治疗师也要加入，创造不同的感觉与性格。治疗师与波波玩了几次涂鸦游戏，结束的时候会利用波波画出来的图讲一个小故事。故事的主角越来越勇敢，波波越来越适应这种肯定的感觉。每一次会谈，治疗师都会对他的进步"评分"，而且继续找寻改进的信号。观察其他儿童的行为已经变成波波日常生活中的一部分，他的观察技巧日益精进，而且越来越懂得选择他想要的东西，并剔除不想要的。最后，治疗师与波波玩他非常喜欢的"赛门说"游戏，并以这个游戏作为结束会谈的仪式。

（三）效果和总结

治疗师与家庭成员进行了八次治疗会谈。前两次母子二人共同参与治疗，接着治疗师与波波单独进行了四次会谈，与波波的父母单独会谈两次。父母两人愿意一起合作，扮演好父母的角色。父亲已经与儿子讲好，一个月至少一起骑脚踏车两次。他们已经一起去看电影《侏罗纪公园》，也计划一起参加更多的活动。

这是父亲第一次可以对波波畅快地表达感情，因为以前每次不论父亲对波波说什么，母亲总是护着孩子。

二、学生说谎问题的焦点解决家庭治疗案例

（一）问题描述

米亚的父母因9岁的女儿长期说谎被迫向治疗师求助。米亚自6岁起就开始欺骗父母，"什么事都敢说谎"，包括"从厨房偷走食物"、偷偷摸摸与邻居的孩子"制造麻烦"，以及"谎报学习成绩"。为什么会出现这种现象？父母找不到任何线索。

（二）治疗过程

几乎所有父母与老师面对孩子说谎问题时，都会非常生气与关心，主要的原因是：他们的任务是教导儿童成为对社会有贡献的人，因而必须阻止他们把这些坏习惯带进社会。如果孩子出现这种行为，许多负责任的父母与老师觉得自己的教育失败。我们注意到大多数父母与老师尝试用许多方法矫正问题：说教、责骂、处罚、收买，或故意忽视问题；有些父母甚至恐吓孩子。本案例中，米亚的父母如何对待孩子的说谎问题呢？

治疗师收集父母如何对待米亚说谎行为的信息：米亚的父母用"吼叫"、"讲道理"、"取走米亚房间内的音响与电视"、"禁止外出"等方式来阻止她的问题行为，均一再受挫。他们认为米亚"故意说谎"，越来越生气。据此，治疗师初步判断：米亚父母的行为显然属于"抱怨者"的行为。于是，治疗师决定给他们一个观察任务：注意米亚没有说谎时他们在做什么。

一个星期后，他们急着告诉治疗师米亚在这段时间里说了多少次谎。每次治疗师试图诱导他们说出对米亚做什么有效，他们总是出现负面反应。即使运用因应与悲观问句，他们依然停留在悲观模式里。这时，治疗师处于咨询的十字路口：应该运用想象力，让他们看到未来的结构，还是外化说谎的问题？或是应该追踪说谎行为的问题根源，然后用"类型介入"策略打断这种行为模式？

经慎重思考治疗师选择了"到父母的乐园一游"① 的治疗方法。

"到父母的乐园一游"，这是一个想象任务，可以引导父母幻想，能有效地让父母走出"黑盒子"，进入全新的亲子关系中。一般由下面的问句展开：

"假设你明天早上醒来，发现自己在父母的乐园里，这个地方的父母都很幸福，他们的孩子行为良好，你观察到这些父母正在做什么，孩子们又在做什么让父母觉得自己是很幸福的父母？"

"他们所做的事情带来什么样的效果，他们如何与自己的孩子互动？"

---

① 瑟莱克曼. 克服逆境的孩子：焦点解决咨询的家庭策略[M]. 黄汉耀，译. 成都：四川大学出版社，2008：89.

"父母彼此之间有什么互动,因而能提高他们的教育能力?"

"这些父母用什么特殊方法,教育出如此良好的孩子?"

"如果你能向乐园中的父母学习,带回来一些很好的教育方法,请问这些方法是什么?"

"你对自己的孩子会有什么不同的做法?"

治疗师决定给他们两张"门票",欢迎他们发挥想象力,进入"父母的乐园",在这个地方任何事情都是可能的。治疗师第一次看到他们脸上露出微笑,准备接受治疗的邀请进入"父母乐园"。只要发挥想象力,"与他们的子女一起欢笑",而且"非常放松",他们就会开始讨论"希望多跟米亚在一起"。治疗师进一步了解他们是否愿意把父母乐园里的良好模式带回来给米亚,接着请他们想象,当全家人有更多欢笑、很放松、快快乐乐聚在一起时米亚会有什么反应。夫妻俩同时描述,看到"更快乐"的米亚,而且米亚"愿意跟大家一起玩游戏","在家里的时候更平静"。治疗师请米亚的父母三个星期内继续实践这个"父母乐园"里的正面行为。

(三) 效果和总结

我们希望成人不要把儿童的某些行为视为有意违反成人的期待,或这些行为是某种难以改善的遗传缺陷。孩子说谎的问题,似乎最令父母和老师生气。但我们相信,故意反抗和性格缺陷都不是恰当的解释,它们无法带来令人满意的解决办法。因为,我们如果采用这些解释,就只会将焦点放在改变小孩的行为上,而忽略产生这些问题的脉络。因此,扩大我们的眼界,把问题放在社会与家庭的脉络中将更有帮助,而且更容易找到解决方案。

本案例中,治疗师与米亚的父母进行了两次面谈,中间间隔了很长时间。米亚的家庭中出现了好几个重要改变。米亚"没有说谎",大家都很"放松","全家人都到儿童乐园去玩"。父母发现,不要反应过度,要有足够的耐心,然后用"玩乐的态度当父母",确实是很不一样的感觉。治疗师在整个治疗过程中从来没有见过米亚本人,可是因为父母改变了自己的教育方式,所以成功地解决了孩子的说谎问题。

专栏:

如何处理说谎的儿童:孩子必须知道什么

茵素·金·柏格与特蕾西·史丹纳在《儿童与青少年焦点解决短期心理咨询》一书中指出,在处理孩子的说谎问题时,成人在与孩子沟通时采取以下的态度非常重要。

1. 孩子必须了解大人对他们的期待。我们发现许多父母告诉子女不能做什么事情，而不是可以做什么事情。大多数的孩子可以迅速了解大人对他们的期待，因此我们认为，大人不断重复对孩子的规定，并没有助益。大多数孩子在认知层次上不需要特别的帮助，不过大人可以提醒他们已经做了什么事。

2. 如果孩子违反规定，其行为也会给自身造成问题，不光只是给父母造成问题而已。治疗师所遇到的父母可能对孩子或自己的问题非常生气，这时必须采用"评分问题"，询问他们对孩子与自己的生气程度。通常，他们对自己的生气程度都比对孩子的生气程度高。改变孩子的可能性不大，因为要求改变的压力通常来自父母，而不是孩子自己。所以，把改变的主角换成孩子可能更有用，也就是说，让父母觉得他们正在"引导"而不是"强迫"孩子往正确的方向发展。治疗师可以通过发问与父母协商，找出转移这些负担的方法，"你非常了解自己的孩子，让孩子学习遵守规定的哪些结果，对孩子最有帮助？" "在你尝试过的方法当中，你发现哪一种方式对孩子的改变最有说服力？"

3. 我们发现，孩子的目的很少是说谎。因为孩子很难向成人解释他们通过偷窃想要达到的目的，因此，老师与父母必须协助孩子找到他们企图解决的问题。

以下的问题有助于澄清儿童想通过说谎达到的目标。这些问题不仅适用于说谎的行为，同时适用于所有破坏规矩的行为。

· 你一定有很好的理由才会说谎，你可以告诉我理由吗？
· 说谎对你有什么帮助？
· 你可以说明说谎与不说谎之间的差别吗？

必须注意的是，你不能问孩子"为什么"说谎的问题。大多数的孩子不知道该怎么回答，特别是当他们处在压力与威胁之下时，更是无言以对，而且这些问题只会引起父母更大的挫折，使亲子关系更加恶化。

孩子对这些问题的常见回答是："我可以交到更多朋友。" "我可以让自己变得更重要。" "我希望别的小朋友注意我。"一旦父母发现这些"好理由"，就比较能够协助孩子达成这些有益的目标，而且所采用的方法也更容易被孩子接受。

第二节 学生心理障碍的家庭治疗案例

一、厌食症的叙事家庭治疗案例

(一) 问题表现

米奇是个16岁的女孩,12岁时患上厌食症,4年来,她饱受厌食症的煎熬,痛不欲生。她根本想不起来自己是谁了,认为自己是个"一文不值"的人。米奇的父母无奈地看着女儿,心里有无尽的哀伤、悲痛和无助。所有支持、帮助米奇的人,包括父母、兄弟姐妹、亲戚、朋友、老师、家庭医生都因为她被厌食症困扰而牵肠挂肚。

(二) 治疗过程

叙事家庭疗法代表人物临床心理学家迈克尔·怀特主张,厌食症是那些患病女孩对僵化的家庭信念和角色定位的一种反馈,这些家庭信念和角色定位不仅牢牢地束缚着患有厌食症的女孩,而且牢牢地限制着家庭中的每一个成员。怀特指出,成功的治疗要求治疗师挑战这些信念所产生的束缚性影响,方法是把这些信念及这些信念的结果清楚明白地呈现在这个家庭面前。怀特创造了外化问题的方法以勾勒出厌食问题的影响,探寻反抗厌食症的时机,然后,在此基础上建构并生成新的关于自我和他人的叙事。

在本案例中,治疗师运用叙事家庭疗法帮助米奇重新找回迷失的自我。在治疗过程中,治疗师史蒂芬运用问题外化、治疗性的写信活动帮助米奇重新回忆起她记忆中忘却了的那部分,从而帮助米奇回到充满爱和互相支持的体系中去(当时,她是被厌食问题从这个体系中排挤出去的)。治疗性写信活动必须是从叙事谈话中引出的。因此,在治疗开始阶段,治疗师会通过提问和对话激起来访者或来访家庭的重新回忆。在第一次面谈中,治疗师询问米奇厌食症是如何影响她,使她逐渐脱离原来的生活,疏远了同伴,治疗师从外在的对话探索米奇内在的问题对话,把内化的问题对话变得可以看得到,并清楚地呈现出来。

米奇:我现在最喜欢一个人待着。

治疗师:厌食症有没有迫使你远离你最喜欢的东西?

米奇:有的。

治疗师:举几个例子好吗?

米奇:我不上学了。我不再画画,也不再阅读了。而且有将近一年的时间没有弹过钢琴了……我过去经常打排球和曲棍球,可现在也不玩了。

治疗师:你有没有意识到厌食症将剥夺你所有的这些快乐?

米奇:没有。其实我本以为我会有更多的朋友……太奇怪了。

治疗师:得了厌食症之后,你还能够跟你的朋友们保持良好的关系吗?

米奇:不能。他们离开了我——他们讨厌我……他们不喜欢跟有厌食症的人在一起。

治疗师：厌食症让你和你的朋友之间有隔阂了吗？

米奇：哦，我想是这样的——我的心里容不下任何人，我不想把时间浪费在任何人身上。

治疗师：你的好朋友也是这样对待你的吗？

米奇：不，其实不是的。

治疗师：厌食症是怎样让你和你的朋友之间形成那样的隔阂的呢？

米奇：我就感觉他们都讨厌我，我不太好……我不如他们，只是因为我患有这种病，所以他们才喜欢我……你懂吗？等我病情好转以后，他们就会离开我的——我是一个失败者，他们只是可怜我而不是喜欢我。

厌食症对人的生活造成了极大的伤害，在它的影响下，患者会变得孤僻，喜欢与别人进行负面的比较，万事追求完美，而且觉得自己比别人卑微，表现很差劲。如果我们想要帮助来访者的话，那么很重要的一点就是把问题的修辞、策略及文化支持系统放到大的社会背景中去审视，以强调对问题的定位和个人在较大的社会环境中的身份。

米奇：我向来表现不好，从来没有达到人们对我的期望。

治疗师：你觉得谁会认为你没有达到他们对你的期望呢？

米奇：呃，有时候父母和朋友一直不给我打电话……我也不是很清楚。有时候我甚至想，还不如干脆死掉算了。你能理解吗？一死了之，什么压力都没有了，也不用担心自己不能达到他们对我这样或者那样的期望了。

治疗师：你是不是觉得厌食症控制了你的大脑，让你觉得自己做得不够好？

米奇：对呀，我甚至觉得自己从来没有做过一件正确的事情——你看我这么胖，远没有理想中的那么漂亮。

治疗师：那么你应该是个什么样子，不该是个什么样子，是谁在掌握这个衡量标准呢？

米奇：《大同世界》（一本杂志）。（她笑了）我也不太清楚……你只要四下看看，每个人都是那么吸引眼球，他们都比我优秀……我不能吃这种东西，我要怎样才能减掉五磅的体重呢？我应当是个什么样子呢……当所有这些问题铺天盖地向我袭来时，我真的很沮丧，很失望……我只是想摆脱这些问题，选择逃避……因为这是一种相对来说比较简单的方法了。

治疗师：你有没有发觉有许多像你这样的年轻女孩，她们同样是受到厌食症的困扰，所以总是觉得自己做得不够好，而事实上她们的表现是相当出色的？

米奇：确实是这样。这个问题真让我伤脑筋，因为我们这些人……我的那些病友都很看不起自己，不能看到自己的优点，哪怕有点小事也会郁闷不已。

治疗师：厌食症如何使你们这些年轻女孩……你的病友们看不到自己身上好的方面，而总是会去注意自己身上有哪些缺点，有哪些不够完美的地方？

米奇：这确实是个问题。我们总是拿自己跟别人比较。厌食症的困扰让我忘记了我是谁，我觉得我已经迷失了自我。

治疗师：那么你想恢复到原来的那个自我吗？

米奇：想啊。

对于已经多年被问题困扰且影响颇深的来访者，治疗师找到能够支持他们摆脱问题困扰、吸引他们参与的活动与方法，这是治疗中尤为重要的环节。在将米奇的问题外化、清晰地呈现之后，治疗师针对米奇因为厌食症的困扰而产生的"我忘记了我是谁，我觉得我已经迷失了自我"的想法，决定采用写信活动，帮助她重新记起她生活中的独特一面。

在第二次会面时，治疗师向米奇和她的家人简要介绍了写信活动。治疗师把这样的活动看做是给她的悼词或者讣告，尽管她现在仍然活着。米奇觉得这样的做法"太恐怖了，但是却很实在"。米奇非常愿意尝试，对于处于痛苦、绝望中的米奇，无论什么方法，她都想试一试。米奇紧接着列出了她的参与条件：1. 她亲自挑选由谁来给她写信；2. 由她来决定要在治疗过程中阅读哪一封信；3. 她的所有家人都要写一封"真情告白"；4. 即使收到的信"写得很差"，她也要一一回信；5. 由她来负责保管这些信件。

接着，治疗师邀请了米奇的家人、朋友、两位老师和一些专业人员一起帮助她重新记忆。他们所要做的就是写下关于他们与米奇交往的回忆，帮她摆脱病态的认识。这些书写下来的文字就是用来抵制病态观念对米奇的影响的有力工具。治疗师认为，这些文字的东西对于帮助米奇恢复生活记忆有着极大的潜在价值，可以有效减弱厌食症对她的控制。

为此，治疗师和米奇一起写了邀请信，在活动中散发。引号中的词语都是米奇在接受治疗过程中的原话。信的内容如下：

亲爱的米奇的朋友们：

你们好！我是配合米奇治疗厌食症的家庭治疗师。你们可能已经知道，米奇小小年纪，却已经被厌食症足足困扰了四年。你们可能不会知道，厌食症使米奇觉得"不如死掉算了"，觉得她"根本没有朋友，没有人喜欢她"，认为"自己做得不够好"，甚至认为"你们喜欢她仅仅是因为可怜她"。

你们知道吗，厌食症让米奇变得"孤独"、"绝望"，甚至有时让她觉得"生不如死"。厌食症几乎将米奇逼入了绝路，但是米奇最终还是勉强活了下来，而且她希望找到"解脱的方式"。

米奇觉得是"行动"的时候了，于是她想要家人和朋友都能给她写封支持信,帮她克服厌食症的困扰。你们愿意给她写封信吗?只要讲讲以下内容就可以了:1.她哪方面给你印象最深?2.在她没有受厌食症困扰时她究竟是个怎样的人呢?3.你们觉得,米奇一旦摆脱了厌食症,她将来的生活会是什么样子?4.假如米奇从厌食症中恢复过来,你觉得你们的关系会如何呢?米奇真心希望你们能够"毫不隐瞒地告诉她实情",而且即使你们不给她写信,她也能够理解你们。

我们在这里要提前谢谢各位了。还要告诉你们,米奇会给每位写信过来的人回信致谢的。谢谢!

厌食症治疗中心
米奇和治疗师

米奇第一批选择了18个人把邀请信寄了出去。随着日子一天天过去,陆陆续续收到了回信。米奇又选择了12个人,并把信寄了出去。到最后,共收到44封回信。信中都描述了米奇是个怎样的人,并且与米奇在厌食症作用下的想法大不一样。这对帮助米奇摆脱厌食症起到了一定的作用。

治疗会谈中,来访者在治疗师的指导下,认真地阅读每一封信,并且对信件中相同内容进行分类整理和回信。可以说,这一过程也就像一次来访者对自我的质性研究。

在接下来的会谈中,治疗师与米奇轮流读信。她充分抓住机会反复阅读自己最喜欢的信,而且慢慢地将她的"支持群体"讲述的事情拓展开来。

(三)治疗效果

诸如厌食、食欲过盛、追求完美和抑郁等问题,通常很容易发生在相对封闭的环境当中,治疗性的写信活动能够让许多人参与重新记忆。正如史蒂芬所说,被问题困扰的人通常会产生绝望、无助和"无能"的感觉。如果想帮助他们摆脱困扰的人能够联合成一个共同体,就会形成一股巨大的合力——希望的力量。"集体回忆"的观点就像是划过黑暗天空的一道亮光,可帮助在痛苦中挣扎的人重新燃起生活的希望。

本案例整个治疗过程共进行了八次会谈:五次与米奇单独会谈,两次有父母参与,另外一次则邀请了她的两个好朋友参加。谈话主要是了解米奇有没有回忆起什么,让她谈谈回忆起了哪些往事、哪些优点。在治疗过程中,治疗师运用治疗性的写信活动,为米奇创造了一个有利的情境,使其能够重新发现、认识一个新的自我。治疗师帮助米奇摆脱了受厌食问题困扰并孤立自己的困境,重新记起以前的生活。并学会了主动恢复自己跟学校、运动、事业、亲属和家人曾经拥有的密切关系,也重新了解自己。治疗师与米奇的最后一次"正式"接触是在收到第一封信之后的第五个月。那个时候，米奇正逐步摆脱厌食症。读着那么多关心她的人的来信，她逐渐开始回忆自己曾经有过的优点和品质。厌食症控制下的那些错误观点、意识逐渐变得模糊，最终被她完全抛弃。

二、注意力缺失症的叙事家庭治疗案例

（一）问题描述

强尼，10岁，因为注意力缺失症（ADD）被学校带过来接受咨询。他在班上是"破坏分子"，在家里也"不守规矩"。强尼的父母在他6岁时离异，母亲芭芭拉再婚后又生了三个孩子。依照芭芭拉的说法，强尼因为行为问题一直接受特殊教育。父母也带强尼去作过检查，经过"一系列检验"，证明他患有注意力缺失症。来这之前，他们也看过四位治疗师。

（二）治疗过程

第一次参加家庭治疗的人有强尼、华伦（继父）、芭芭拉。他们都把ADD形容为痛苦的慢性折磨。

在治疗中，我们发现，有些家庭悲观得无法预测出任何有价值的改变，或者根本无法讲述过去的成功经验，在这样的情况下，治疗师把家庭当前的沉重问题外化，是较为可行的治疗选择。本案例中，治疗师鉴于母亲、继父、强尼非常悲观，而且对于ADD的折磨相当痛苦，决定把他们的问题外化。下面是治疗师利用问题外化技术解决注意力缺失症的对话。在对话中治疗师主要了解了注意力缺失症对强尼及家庭成员的影响。

治疗师：ADD困扰你们多久了？

芭芭拉：三年。

治疗师：强尼患上ADD之后，做了什么事？

芭芭拉：他常常去惹安（七岁），不听我的话……我要他把东西拿走，他竟然叫我"闭嘴"。

治疗师：ADD让他对你说脏话？

芭芭拉：没错，这件事很奇怪，自从患了ADD，他就爱说脏话，也不听话。

治疗师：你呢，华伦，ADD也指使强尼惹恼你吗？

华伦：对！每次要他做什么，都必须大声嚷嚷好几次。

芭芭拉：没错，有时候就像对牛弹琴。这个孩子因为ADD越来越不像话。

治疗师：所以，ADD已经把他洗脑，让他全面失控？

华伦：对。他像疯子，大声叫嚣，很难管教。

治疗师：强尼患上ADD之后，你们做了哪些事？

华伦：我们对于如何管教强尼起了很多争执。我觉得她太放任，而我常常大声呵斥。

芭芭拉：我不喜欢华伦一直乱吼，所以努力保持家里的平静，要强尼在他面前时乖一点。这样的争执让我觉得难受。

治疗师：所以，ADD 也使你们俩产生矛盾了？ADD 所惹起的家庭风波，让你们觉得难受？

华伦：是的，我也觉得难受。ADD 把我们的生活变成地狱！我们不敢让强尼单独与安在一起。

治疗师：强尼，ADD 让你在班上做了什么事？

强尼：打架，不听老师的话，我会抓狂。

治疗师：ADD 曾经让你沉默寡言吗？

强尼：有（看起来很悲伤）。

治疗师：ADD 还有没有迫使你做什么？

强尼：我不是好孩子，什么事都做不好。

　　叙事家庭疗法的核心理念是强调"个人或家庭不是问题，问题本身才是问题"，即在家庭治疗中，治疗师不寻找症状，也不寻找隐藏于症状之后的原因，而是将来访家庭所叙述的"问题"与人或家庭分离开，将其视为一种具体而形象的实体，站在来访者或家庭成员的角度上，共同面对这个被分离出来的问题，这样将人与问题分开来看，使来访者或来访家庭能够形象而具体地解决问题。上述治疗师与家庭成员的对话着重探讨了 ADD 对家庭成员以及整个家庭关系的影响。治疗师在对话中所提问题以 ADD 为主语，将 ADD 与强尼分离开，这些问题可以改变家庭成员对强尼某种行为所下的定论，同时，也在向家庭成员传达这样一个信息：家庭中的成员，包括强尼，都是当前 ADD 问题的受害者。

　　接下来，治疗师转变方向，用重新叙事的方法，分析 ADD 对强尼、父母、老师的影响。这可以为家庭故事的再创造铺路。同时，在重新叙事的过程中，治疗师强调并注重让强尼生活中的重要家庭成员参与进来，这对家庭问题的解决以及"验证"非常有帮助。在下面的对话中，治疗师从多个角度让强尼、强尼的父母，以及强尼的老师来了解他们对 ADD 的看法，引导家庭成员回想起过去面对问题时是如何积极解决的。

治疗师：华伦、芭芭拉，请你们想一想，过去有没有战胜 ADD 的经验，也就是说，没有让 ADD 控制强尼？

芭芭拉：较少大声呵斥的时候。如果我们没有大吼大叫，强尼似乎很快就能平静下来。

华伦：我同意，但是如果我们一起合作，帮助更大。你不能太纵容，那样会让我非常生气。

治疗师：所以，如果你们减少大声呵斥，不再让 ADD 分化你们，似乎会有帮助？

华伦：确实如此。
芭芭拉：他说得没错……我对强尼应该强硬一些。
治疗师：你能回想起曾经做过哪些事情阻止了 ADD 控制强尼吗？
芭芭拉：没有……我想不起来。
治疗师：强尼呢？当 ADD 逼着你惹麻烦，让父母生气时，你想得出父母曾经如何帮助你吗？
强尼：没有大声吼叫，没有争吵。当我们快乐的时候。
治疗师：你们会做什么让整个家庭充满快乐？
强尼：我们一起玩游戏机，华伦带我们打棒球。
治疗师：学校呢？老师做了什么事阻止了 ADD 影响你？
强尼：她不再常常骂我。她变得很好，看得见我正在努力。

(三) 效果和总结

叙事家庭治疗师相信，每个人都是自己生命的"专家"，问题的专家，没有人比自己更了解自己。正如埃里克森所说的，引导病人说"看看我（病人）可以做什么"比让病人看见治疗师可以做什么或为病人做什么更有效。案例中治疗师相信家庭的能力，尽力让家庭成员自己去解决问题，让整个家庭摆脱 ADD 的控制。

本案例在六个月内进行了六次治疗。治疗结束之际，父母与强尼都把 ADD 视为"坏蛋"，父母也开始以更温和的态度与强尼互动。只要父母与老师不再"大吼大叫"，而且互相配合，强尼的行为就会出现戏剧性的改善。强尼视自己为没有能力的"坏小孩"的想法也随之改变。大家终于不再用 ADD 来形容强尼的行为，而且强尼在学期结束前也恢复了正规的课程。虽然学校对于强尼迅速恢复正规课程依然保持怀疑，但是强尼表现出了非常大的信心，而且持之以恒地向着他的新目标前进，让怀疑的人无话可说。

第三节 学生心理疾病的家庭治疗案例

本案例是结构派家庭治疗大师米纽庆对一个有歇斯底里麻痹症的家庭所作的治疗[①]。来访的家庭成员共六位：歇斯底里麻痹症患者女孩吉尔 11 岁，外祖父约瑟夫（退休的高中教师），外祖母萝丝，母亲珍妮特，父亲理查，弟弟大卫 6 岁。在吉尔的家庭中，父亲是游离在家庭之外的，替代其位置的是外祖母。夫妻次系统名存实亡，孤独的理查投入到工作中，忧伤的珍妮特把母亲和女儿当做自己的伴侣。其他次系统的状况也不尽如人意，父女疏离，母女（两代：萝丝—珍妮特—吉尔）粘连。

---

① 米纽庆，尼克. 回家 [M]. 刘琼瑛，黄汉耀，译. 太原：希望出版社，2010.

> **专栏：**
> **心理医生对家庭的观察：依赖**
>
> 　　孩子为何会出现适应障碍？米纽庆认为，家庭功能失衡是孩子出现适应障碍的原因。最常见的家庭功能失衡的原因体现在以下几点。
>
> 　　1. 情感纠结：家庭对外界限僵硬封闭，内部却纠缠不清，像漫画里的人物，父母子女彼此依存，离了谁都不行。我们经常看到十几岁的孩子还必须对父母言听计从，孩子的问题也全部得由父母来承担。治疗师喜欢问这样两句话来观察家庭的情感纠结：孩子与母亲睡到几岁？假如孩子心中有十句话，父母能猜出几句？
>
> 　　2. 关系疏离：这样的家庭缺乏权力核心，各自为阵，成员间关系僵硬分裂。由于无法自如地彼此表达爱与关心，无法预测对方的行为，也形成不了有效的互动关系。家庭对外界限不清，任意让许多无关的人士卷入家庭事务，无法协调一致地来处理外部信息与压力。
>
> 　　3. 三角化问题：如母子、父子联盟，父亲或母亲通过对孩子的情感联结来对抗另一方；跨代联盟，爷爷奶奶通过对孙子的控制来制约儿子儿媳。
>
> 　　4. 迂回关系：父母表面上看起来相敬如宾，实际存在沟通障碍，孩子会呈现问题来吸引父母的关注，减轻夫妻间的压力，形成家庭内部的统一。
>
> 　　5. 循环冲突：父亲抱怨太太不关心自己，太太抱怨孩子的麻烦太多，孩子抱怨父亲不喜欢自己。结果是父亲惩罚孩子，导致父子关系更差，孩子为难母亲，让母亲的教养更难，母亲迁怒父亲，使夫妻关系更加恶劣。
>
> 　　上述的现象对家庭系统功能都有一种破坏性力量，家庭失规则，权力被修改，交流被阻断，成员间彼此诸多适应不良。

一、问题描述

　　吉尔的外祖父约瑟夫打电话来预约咨询。吉尔一家因为父亲的工作关系，已经举家搬至南美洲的委内瑞拉首都加拉斯加。吉尔患了歇斯底里麻痹症，左腿、左肩无法动弹，在复健部接受物理治疗，半年过去，毫无进展。父亲的公司同意把吉尔一家送到费城，并支付一个月的治疗费用。

二、治疗过程

　　1. 治疗师介入家庭，建立治疗关系，了解家庭成员互动情况，并对吉尔的

症状形成初步的假设

第一次治疗，除了吉尔的父亲因公务缠身而缺席外，其他家庭成员都参与了治疗。治疗师米纽庆首先自我介绍，吉尔的外祖父约瑟夫引介了家庭的其他成员。从家庭成员走进治疗室那一刻起，治疗师就认真观察家庭的每一位成员。

米纽庆发现不仅全体成员穿戴体面，甚至6岁大的小弟弟也在阅读，这属于一个中产阶级家庭。吉尔走进治疗室时牢牢抓住母亲的手臂，一只脚是拖着走的，同一边的手臂也是僵硬的。吉尔重重坐下来，垂头缩肩地陷在椅子里。治疗师通过吉尔弯腰驼背这一线索，初步提出了两个假设：这是企图隐藏含苞待放的青春吗？这样的症状跟恐惧成为青少年有关系吗？

在最初接触中，治疗师的一个重要任务是根据自己在与家庭接触过程中收集到的基本信息形成治疗假设。根据这些假设，治疗师可设计出一系列问题以便在初次会谈中继续收集相关的信息，进一步获得支持或证伪其假设的信息。

开始会谈后，吉尔的母亲珍妮特首先讲述了女儿身患麻痹的起因，是一件意外使她的女儿半身麻痹。那是在乡村俱乐部的游泳池旁，天气很热，晴空万里。吉尔跟一些男生在池畔玩，被那些男生推下去。只听吉尔一声尖叫，在水里猛烈扭动，大声叫着爸爸。父亲一开始以为只是游戏，随即感到事态严重，立即跳下水，把吉尔拉上来。吉尔被拉出游泳池以后，无法站立。他们赶忙把吉尔送到急诊室，但是查了又查，结果都很正常。然而，吉尔的左腿、左肩就是无法动弹。后来吉尔在复健部接受物理治疗。半年过去，毫无进展。

从这一事故以及随后的检验中都找不出线索可以解释为何一个健康的11岁孩子无法移动她的腿和手臂。

接着，治疗师询问他们在加拉斯加住了多久。珍妮特解释说，她先生是地质工程师，在一家国际原油公司工作。因职务关系，常在中东地区或中、南美洲居住两至三年。去加拉斯加之前，先生在得克萨斯州的休斯顿工作。他们在那里有一栋美丽的房子，她也在一家小学谋得满意的职位。不过只待了两年，丈夫就被派到加拉斯加。她要辞去教职，离开所有的朋友，实在很难过。到加拉斯加的前几个月，她一直努力调整，好几星期过去了，家具一直没运来，工人甚至还在装修房子。

由此，治疗师又开始猜想，珍妮特有没有拖延从休斯顿搬到委内瑞拉的时日，以及吉尔的半个身体麻痹是否也是不愿搬家的象征。其实，在治疗的前几分钟，米纽庆就已经作出了假设：也许，孩子的麻痹表达了母亲对搬家的怨恨。

在治疗过程中，治疗师根据获得的信息会不断地作出假设，再继续探索下去，最初的假设通常都会改变，但这是非常有用的，而且是非常必要的，它可以用来组织收集到的信息。

米纽庆继续观察这个家庭，并倾听他们的交谈。

外祖母萝丝很健谈，有话直说，说话速度快，没讲几句就笑起来了，而且可以滔滔不绝地分析："这样说吧，如果你想听我的意见，我不认为全世界的任何拖延对孩子来说是健康的。"

珍妮特抱怨张罗吉尔的生活起居负担太重："理查从不在家，他总是在工作。"

萝丝补充说，她女儿的意思是："理查应该把心思更多地放在家庭上，而不是那宝贵的事业上。"珍妮特接受母亲的支持。在这同时，萝丝又心疼起孙女来，"可怜的吉尔……"然后打断女儿说的话。珍妮特似乎很习惯，偶尔有些不耐烦，但没说什么。

吉尔仍陷在椅子里。她穿着旧的夏令营T恤。她虽然年纪很小，可她毫不犹豫地加入了家人的谈话，就像大人一样。她母亲似乎也认为这是理所当然的。刚开始，吉尔的弟弟津津有味地听着大人的交谈，但没多久就失去了兴趣。有时候，某些内容会吸引他的注意，可是大部分的时间他都在无聊地发呆。

米纽庆觉得跟这家人联结起来非常快。他们都是好人，很温和亲切。同时，治疗师发现，这个家庭的成员之间有太多纠缠不清的芝麻绿豆小事。治疗师在挑战家庭成员之前，必须努力构建良好的治疗关系。与带症状的家庭成员建立关系尤为重要。

米纽庆集中精神，与吉尔建立咨询关系。吉尔是很开朗的女孩子，眼睛乌黑，皮肤光滑，光泽的黑发扎成一个马尾。像大多数在家里排行老大的孩子一样，她的表达能力很强。米纽庆问她喜欢做什么，她说："我喜欢抓蜥蜴，看鸟，还有摘热带花朵。"她不喜欢上学，因为同学的年纪都比她大。米纽庆喜欢她，她也看得出来。

治疗师应在收集信息的过程中，对来访家庭进行评估。若发现来访者有生理问题的因素，治疗师就应关注个体的生理状况，确定是否有生理问题，以便及时转介给医生。在本案例中，虽然吉尔早已接受过详细检查，但米纽庆还是安排她去儿童医院进行彻底的检查，再确认一下。米纽庆不希望像有些精神科大夫那样，对某些纯医学的问题作出自以为是的心理学解释。

在首次会谈即将结束时，治疗师对治疗作了具体的安排。米纽庆安排吉尔一家每周治疗3次，一个月总共只有12次，还有11次会谈。

2. 初步描绘家庭结构图，并与家庭制订治疗计划

在家庭成员交互作用的方式中，可以显示出家庭结构。米纽庆通过观察和分析家庭成员在治疗室中的交谈与互动方式，初步描绘了这个家庭的结构图：吉尔的病让家人把注意力放在她的症状上。吉尔这个人已经让位给"残障吉尔"，不能走路变成她的身份证，也成了他人试图接近吉尔的大门或障碍。但事情本不应该如此。吉尔紧抓着母亲，明显可以看出母亲在家庭里的分量，理查是有距离

的，一个让人不舒服的距离。他像是被妻子领进治疗室的，这个家是太太在负责。母女联盟，父亲落单。

第二次治疗，全家人都来了。理查曾建议岳父母留在家里，他觉得没有必要全家一起看医生。理查个子高，头发密而黑，皮肤晒得呈深褐色。他是个帅气的男人，讲话的声音丰富，有变化，而且力求精准，很有力量与权威感。

吉尔缓步走进咨询室，紧紧抓住母亲，理查走在后面，在太太后面站了一会儿，帮吉尔坐进椅子。米纽庆发现理查跟家人在一起时，似乎少了些自信，不像在接待室里寒暄时那样。

治疗师把家庭关系简化成图表，用以表示成员间的亲疏时，虽然可能会抹杀某些人性，但是也必有所得，那就是"清晰度"。透过家庭结构图，可以推动治疗师对家庭作进一步的分析，并初步制订家庭治疗计划。

米纽庆看到，这个不寻常的个案似乎并不是那么非比寻常。歇斯底里麻痹症，确实很不寻常，但整个家庭的互动，支持这种症状的互动，却是令人伤心的熟悉。那正是一般出问题的中产阶级家庭的特征：母亲对子女的亲密，取代了婚姻的亲密，因为他们的婚姻没有进一步发展，也没有破裂。这种家庭类型太普遍了，根本无法解释这一不平常的症状，那依然是个谜。吉尔卡在目前的状态中，而且像水泥一样硬化。

黑利曾发展出三阶段的策略，用来撬开他所谓的"跨代联盟"，其目的是要引导子女迈向独立自主。第一步就是要勾回较疏远的父亲或母亲，让他们跟依赖的孩子在一起；同时，也是要隔开与子女关系紧密的父亲或母亲。

依据此理论，米纽庆初步确定了家庭治疗计划。在第三次治疗时向家庭提出了以下计划：

第一步，推动理查，让他跟吉尔靠紧一些。

第二步，让理查与珍妮特互相亲近。唯有这对夫妇能够在两人和子女之间建立界限，他们才能表达妨碍他们亲密性的冲突。

第三步，直接针对吉尔，探索其病症的意义，并挑战其麻痹的效应。

米纽庆为了把过度依附母亲的吉尔分离出来，让父亲有机会重新学习接近女儿，给家庭布置了家庭作业，在下一个星期，理查负责照顾吉尔，吉尔想去哪里，只能请爸爸帮忙，不能叫妈妈，父亲要当拐杖。

3. 实施治疗计划，重新划定家庭界限，重塑夫妻次系统、亲子次系统，挑战家庭原有不良结构，修正不良的家庭互动模式，让孩子更独立自主

（1）增进父亲与女儿的亲近，将"坐"在父母中间的女儿移走，支持夫妇的独立自主

第四次咨询，理查接替了照顾责任，然而就像大多数父代母职的生手：他开始支配东支配西。当吉尔有需要时，他会帮助她，不需要时，他也要帮忙，理查

不仅把手臂借给吉尔，甚至在吉尔安静的时候，替吉尔打气。吉尔的心情倍受搅扰，最终她就用沉默进行控诉。理查没有适应女儿的节奏，反而坚持要女儿适应他的节奏，如果吉尔不接受，他就生气。吉尔很气愤，做出一般依赖的孩子常做的事，她开始增加要求，需要更多帮助，让父亲更没有耐心。现在，珍妮特很焦虑，理查很疲惫，很烦躁。但父亲的做法只能让女儿的坏脾气愈演愈烈。

米纽庆发现，吉尔跟父亲走在一起仍然是个可怜的跛子，每一步都要用力拖着走。她重重靠在父亲的臂膀上，腿在后面拖着，这很让人难受。吉尔坐在父母中间，她的样子看起来像个阴晴不定的青少年，下巴放在拳头上，用违抗的怒色盯着某个角落。这并不是米纽庆要的结果。米纽庆的目标是要让孩子更独立自主。

家庭是一个大系统，其中又有众多次系统。在一个核心家庭里主要存在夫妻次系统、父子（女）次系统、母子（女）次系统。其中，夫妻系统的稳定和持久是最重要的，整个家庭幸福的关键就在于此。这一系统的任何功能失调都会在整个家庭有所反映。因而，在本案例中，重塑夫妻次系统，改变僵化的界限，这是进一步重新划定母女、父女之间的界限，重塑父女次系统、母女次系统的关键。治疗师暂时将关注点放在夫妻次系统的重塑上。

在接下来的治疗中，米纽庆决定暂时不理会吉尔。她的家人都在她头上盘旋，好像她是朵娇嫩的兰花。也许，吉尔需要的是温室之外的其他东西。因此，米纽庆问起她父母有关加拉斯加的事情。

一旦家庭开始交互作用，那么有问题的交互作用方式就会出现。治疗师要认识它们结构的含义，需要关注他们交互作用的过程，而不是内容。

理查很喜欢加拉斯加，他的加拉斯加是个很美好的地方，有温暖的阳光、清凉的微风，还有迷人的广场、喷泉、餐厅、夜总会以及友善的居民。珍妮特痛恨加拉斯加，她失去了休斯顿那栋美丽古典的西班牙式房子，也失去工作、朋友、父母，在她看来加拉斯加是"乡巴佬的城镇，贴满水泥与玻璃，这个城市没有灵魂"。

米纽庆用开玩笑的口吻说，听起来他们好像住在两个不同的地方，理查微笑，笑得好玩。珍妮特一脸正经，觉得没那么好笑。

米纽庆问孩子们怎么想，因为这可以看出他们站在父母的哪一边。大卫含糊地说："不知道。"毫无生气。吉尔则说："我恨死你了，那里无聊得要命。"她站在哪一边不言而喻。

"我刚才说，听起来你们俩好像住在不同的地方，那只是开玩笑，也许那一点也不好笑。珍妮特，你能向理查解释你为什么不愿失去休斯顿吗？尽量让他了解你的感受。"

他们的对话很僵硬，很紧张，也很形式化。珍妮特对孩子们的学校不满，觉得被当地的社区隔离,唯一能交往的人只有理查石油公司的同事。"说来说去都是石油,听一阵子就很腻了。"

"为什么你对每件事都那么消极?"理查的声音空洞,而且是苦涩的,"如果你去找个工作,或多交朋友,就不会有那么多抱怨了。"

"可是你总是在工作,"吉尔插嘴了,好像在指明什么,"为什么你不偶尔回来一下,带我们出去玩?"

经由家庭成员的交谈,治疗师可进一步明晰家庭结构图,了解家庭成员的互动关系,以使用一定的技巧去修正不良的家庭互动模式。本案例中,治疗师通过移换母女的座位,攻击吉尔的行为帮助家庭划定界限。

米纽庆站起来,走向吉尔(她坐在父母中间)。"吉尔,请跟你妈妈换一个位置。"边说边帮她换到另一张椅子,"现在,珍妮特,跟你丈夫谈谈。"

结果并没有太多不同:散乱的对话,以及愠怒的小孩。吉尔很不习惯被卷入话题中,她倒在椅子扶手上,寒着脸,叹着气。孩子的防御不多,如果有的话,就是这个样子。

"真的有必要吗?"理查说,"吉尔看起来像在发愁。"

米纽庆说:"吉尔现在的行为,就像不顺心的 5 岁小孩。先别管她,继续和珍妮特谈话。"

米纽庆现在正进入第二步,在孩子面前支持这对夫妇的独立自主。把吉尔的行为拿出来攻击,说她像 5 岁小孩,目的是要她与父母隔离。对小孩正确的"侮辱",可刺激他们趋向成熟。如果父母觉得被攻击,他们的不舒服就是有用的"中断",中断孩子对他们的干扰与过度责任感。

在第五次会谈中,米纽庆单独会见这对夫妇,因此请理查把孩子们带到接待室,然后再回来。米纽庆要探索他们夫妇相处的难题。夫妻二人都是与梦想成婚,一个不太可能实现的梦想。一旦以往的海誓山盟不在,心爱的人变得难以共同生活,心情是很难受的。逐渐地,他们各走各的路。他们渴望爱,却又固守现状。他们若能重新结合,吉尔就会获得空间,走自己的路。

(2) 瓦解三角关系,修复夫妻关系,划清家庭资源

在大家庭中,不良的模式往往是通过连锁的三角关系来传递的。珍妮特的母亲在自己的婚姻中得不到感情满足,于是她把焦点放在女儿身上,导致珍妮特的过度依附。珍妮特希望母亲像大人一样对待她,可是萝丝仍无法转移其作为母亲的保护角色。她插手女儿的婚姻,一定程度上造成珍妮特与理查目前的困境。珍妮特也是一个困在三角关系中的孩子。如果珍妮特与理查能够更亲近,或者珍妮特能够更自立,像大人一样负责自己的生活,她就能抗拒母亲的侵扰与控制。重重三角,框住了一代又一代不幸的人。

所有的家庭都是延伸出来的家庭,其背后都有一个大家族。许多新成立的家

庭常切断他们的亲族关系，但大家族仍然存在，整个家族资源只是处于冬眠状态。要想让这些资源不越界，需要在新家庭成立的最初几年，好好协商彼此的界限。聪明的父母会尊重这个界限。如果他们不尊重，大家族将不再是种资源，而是无尽的麻烦。

治疗师接下来继续挑战原有不良的家庭结构，请出外祖父母，恢复理查原有的位置，帮助理查夫妇处理与大家庭的问题，修复夫妻关系，推动吉尔往外走，瓦解重重的三角关系。

在第六次会谈中，米纽庆请外祖父母参与治疗。珍妮特对理查的疏离，是受了她与父母的粘连关系的支持。在这次会谈中，通过家庭成员的交谈，让家庭成员看清家庭呈现出的问题。在外祖母的保护下，珍妮特表现得比吉尔还小。

米纽庆说："不过，虽然她喜欢管闲事，但这是得到你认可的。要想帮助吉尔，方法之一就是建立可接受的界限。如果你帮助母亲，不让她介入你的婚姻，就会建立模式，不让女儿介入你的婚姻，因为她也很会管闲事。你的母亲管闲事，但有帮助。你的女儿管闲事，却是过分要求。"

在治疗过程中，珍妮特学会了采用治疗师的语言，来建立界限与独立自主。"妈，拜托，我们正在进行私人交谈。"

治疗的推进有好几个层次。虽然米纽庆强调夫妇与整个大家庭的问题，吉尔的症状并没有离开他的关注，或整个家庭的关注。自从把父亲当做拐杖，吉尔已经更有活力了，但现在是走得更远的时候了。

在本次治疗接近尾声时，米纽庆问吉尔自从意外后生活有什么混乱。她提到行动不方便与看了很多医生，对于跛脚似乎没有特别难过。米纽庆告诉她与她父母，进一步的康复计划是吉尔必须学习在没有父母的协助下走路。他将请教儿童医院的整形外科，然后造出吉尔专用的特殊拐杖。与此同时，米纽庆也告诉理查，在下次诊疗时带把坚固的雨伞，他可以开始教吉尔走路了。

4. 直接针对吉尔，探索其病症的意义，并挑战其麻痹的效应

米纽庆认为，症状行为是家庭对压力的反应以及不能适应正在变化的情境的结果。根据系统论和家庭动力学的原理，家庭中两个人的关系遇到压力时，他们就会倾向于把第三者拉入他们的系统，这样压力就得到了分配，注意力得到了转移，从而保证了家庭的稳定性。在这种观点下，所有家庭成员具有平等的症状性，而不管家庭如何努力地将问题定在某一个家庭成员上。因此，在本案例中，治疗师从结构的角度处理了大家庭的问题，在两代之间建立适当界限。从症状行为的角度，治疗师运用隐喻的技术挑战了麻痹症状，要吉尔先靠着父亲走，然后再用拐杖，并赋予症状新的意义。治疗师继续与家庭成员共同面对吉尔的症状。

在第七次治疗之前，米纽庆接到神经科检验报告，"所有功能都能完全正常运作。"吉尔的疾病在她心里。吉尔被送到整形外科，做出适用的拐杖。技术人

员问吉尔喜欢什么颜色,她回答紫色。于是她有了一根紫色拐杖。

在第八次治疗时,全家人一起参与,理查带着一把看起来相当坚固的新雨伞。米纽庆将强化第一步,借着教吉尔用拐杖走路,延长父亲与女儿的互动,并让父亲觉得自己有能力,他对女儿的帮助很成功。米纽庆请他卷起裤脚,理查很合作,他像玩游戏一样,把裤脚卷上大腿,在房间里跛着走来走去。珍妮特想保持严肃脸色,但实在忍不住,爆笑起来。吉尔望着父亲踩高跷似的难看走路样,也笑开了。理查很尴尬,但没多久,尴尬就消失了。米纽庆也乐在其中,他觉得自己像电影导演,指导演员做怪动作。米纽庆告诉吉尔,她父亲的动作学得不够正确。她可否抓住父亲的手臂,现场演示。因为吉尔对跛行是行家。

米纽庆告诉理查:"这特别需要心灵的力量。你看,她的心灵告诉她'弯曲走路'。她真的弯弯曲曲走路。因此,你的心灵也能这样告诉你。理查,我要你对自己的心灵说'弯曲走路',就像吉尔的心灵对她说的一样,然后你们一起走,看看是不是走得弯弯曲曲。""弯曲(crookedly)",米纽庆开始玩这个字,"r"这个字母,他用了西班牙的卷舌音,并读出节奏,还打着拍子。他们俩跛着,在房间穿梭,这对奇形怪状的父女,进行着仪式性的舞蹈。

就像任何一个症状一样,麻痹症在家庭的心灵结构上,也带有许多目的。因此,对这一症状进行简单挑战是不会成功的。于是米纽庆准备打破隐喻。他告诉吉尔,要用心灵走路,也就是说,放在心灵里的症状,可以用心灵游戏去克服。

在接下来的第九次治疗中,米纽庆建议吉尔先用特制的紫色拐杖取代父亲或母亲,接着用"直"的方式走路,慢慢来。米纽庆给拐杖贴上各种标签,它不只是拐杖而已,它是父母的替代,当意义不再那么固定,魔咒就会消失,生活将会出现一幅不同的图景。

跛行与依附的不只是吉尔,而是整个家庭,他们都必须学习用不同的方式走路。作为父母,这样的问题是无法不问的:父母应该怎么帮助子女成长?有时候答案非常简单:放手!

第十次治疗,米纽庆继续处理夫妻关系并建议他们去度假。之后,珍妮特与理查去佛蒙特度假三天,让吉尔、大卫与珍妮特的母亲一起住。珍妮特的母亲与外孙相处也很愉快。

在治疗过程中,突然的改善会有复发的可能性。症状只是隐藏着的冲突的信号,因而在冲突未解决前,这个人就会需要症状,不是这样的症状,就是那样的症状。有时候,某人的病症复发,并不是因为他需要症状,而是因为改善没有同步发生在整个家庭成员身上。

虽然米纽庆觉得吉尔迈向独立的步子跟她父母逐渐亲近的步调很协调,但他不想冒险,所以又开了个恢复症状的处方。米纽庆告诉他们,要做个小实验。因此,每个人做好他们的部分是很重要的:"这根可爱的拐杖我要保管一星期,在这七天里，吉尔，你必须靠父母帮你走路。今天是星期二，理查，你可以当女儿的拐杖吗？明天就换珍妮特，每天轮流。吉尔，这个实验是特别为你做的。在这个星期里，你会有一些重要的发现。"

最后两次治疗，米纽庆继续强化家庭组织的改变，并提供吉尔所需的最后推动力，让她开始自己走路。在互相交谈中，珍妮特表达了对吉尔的爱，"我爱你，这你是知道的，但是人总喜欢有一些呼吸空间，也就是有些距离，而不是被人紧紧掐着。"同时，米纽庆也让家庭成员意识到，不但孩子是父母的束缚衣，父母也是孩子的束缚衣。

接下来，米纽庆直接跟吉尔谈，把她带向未来。"很快地，有一天你能够做你知道该怎么做的事。你将自己走路——没有拐杖，没有母亲，没有父亲。你知道这些都将发生。你已经准备妥当，但这些事的发生，要用你自己的时间表。你将决定什么时候不需要拐杖。如果你用父亲的时间表，这事不会发生，如果你用母亲的时间表，也不会发生。"

吉尔想到，可能"将要"离开拐杖，她感到很害怕。

米纽庆说："你将发现，你是可以克服恐惧的。""你将发现"这句话变成密码，米纽庆试着推动她，不必先走，而是要作出决定。看着他们离开，米纽庆知道她将再度行走。

三、效果和总结

当米纽庆看到吉尔跟家人出现在最后一次治疗时，吉尔依然用着拐杖，他的心情绝非一个失望可以表达。通过连续12次的家庭治疗，吉尔的家庭结构有了改变，祖父母给珍妮特和理查更多空间，他们夫妇之间的互动更多了，同时也更尊重吉尔的自主权。理论上，吉尔将会在不久的未来放弃拐杖。这一刻，米纽庆觉得他应该满意了。

六个月之后，理查打电话来，说吉尔的功课不错，颇有人缘，还是要用拐杖，他们很担心，小儿科医师说，如果她一直依赖右腿，左腿肌肉将萎缩。米纽庆认为，现在的症状，其"标签"的作用大过心理的力量。如果确实如此，也许这一次他能找出正确的治疗仪式。在随后的两次会谈中，治疗师与家庭成员讨论拐杖的神秘用途：一种帮助；可以当武器，在这里面藏一把剑；指挥棒。它不再是简单、无生命的东西，它充满意义与重要性。它是家庭的一部分。米纽庆玩起拐杖与拐杖的意义，正在制造神秘，目的不在于掩盖真理，而是要打破定势，引入多重可能性。拐杖是父母的替代物，是父母捕捉器，是父母的需求。治疗后的两个星期，治疗师接到了吉尔寄来的信，她不再需要依靠拐杖走路了！

结构派治疗师认为，具有某些病症的儿童，其家庭都有维持症状的家庭结构问题。孩子存在的注意力不集中、打架、易激惹、忧郁、强迫症、厌食症、学校恐惧症等往往都同家庭有着千丝万缕的关系。我相信，看了这个案例，治疗师也好，父母也好，班主任老师也好，我们将会从家庭系统这一新的视角重新去看待孩子的问题行为，从而真正理解孩子的症状下掩藏的爱与痛。

【建议参考资料】

1. 史蒂夫·德·沙泽尔，伊冯·多兰. 超越奇迹：焦点解决短期治疗［M］. 雷秀雅，刘愫，杨振，译. 重庆：重庆大学出版社，2011.
2. 许维素. 焦点解决短期心理治疗的应用［M］. 北京：世界图书出版公司，2009.
3. 柏格，史丹纳. 儿童与青少年焦点解决短期心理咨询［M］. 黄汉耀，译. 成都：四川大学出版社，2005.
4. 瑟莱克曼. 克服逆境的孩子：焦点解决咨询的家庭策略［M］. 黄汉耀，译. 成都：四川大学出版社，2008.
5. 史密斯，奈仑德. 儿童青少年叙事治疗［M］. 朱眉华，吴播，译. 上海：同济大学出版社，2007.
6. 怀特. 叙事疗法实践地图［M］. 李明，党静雯，曹杏娥，译. 重庆：重庆大学出版社，2011.
7. 米纽庆，尼克. 回家［M］. 刘琼瑛，黄汉耀，译. 太原：希望出版社，2010.
8. 米纽庆. 家庭与家庭治疗［M］. 谢晓健，译. 北京：商务印书馆，2009.

【问题与思考】

1. 焦点解决家庭疗法的核心观点是什么？这一疗法的特色是什么？
2. 叙事家庭疗法的治疗理念与问题外化技术对你有哪些帮助？
3. 结构式家庭疗法的理论基础与治疗理念是什么？治疗的核心步骤是什么？
4. 对于本章列举的案例，你有什么感受与收获，与你身边的家人、同事、朋友分享学习感受。

图书在版编目(CIP)数据

家庭疗法 / 魏义梅编著. －北京：开明出版社，2012.10
（新世纪心理与心理健康教育文库）
ISBN 978－7－5131－0839－3
Ⅰ.①家… Ⅱ.①魏… Ⅲ.①精神疗法 Ⅳ.①R749.055

中国版本图书馆 CIP 数据核字（2012）第 217899 号

责任编辑：吴晨紫　魏红岩　范英　王桢

书　名：	家庭疗法
出品人：	焦向英
出　版：	开明出版社
	（北京海淀区西三环北路 25 号　邮编 100089）
经　销：	全国新华书店
印　刷：	保定市中画美凯印刷有限公司
开　本：	700×1000　1/16
印　张：	13.25
字　数：	240 千字
版　次：	2012 年 10 月　北京第 1 版
印　次：	2012 年 10 月　北京第 1 次印刷
定　价：	35.00 元

印刷、装订质量问题，出版社负责调换货　联系电话：(010)88817647